常见危重急症及战创伤
识别与诊疗思路

Identification, Diagnosis and Treatment Strategies in Common Critical Illnesses and Combat Trauma

田竞　郭江　何颖　高光霞　杜成凤　主编

化学工业出版社
·北京·

内容简介

本书涵盖了广泛的院前急救和危重急症领域的知识，包括多发伤与复合伤、血气胸等常见危重急症院前急救方法，高血压急症、心绞痛等常见心血管系统危重急症，麻疹、白喉等常见传染病急症，颅脑战创伤、颈部战创伤等常见战创伤，并介绍机械通气、血流动力学监测等常用危重急症技术，以及危重急症的护理等内容，不仅阐述了这些疾病的发病机制、临床表现及诊断方法，还详细介绍了当前的治疗策略与进展，力求为临床诊疗提供有力的支持。

本书适合急诊科医师、危重症科医师、医学生及其他相关专业人员阅读参考。

图书在版编目（CIP）数据

常见危重急症及战创伤识别与诊疗思路 / 田竞等主编. -- 北京 : 化学工业出版社，2025. 1. -- ISBN 978-7-122-47309-7

Ⅰ. R459.7；R826

中国国家版本馆 CIP 数据核字第 2025F8V570 号

责任编辑：满孝涵　　文字编辑：林玥彤　张晓锦

责任校对：宋　玮　　装帧设计：刘丽华

出版发行：化学工业出版社（北京市东城区青年湖南街13号　邮政编码100011）

印　　装：北京天宇星印刷厂

787mm×1092mm　1/16　印张13¼　字数310千字　2026年2月北京第1版第1次印刷

购书咨询：010-64518888　　售后服务：010-64518899

网　　址：http：//www.cip.com.cn

凡购买本书，如有缺损质量问题，本社销售中心负责调换。

定　　价：69.00元

编 委 会

主　编　田　竞（中国人民解放军北部战区总医院）

郭　江（郴州市第一人民医院）

何　颖（郴州市第一人民医院）

高光霞（成都市第六人民医院）

杜成凤（重庆医科大学附属第三医院）

副主编　徐　平（无锡国济康复医院）

张春阳（常德市第一人民医院）

杨　博（重庆市第七人民医院）

董　平（温岭市第一人民医院）

柯军中（温岭市第一人民医院）

涂　霞（深圳市龙岗区第四人民医院）

编　委　熊首辉（常德市第一人民医院）

马雅琼（中国人民解放军联勤保障部队第九八五医院）

汪占祥（长安医院）

主编简介

田竞，男，毕业于第四军医大学，现任职于中国人民解放军北部战区总医院，战创伤救治中心副主任、副主任医师，兼任辽宁省细胞生物学学会损伤修复重建与细胞学研究委员会副主任委员、辽宁省医学会医学教育学专业委员会委员，主要从事战创伤救治理论与技能的临床教学与研究。近 3 年承担军队及省部级课题 4 项；主编《现代骨科疾病诊断与治疗》等，参编《现代全科医疗》《战创伤麻醉学》，主译《ABC 医疗质量改进》等教材；近 5 年发表学术论文 30 余篇，其中 SCI 收录 4 篇；先后授权发明专利 6 项、实用新型专利 9 项、软件著作权 3 项；曾获军队及省部级军队科技进步奖和医疗成果奖 7 项。

郭江，女，副主任护师，护士长，湖南省现场救护专业委员会委员，郴州市院前急救专业委员会委员。从事临床护理工作 34 年，有丰富的内科、外科、急诊急救专科经验。发表论文 10 余篇，主持院内科研课题 1 项、专利 1 项，参与编写书籍 2 部。

何颖，女，主管护师，毕业于湘南学院。曾在海口市 120 急救中心进修学习。现任职于郴州市第一人民医院。擅长院前急救，急救技能科普。

高光霞，女，毕业于川北医学院，副主任医师，现就职于成都市第六人民医院。从事急诊及重症医学工作 20 年，对急诊及重症常见病多发病有丰富的临床经验，对重症血液净化治疗有较深入的研究。现任重症医学科医疗组长，CRRT 组长，中国医师协会急诊医师分会会员。发表核心论文数篇。

杜成凤，女，毕业于重庆医科大学，硕士。就职于重庆医科大学附属第三医院医院感染办公室，现任重庆市医院协会医院感染管理专业委员会第三届委员。从事医院感染防控工作近十年，曾被评为渝北区优秀医务工作者。以第一作者发表中文核心期刊论文 3 篇。管理案例在全国第七届医院管理奖中荣获“西南片区优秀奖”，在中国医院协会第 29 届全国医院感染管理学术年会上荣获“攀登案例奖”。

前　言

危重急症，以其突发性、进展迅猛的特点，对患者生命构成了直接威胁，若未能得到及时妥善处理，其后果往往是灾难性的。这类紧急情况可能导致病情的急剧恶化，使其变得异常复杂，治疗难度随之升高，甚至直接夺走患者的生命。此外，延迟的救治还可能留下永久性的伤残，剥夺患者的健康体魄和生活能力，甚至影响其劳动和自理能力，给个人和社会带来沉重的负担。因此，正确且迅速地应对危重急症，不仅是挽救生命的关键，也是维持患者健康和劳动力的重要保障。它考验着每一个临床医师的专业技能与决断力，是医疗领域中不可或缺的核心能力之一。在紧急关头，精准的诊断、果断的治疗决策以及高效的急救操作，都是决定生死的重要因素，体现了医学的人文关怀与科学精神的完美结合。

本书涵盖了广泛的院前急救和危重急症领域的知识。第一章介绍了常见院前急救情况，包括多发伤与复合伤、血气胸、挤压综合征和猝死等。第二章聚焦心血管系统危重急症，如高血压急症、心绞痛、主动脉夹层、急性心肌梗死等。第三章讲述了传染病急症，包括传染性非典型肺炎、麻疹、白喉、流行性脑脊髓膜炎、重型病毒性肝炎、中毒性菌痢、伤寒及副伤寒等。第四章深入探讨了战创伤相关内容，如战创伤概述，颅脑、颈部、脊柱等不同部位的创伤，还涉及高速枪弹伤、急性放射损伤、核爆炸烧伤等特殊情况，同时也提到了多发伤。第五章介绍了常用危重急症技术，如机械通气技术、血流动力学监测、战创伤急救技术。第六章则关注危重急症的护理，如颅内压增高、颅脑损伤、心力衰竭、休克、急性中毒等的护理要点。本书内容丰富全面，为院前急救和危重急症的处理与护理提供了重要的指导。

本书的编写受到时间、编写人员能力及水平的限制，对书中的不足或错误之处，恳请广大读者给予批评指正。

前言

目　录

第一章　常见院前急救

第一节　多发伤与复合伤

一、基本概念

多发伤是指单一致伤因素造成机体2个或2个以上部位同时受到严重损伤，如不进行紧急处理可能会危及生命的创伤，常伴有大出血、休克、严重的生理功能紊乱。具体来讲，将身体分成头颈部、面部、胸部、腹部、骨盆和四肢、体表6个部分。有2个部位以上的损伤，且每个伤的简明损伤评分（AIS）＞3的称为多发伤。还有一种定义的方法是根据创伤的严重程度，将其分为伴有意识障碍的颅脑创伤、伴有呼吸功能不全的胸部创伤、失血性休克或处于休克前期3种情况，具有2种以上的损伤称为多发伤。

复合伤是指2种或2种以上致伤因素同时或相继作用于机体所造成的损伤。爆炸伤是最典型的复合伤。还有特殊类型的复合伤，如放射损伤复合炭疽、躯体创伤复合精神创伤；极端特殊环境发生的复合伤，如高原缺氧、海水浸泡等。

二、常见原因

多发伤和复合伤最常见的原因为：交通事故、高处坠落、爆炸伤、跌打等。有学者对3406个多发伤病例（其中85%为交通事故引起的外伤）进行了回顾性分析。其中，四肢创伤为86%，颅脑创伤为69%，胸部创伤为62%，腹部创伤为36%，骨盆创伤为28%；合并脊髓损伤为14%，合并损伤部位以颅脑创伤＋四肢创伤（63%）、胸部创伤＋四肢创伤（52%）为最常见，合并腹部创伤的概率较低。

三、病理生理特点

多发伤与复合伤在诊断和治疗时要考虑它的病理生理特点的复杂性。无论受伤轻重，伤后数小时内，局部即产生炎症反应。创伤的炎症起源于组织断裂、胶原纤维暴露和细胞破坏，临床上表现为局部的红、肿、热、痛等，伤后24～48小时达到高峰。创伤性炎症对组织修复功能有利，但较广泛或剧烈的创伤性炎症对机体又有不利影响。较早出现的体温反应，是受伤后部分炎症介质作用于体温中枢而引起的发热，而休克晚期有时体温反应反而受抑制，因此，体温中枢受累严重时可发生高热或体温过低。

（一）机体应激反应剧烈

创伤刺激、失血、失液、精神紧张等可引起神经 - 内分泌方面的变化，特别是以下几种情况。

（1）通过中枢兴奋交感 - 肾上腺髓质系统，心跳加快加强，心输出量增加，以保证心脏、脑等器官得到较好的血液灌注。

立位拍片，可左侧卧位，它可观察肝与季肋间有无线状气腹，比右侧卧位片更容易发现气腹征。

六、诊断要点

（一）急救 - 生命功能评估

1. 呼吸功能

严重创伤后，必须迅速对患者的气道、通气及气体交换进行评估。

（1）重型颅脑创伤后昏迷，患者往往出现舌根下坠，堵住喉咙；颈面部伤、血凝块和移位肿胀的软组织可堵塞气道；喉或气管的软骨骨折可引起气道狭窄；黏痰、泥土、义齿、呕吐物都可堵塞气道，导致窒息。

（2）胸壁或胸膜腔的完整性遭到破坏（多处多根肋骨骨折、开放性或张力性气胸、大量血气胸等），或颈髓损伤致呼吸肌麻痹，气道虽然通畅，但胸廓不能做有效运动，没有足够的气体进入肺部，导致动脉血氧分压降低，动脉血二氧化碳分压升高。

（3）肺实质损伤、出血、水肿、炎性浸润或失血过多、红细胞过少的情况下，导致气体不能充分交换。

2. 心血管功能

创伤后，心血管可因大出血或血浆外渗导致循环血量不足，或因张力性气胸、心包压塞、心肌挫伤、心肌梗死或冠状动脉气栓导致心功能衰竭、低血容量性休克或心源性休克。

（二）病史和体征是创伤最基本的诊断依据

1. 意识障碍

颅脑创伤、呼吸功能障碍，或出血性休克等都可引起不稳定的意识障碍，醉酒患者的意识障碍常使临床判断困难。

（1）颅脑创伤可能引起患者的意识丧失，虽然有时无法得到主诉，但仍要考虑颈部创伤及胸腹部创伤。颈部创伤可能会导致损伤部位以下痛觉及其他感觉的缺失，因此不能遗漏胸腹部创伤的诊断。昏迷、小儿和智力低下者特别要注意腹部创伤和脊髓损伤。

（2）颅脑创伤合并其他部位脏器损伤的诊断，除了脉率、血压、尿量、红细胞比容等必不可少的检测外，辅助检查是必要的。现场抢救除了胸腔穿刺、腹腔穿刺，紧急的腹腔灌洗也可以明确胸腹部脏器损伤的性质。移动超声检查可以作为即时诊断、重复评估的重要方法，而到达医院后的首要步骤就是紧急 X 线检查和 CT 扫描。

2. 休克

中心静脉压下降提示大量失血。中心静脉压上升，脉压差小，提示心包压塞。中心静脉压下降，无外出血或股部软组织出血，提示腹腔内大出血。单侧胸前壁皮下气肿，呼吸音低，气管和纵隔（X 线检查提示）向对侧移位，提示张力性气胸。

（1）外伤性休克诊断应注意，要排除颈部创伤，特别是骨折；动脉血气分析可提示组织灌注程度；红细胞比容检查，提示血液浓缩程度及血液中红细胞量的多少；留置导尿管，尿量＜ 0.5mL/（kg · h），提示低血容量。

（2）即便没有颅脑创伤，休克也可以引起脑缺血，从而导致患者身体一侧麻痹、瞳孔不等大等。

(3) 外伤引起的休克在排除神经源性休克、张力性气胸、心包压塞等问题时，就需要考虑出血性休克的可能。如果是张力性气胸和心包压塞，没有合并出血性休克，则颈静脉是怒张的；而神经源性休克或出血性休克，颈静脉是瘪的。如果存在出血性休克但没有明显的外出血，则要考虑是否存在胸腔、腹腔以及后腹膜的出血。

(4) 关于出血，每侧胸腔出血可达2000mL；单侧股骨骨折，软组织内积血可达800mL；骨盆骨折，无尿路损伤，失血量为1000～1500mL。年轻人失血1200～1500mL，血压仍会正常，但临床上已经出现皮肤湿冷、面色苍白、心动过速、出冷汗、少尿或无尿、烦躁不安。

3. 胸部创伤

应从呼吸循环系统的功能变化考虑。多发伤合并肺部损伤：创伤以后如果早期出现呼吸困难，频率＞30次/分，动脉血氧分压下降，动脉血二氧化碳分压初期下降、后期上升，在排除了机械因素，如面部、口腔颌面方面的创伤，就应考虑急性呼吸窘迫综合征的出现。应考虑严重胸部创伤是否合并心脏损伤；下胸部损伤有无肝脾破裂等。若胸腔持续引流有大量空气排出、肺功能不良、引流血液＞200mL/h，且3小时以上仍不减少，应考虑胸腔进行性大出血和心血管损伤。

4. 腹部创伤

首先应从失血性休克的表现判断损伤部位。虽然腹腔内脏器损伤不会马上影响到呼吸、循环系统，但一旦诊断延误就可能是致命的。严重腹部挤压伤，要考虑是否合并膈肌破裂。具体诊断方法在意识障碍部分已有叙述。

5. 骨折

骨盆骨折，注意有无盆腔或腹腔内脏器损伤。

6. 复合伤

在受到烧冲复合伤或机械性创伤复合冲击伤时，机体冲击伤是最易被人们所忽略的。在特殊环境中受到创伤时，要加倍注意有无石棉、烟尘等，以及爆炸产生大量的氮氧化物的吸入中毒的情况。

（三）多发伤和复合伤容易漏诊与误诊

1. 早期表现隐匿

腹腔内实质性脏器损伤早期出血不多，有时仅为包膜下出血，生命体征变化不明显；颅脑创伤早期只有短暂意识不清，有时仅表现为脑震荡，缺乏典型的临床表现，容易导致延误救治时机。

2. 四肢创伤掩盖内脏损伤症状

常见有股骨骨折或其他长骨骨折，疼痛较明显，若同时合并脾脏破裂，但腹膜刺激征表现不明显，则容易导致延误诊断。

3. 其他

早期多个系统似乎都不严重，只见轻伤不见重伤；多个系统损伤都严重，受专业知识的限制，各科医师只聚焦于本科室相关疾病，易造成漏诊或误诊。

七、救治方法

确定救治的轻重缓急，即先救命，后治伤。

（一）院前救治流程

院前救治流程包括现场评估、患者伤情评估、确定转送的医疗机构、患者转运与信息交换、患者交接等。

1. 现场评估

现场评估包括环境安全、患者人数、受伤机制、伤情和受伤部位、是否需要增援，以及是否需要交通警察等协助。

2. 患者伤情评估

患者伤情评估包括气道、呼吸、循环、神经损伤程度、全身检查。根据评估将救治预警分为以下三类。

（1）绿色预警：生命体征基本稳定，没有生命危险。

（2）黄色预警：生命体征不稳定，不救治患者会死亡。

（3）红色预警：生命体征极其不稳定，不迅速处置4小时内将死亡，或难以逆转的濒死状态。

3. 确定转送的医疗机构

（1）红色预警患者：选择就近医疗机构救治。

（2）黄色或绿色预警患者：选择区域性创伤救治医疗机构或救治点。

4. 患者转运与信息交换

确定接收救治医疗机构后，根据轻重缓急次序将患者搬离事故现场，现场应确定无患者遗漏。转运过程中通知拟接收医疗机构转运患者的数量、伤情、预计到达时间等信息。

5. 患者交接

患者交接包括预警级别、伤情评估表、主要伤情、次要伤情、已经采取的急救措施（止血带时间等）、急需的急救措施和其他特殊情况。

（二）治疗

对于颅脑创伤引起的颅压升高，胸部创伤引起的换气性呼吸障碍以及胸部创伤、腹部创伤、大血管损伤等引起的出血性休克，究竟哪个优先治疗，需要根据每个患者受伤的具体情况进行判断，一般治疗顺序是胸部创伤、腹部创伤、颅脑创伤、四肢脊柱和骨盆创伤。

1. 生命救治

（1）迅速把握生命体征：2分钟快速检查伤情，包括体温、脉搏、呼吸、血压，尤其是意识水平和瞳孔大小及对光反应、四肢活动、胸腹呼吸状况、直肠指检。要求去除患者全部衣着，全面检查伤情。动态观察伤情，5分钟重复观察一次。估计创伤部位的出血量，有出血可以根据血压、脉搏等判断出血量，没有明显出血反而要更加密切注意隐蔽的症状和体征。尽快把握致命伤的情况，如上呼吸道阻塞、张力性气胸、出血性休克、脑疝、心包压塞等。

（2）抗休克、止血、防止窒息：①建立两条以上静脉输液通路，其中一路是大静脉（锁骨下静脉、颈内静脉或股静脉），必要时静脉切开置管，便于快速输液或进行中心静脉压监测，怀疑有后腹膜血肿、骨盆骨折、腹腔内大出血则禁止使用股静脉穿刺；②给氧和控制出血；③保证呼吸道通畅，必要时气管内插管、经环甲膜气管穿刺置管或气管切开；④保留导尿管。

(3) 院前急救复苏液体选择：羟乙基淀粉、低分子右旋糖酐、乳酸钠林格氏液和O型浓缩红细胞。抗休克早期，立即输入乳酸钠林格氏液2000mL，15分钟内输入，可迅速扩充血容量。

创伤患者出血控制前的液体复苏目标：收缩压80mmHg，平均动脉压50～60mmHg，心率＜120次/分，动脉血氧饱和度＞96%，尿量＞0.5mL/（kg·h），无意识障碍，能准确遵嘱活动，动脉乳酸水平＜1.6mmol/L，碱剩余＜-5mmol/L，血红蛋白＞9g/dL，中心静脉压3～8cmH_2O。

(4) 体位、固定及转移：平卧头偏向一侧，防止呕吐和误吸；无论有无颅脑创伤或颈椎损伤，都要使用颈托固定颈部；对有四肢骨折患者，应用夹板固定；将患者转移至相对安全的地方。

2. 确定方案

(1) 心脏停止3分钟以内必须立即行心肺复苏，条件允许可行开胸直接心脏按压。而针对多发伤和复合伤确定一个治疗方案比较困难，这是因为多发伤的类型错综复杂，即便是同一组合的多发伤，根据病理生理的不同，治疗方法也不尽相同。例如，合并有颅脑创伤和腹部创伤的情况，颅内血肿和出血性休克，究竟是先开颅，还是先开腹，或者同时开颅开腹，需要根据具体情况作出选择。

对于严重多发伤和复合伤的患者，所有的损伤部位的彻底性治疗一般都需要手术，手术方法要以抢救生命为第一要旨，不必拘泥于一般的原则，而应按制止外出血和控制大出血为原则，以度过危险期。酸中毒、凝血功能障碍和低体温等是创伤预后不良的因素，如果通过手术不能阻止这些危险因素的进一步恶化，则它们就是非手术损伤控制的适应证，也就是通过保守治疗控制和解决这些因素。

(2) 如果出现必须先对某个部位的损伤进行紧急手术治疗而不得不暂时放弃对其他部位的手术治疗，那么需要进行以下的紧急处理。①胸部创伤引起的单肺破裂，在监测呼吸功能的同时，张力性气胸可行单肺换气、胸腔引流、血气胸行胸腔引流。②颅脑创伤：使用高渗性利尿药、甘露醇和巴比妥类药物治疗，过度换气以及脑低温治疗。③骨盆骨折合并尿道破裂：骨盆骨折引起的尿道破裂多为后尿道，由于紧贴耻骨后及盆壁的静脉丛破裂，盆腔内的出血、渗血甚多，出血量可达数千毫升，由此可见创伤早期危及生命的是受伤后失血性休克，而不是尿道断裂和尿外渗，而抢救休克的关键是迅速恢复组织的灌流量。④脊髓损伤：由于可以在损伤后8小时内开始使用甲泼尼龙，且首剂为大剂量冲击，并要求在持续心电监护及提供除颤器的情况下进行，因此不主张在院前急救时就开始使用甲泼尼龙。⑤在病情危重的特定情况下，联合采用静脉注射山莨菪碱或东莨菪碱（20mg/8h）、地塞米松（40mg/8h）、大剂量维生素B_6[（3～5）g/8h]为主的冲击疗法，可能使爆炸伤患者的病情得到逆转。

第二节　血气胸

一、基本概念

创伤性血胸、气胸是常见的胸部创伤之一。创伤引起的气胸常与血胸同时存在，称为血气胸。单纯的气胸或血胸并不多见。据统计，我国因胸部创伤而住院的患者中血胸、气胸占 60% 以上。

正常胸膜腔是不含气体的空腔，处于负压状态。任何创伤引起空气经胸壁、肺以及气管的破口进入胸膜腔，造成的肺组织压缩塌陷，即为创伤性气胸。若合并胸腔内和肺组织破裂出血，则称为创伤性血气胸。根据胸膜腔内压力的改变，气胸可分为 3 大类：闭合性气胸、开放性气胸和张力性气胸。

二、常见病因

血气胸是胸部创伤的常见并发症，创伤的程度主要取决于外力或动能的大小、作用的方式和部位以及生物组织特性。常见的创伤类型有胸部钝性创伤、胸部锐器伤和胸部火器伤。胸部钝性创伤是胸部遭受撞击后，胸部减速度、撞击力，以及胸部压缩率的耐受程度和黏性响应超出了本身的承受能力而造成的损伤。胸部锐器伤一般由刀剑、竹竿、木棍、钢筋等锐器直接切、砍、刺伤胸部导致的损伤，损伤范围一般仅局限于伤处。胸部火器伤一般是指以火药等为原动力的投射物所致的胸部创伤。

（一）气胸

1. 闭合性气胸

胸部开放伤或闭合伤导致空气经胸壁、肺或食管较小的伤口进入胸膜腔，然后创口迅速闭合，导致胸膜腔与外界隔绝，气体无法自由进出，也不再增减，胸膜腔的压力保持稳定，且低于大气压。

2. 开放性气胸

枪弹、爆炸物，或锐器造成胸壁较大的损伤，使胸膜腔与外界相通，空气可随呼吸自由进出胸膜腔，多可影响患者的呼吸功能和循环功能，并迅速导致严重的内环境紊乱，是胸部创伤早期死亡最主要的原因之一。

3. 张力性气胸

张力性气胸是胸部创伤中最危急的一种，多由闭合性创伤引起。由于肺裂伤、支气管或食管破裂，创口呈单向活瓣与胸膜腔相通，空气随呼吸可不断进入胸膜腔，但无法排出，导致胸膜腔内压力逐渐增高，造成肺组织进行性压缩塌陷，纵隔向健侧移位，在极短的时间内可引起呼吸功能和循环功能紊乱，若未及时明确诊断、救治，患者会很快死亡。

（二）血胸

创伤性血胸是创伤最严重的并发症之一。胸膜腔内大出血是胸部创伤早期死亡的重要原因之一。血胸主要有以下 3 个来源。

1. 肺组织来源

肺实质破裂出血，多可自然停止，是因为肺动脉压力低于体循环压力，而且受压肺血管通过的循环血量比正常时明显减少。除非伤及肺内大血管，一般不需要开胸止血。

2. 胸壁肋间血管来源

胸壁肋间有丰富的血管网，主要为肋间动脉、静脉和胸廓内动脉、静脉，压力较高。血管一旦破裂，出血迅速且持续，一般不易自然停止，需要开胸止血。

3. 心脏及大血管来源

心脏及大血管来源包括主动脉、上下腔静脉、肺动静脉。该部位出血量多而迅速，大多数患者当场死亡。

三、发病机制

(一) 气胸

1. 闭合性气胸

气体进入胸膜腔挤压肺组织，使肺部气体交换面积减少，肺组织压缩塌陷，肺内血管阻力增高，肺内循环血量明显减少，出现缺氧。如果患者存在基础疾病，肺功能差，则缺氧发生迅速，症状也更明显，即使小量气胸也可造成低氧血症。如果患者健侧肺功能正常，对缺氧有一定的代偿，症状会出现得晚些。

2. 开放性气胸

胸膜腔和外界相通，空气可经伤口自由进出，胸膜腔内负压消失，肺组织塌陷，肺内气体交换面积减少，出现缺氧。当吸气时，进入胸膜腔的空气会增加，加重患侧肺组织压缩塌陷，导致两侧胸腔压力严重不平衡，纵隔移向健侧，压迫健侧肺组织，影响健侧肺的代偿，进一步加重了缺氧。开放性气胸一旦出现纵隔摆动和气摆动可造成循环功能紊乱，引起休克。纵隔摆动是指吸气时纵隔移向健侧，呼气时气体从伤口逸出，纵隔随之向患侧移动，这种纵隔摆动可刺激纵隔和肺门神经丛，使静脉回流受阻，影响循环功能。气摆动是指吸气时患侧肺内未经过气体交换的残气吸入健侧肺内，呼气时健侧肺从气管排出部分残气的同时，也有不少残气被送入患侧肺内，造成残气在两肺间来回流动。这部分残气二氧化碳含量高，影响气体交换，使缺氧加重。

由于伤口与外界相通，大量细菌可通过伤口进入胸腔。如果伤处有异物留存，将会增加感染的机会，容易并发脓胸。

3. 张力性气胸

受伤组织形成单向活瓣，当吸气时空气通过活瓣进入胸腔，呼气时活瓣闭合，伴随呼吸使空气源源不断进入胸膜腔，使胸膜腔内压力不断增高，进行性压缩肺组织，并将纵隔推向健侧，使健侧肺也受到挤压而塌陷，造成气体交换面积减少，同时血流仍灌流被压缩的肺泡且产生分流，加重了呼吸功能障碍，导致严重低氧血症。此外，纵隔移位使心脏大血管扭曲及胸腔内高压，使回心静脉血流受阻、心输出量减少，可迅速导致呼吸与循环功能衰竭。

(二) 血胸

血胸是胸部受到外伤后，胸壁、心、肺血管破裂出血，血液进入胸腔所致。血胸的严重程度与出血量、出血速度，以及同时并发的损伤相关。

四、临床特征

血气胸常见的临床症状为胸痛、气短、呼吸困难、咯血、心悸等。常见的体征为呼吸困难、口唇发绀、胸壁隆起或凹陷、反常呼吸运动、皮下气肿；压痛、挤压痛、气管移位；上胸部叩诊呈鼓音，下胸部呈实音，可伴有心浊音界消失；呼吸音减弱或消失。其临床表现与胸壁缺损的大小、肺组织受压的程度、出血量的多少、出血来源，以及合并伤的严重程度有关。

（一）气胸

根据肺组织受压塌陷的程度分为小量气胸、中量气胸及大量气胸。少量气胸为肺组织受压塌陷在 30% 以下；中量气胸为肺组织受压塌陷 30% ～ 50%；超过 50% 则为大量气胸。少量气胸可无临床表现，或有胸痛，但无明显的呼吸与循环功能障碍。中到大量的气胸最先出现的症状是胸痛及气急，检查时气管轻度向健侧偏移，伤侧胸部叩诊呈鼓音，呼吸音明显减弱或消失。严重时可出现烦躁不安、呼吸困难、口唇发绀，或发生休克。如果发生张力性气胸，患者症状出现迅速，并且进行性加重，多有躁动不安、大汗淋漓、严重呼吸困难、口唇发绀、脉细数而弱、血压下降，并常伴有纵隔及皮下气肿。检查时可见伤侧胸壁饱满，肋间隙变平，胸廓活动幅度明显减低，气管显著向健侧偏移。伤侧胸部叩诊呈鼓音，呼吸音消失。胸腔穿刺测压，腔内压为正压。张力性气胸病情发展迅速，应在第一时间及时抢救，如果患者生命体征不稳，可先行胸腔减压，之后再行检查以明确诊断。

（二）血胸

根据胸膜腔内积血的多少分为少量血胸、中量血胸和大量血胸。胸膜腔内积血在 500mL 以下称为少量血胸，X 线胸片可见肋膈角变钝，液面不超过膈顶，临床多无内出血的症状和体征。胸膜腔积血量在 500 ～ 1500mL 称为中量血胸，X 线胸片见积液达肺门平面。由于失血引起的血容量减少，心输出量降低，患者可有内出血及肺受压萎陷的症状，表现有面色苍白、呼吸困难、脉细而弱、血压下降，检查发现伤侧呼吸运动减弱，下胸部叩诊呈浊音，呼吸音明显减弱。胸膜腔积血量在 1500mL 以上称为大量血胸，X 线胸片可见胸腔积液超过肺门平面。除因大量失血引起血容量迅速减少，产生失血性休克外，尚因大量积血压迫肺组织，使肺萎陷而引起呼吸功能障碍，患者有较严重的呼吸与循环功能紊乱表现。检查可见伤侧呼吸运动减弱，肋间隙变平，气管向健侧移位，呼吸音明显减弱或消失。

血液积聚于胸腔，是天然的细菌生长繁殖的培养基，如不及时排出积血，可导致脓胸。

五、辅助检查

（一）实验室检查

血常规：单纯气胸多无明显改变。血胸或血气胸根据出血量的大小可出现血红蛋白、红细胞计数、红细胞比容下降。

（二）影像学检查

1. 胸部 X 线检查

胸部 X 线检查是诊断气胸的重要方法。可以显示肺受压塌陷的程度，肺内病变有无胸膜粘连、胸腔积液和纵隔移位。若纵隔旁出现条带状透亮影，提示纵隔气肿；气胸线以外透亮度增高，无肺纹理显现。如果气胸线不明显，可嘱咐患者呼气，肺体积缩小密度增高，与外带积气透光带形成对比，有利于诊断气胸。大量气胸时，肺组织向肺门回缩，外缘呈弧形或分叶状。如伴发血胸，可见气液平面。少量气液胸在胸部 X 线片中不易被发现。

2. 胸部B超

胸部B超多用于测定血胸的量，或者为胸腔穿刺做定位。

3. 胸部CT

典型的血气胸以横贯一侧或双侧胸腔的气液平面为特征表现。

（三）特殊检查

1. 胸腔穿刺、胸腔镜

胸腔穿刺、胸腔镜是血气胸简单可靠的诊断方法。胸腔穿刺可抽出积血。胸腔镜可观察到胸腔积血，有助于进一步明确病因。

2. 电视胸腔镜探查和剖胸探查指征

①进行性血胸；②凝固性血胸；③开放性、张力性气胸经闭式引流后持续漏气达48小时者；④高度怀疑胸部其他脏器损伤或膈肌损伤者，可直接紧急剖胸或电视胸腔镜探查，以免延误抢救时机。

六、诊断思路

（一）诊断

1. 病史

详细了解有无胸部外伤史，致伤原因和方式，有无气促、呼吸困难和发绀情况，有无诱发因素，有无出血及休克的表现。

2. 体格检查

呼吸急促、脉搏细数、血压下降、口唇发绀；气管移位；肋间隙饱满，可触及皮下气肿，患侧胸部叩诊为鼓音或浊音，呼吸音减弱或消失；胸背部或上腹部可见伤口（开放性血气胸者）。

3. 辅助检查

通过血常规、胸部X线检查或胸部CT、胸部B超、胸腔穿刺、胸腔镜等辅助检查可以支持气胸、血胸的诊断。

（二）鉴别诊断

1. 乳糜胸

乳糜胸是由胸导管损伤引起的，多发生在钝性胸部创伤、穿透性胸部创伤和手术损伤后，其临床表现与乳糜流出的多少有关，大量乳糜积聚于胸腔，可压迫肺组织，使肺压缩塌陷将纵隔推往健侧。患者常表现为胸闷、气急、心悸，甚至血压下降等症状。由于大量丢失营养致水及电解质平衡紊乱，可在短期内造成全身消耗、衰竭，或合并其他严重并发症而死亡。X线片常表现为大量胸腔积液征象，偶尔可见纵隔增宽。

2. 胆汁胸

胆汁胸由创伤引起者较少见，多为右下胸穿透伤损伤到膈肌及肝造成。闭合性胸部创伤亦可发生胆汁胸。胆汁有强烈的刺激性，进入胸腔可导致胆汁性胸膜炎或脓胸；穿入支气管，可引起支气管胸膜胆管瘘。多表现为发热、胸痛，有时放射至右肩部。此外，还可伴有上腹疼痛、压痛及咳嗽。如果与支气管相通，则可咳出味苦、带胆汁颜色的痰液。X线检查，可见胸腔积液影像，右半膈肌常抬高。

（三）注意事项

1. 继续出血征象

早期创伤性血气胸除明确血气胸诊断外，更重要的是明确胸腔内出血是否停止或仍在继续，有下列情况应考虑到有活动性出血。

（1）有失血性休克表现，经输血、补液等抗休克措施不见好转，或情况暂时好转，不久又恶化。

（2）胸腔穿刺抽出的血液很快凝固。

（3）胸腔穿刺抽出积血后，很快又见积血增长。

（4）血红蛋白、红细胞及红细胞比容进行性持续下降。

（5）放置胸腔闭式引流，每小时引流量超过 200mL，持续 3 小时以上；流出血液色鲜红，温度较高，其血红蛋白测定及红细胞计数与周围血液相近；或 24 小时引流液超过 1000mL。但应注意有时出血在胸腔内凝固而引流出的血液不多，因而应结合全身情况或借助床旁胸部 X 线和 B 超测定。

2. 感染征象

胸腔内积血可引起中等体温增高及白细胞增多，需与血胸是否合并感染鉴别。血胸若发生感染，有以下表现。

（1）体温及白细胞明显升高，并伴有其他全身中毒症状。

（2）将胸腔抽出液 1mL，放于试管内，加蒸馏水 5mL，混合放置 3 分钟后观察，若为淡红色透明，表示抽出液无感染。如果呈混浊或出现絮状物，则多已感染。

（3）将抽出之积血涂片，检查红、白细胞之比，正常情况红、白细胞比例为 500 ∶ 1，有感染时白细胞数量增多，红、白细胞之比达 100 ∶ 1 即可确定已有感染。

（4）将抽出的积血进行涂片，细菌培养阳性。

3. 迟发性血胸

迟发性血胸并不少见。无论是闭合性还是开放性胸部创伤，都应警惕迟发性血胸的发生，虽然目前对迟发性血胸的时间界限尚无统一的意见，但大多数学者认为这类患者伤后临床及胸部 X 线片并无血胸表现，但之后甚至数日后证实有血胸，甚至有大量血胸存在。其原因可能是肋骨骨折断端活动时刺破肋间血管，或由已封闭的血管破口处凝血块脱落引起，亦可能与肺挫裂伤、胸壁小血管损伤等因素有关。因此，在胸部创伤后 3 周内应多次行胸部 X 线检查。

七、救治方法

（一）气胸

1. 闭合性气胸

少量闭合性气胸一般无需特殊治疗。需绝对卧床休息，密切观察病情，必要时可给予镇静、止痛药物治疗，避免用力咳嗽，待胸腔内气体逐渐吸收后，压缩塌陷的肺组织可随之复张。中量及大量闭合性气胸应特别注意，随时警惕张力性气胸的发生，多数学者主张闭式引流，因为其既可迅速使肺复张，改善患者缺氧症状，又可避免发生张力性气胸救治不及时带来的危险。闭式引流的适应证如下。①中、大量气胸。②无论气胸多少，只要有呼吸困难者。③非手术治疗中气胸增加者。④胸腔闭式引流，拔出引流管后气胸复发者。⑤需用机械通气者。⑥需气管插管、行全身麻醉者。⑦合并有血胸者；⑧双侧气胸。⑨张力性气胸。肺泡复张后应警惕肺复张后的急性肺水肿，发生机制可能是由于肺组织长时间受压塌陷、缺氧等，改变了塌陷的肺泡壁的渗透性，肺泡表面活性物质减少，引流时迅速形成的胸腔负压使患侧肺毛细血管压力增高，血流增加，从而引发肺水肿，这种情况多见于肺压缩塌陷时间较长的自发性气胸，而在创伤性气胸中罕见。如遇到这种情况，可按急性肺水肿给予强心、利尿等处理，必要时可行呼气末正压通气（PEEP）治疗。

2. 开放性气胸

开放性气胸一经发现，必须紧急处理。①迅速清洁、消毒创口周围皮肤，用不透气的材料，如多层凡士林油纱布等封闭创口，并安全固定，确保胸腔与外界隔绝，变开放性气胸为闭合性气胸。在患者转运途中，应密切注意包扎是否严密，敷料有无松动、脱落，并时刻警惕张力性气胸的发生。在呼吸循环功能尚未得到纠正或稳定之前，对已严密包扎的创口揭开敷料检查是危险的。②氧气吸入。③纠正休克，立即给予补液、输血。④清创缝合，对较大的胸壁创口及污染严重者，应立即清创处理。清创手术应待患者全身情况得到改善后，在气管插管、麻醉下施行。充分冲洗伤口时，要剪去失活组织、摘除异物和游离骨片、修整肋骨断端、冲洗胸腔，采用常规胸腔闭式引流，将胸壁肌肉紧密缝合，皮肤、皮下敞开引流，待以后二次缝合。若有胸腔内出血或脏器损伤，可扩大切口，给予相应的处理。如胸壁缺损过大，可游离附近的肌瓣填塞，亦可用肺填塞，即将肺膨胀后，使肺充填于胸壁缺损，并将肺与创口间断缝合，亦可采用人工代用品，如涤纶片等修补。术后鼓励患者咳嗽排痰以及早活动，促使肺及早复张。⑤应用抗生素，防治感染。

3. 张力性气胸

张力性气胸的病情发展迅速，如救治不及时，可迅速因呼吸、循环衰竭而死亡。①急救，紧急情况下可在第 2 或第 3 肋间用粗针刺入，以排气减压。在穿刺针进入胸腔后，用血管钳紧贴皮肤夹住，并用胶布将血管钳固定于胸壁上，然后用消毒乳胶管连接穿刺针尾和水封瓶，做胸腔闭式引流。如临时未备水封瓶，可将静脉输液用的乳胶管取下，下端放入留有 100 ～ 200mL 盐水输液瓶内，并将瓶口用胶布固定，以防滑出。转运患者时，可于穿刺针尾端栓一橡胶指套，其顶部剪一小口，制成活瓣排气针。如备有特制的胸腔引流针，效果更好。一些胸腔闭式引流装置，不仅可以排气，也可以排液体，且适用于转运。如系胸壁创口引起的张力性气胸，创口首先应立即封闭包扎、固定，再行穿刺排气等处理。②治疗，患者经急救处理后一般情况有所改善，若张力性气胸仍不能控制，应于局部麻醉下在锁骨中线第 2 或第 3 肋间隙插入口径为 0.5 ～ 1cm 的胶管做闭式引流，漏气停止及肺充分膨胀后 24 ～ 48 小时可拔管。③若胸腔闭式引流有重度漏气，呼吸困难改善不显著，肺未能复张，疑有严重的肺裂伤或支气管断裂时，应行开胸探查，根据术中所见，施行裂伤缝合、气管修补、肺叶或全肺切除。

（二）血胸

1. 出血已停止的血胸

出血已停止的血胸，胸腔内血量较少，可采取胸腔穿刺，抽出胸腔内的积血，使肺组织及时复张。穿刺后可在胸腔内注入抗生素以防治感染。对中量以上的血胸，现多主张采用闭式引流。其优点是使血及气体尽快排出，肺组织及时复张，并有监测漏气及继续出血的作用，由此引发的胸腔感染也明显减少。

2. 活动性出血的血胸

已明确活动性出血的患者，应在输血、输液、抗休克治疗的同时及时进行开胸探查。根据术中所见，对破裂的血管予以缝扎，对肺裂伤进行修补，对严重肺损伤进行切除或对破裂的心脏、大血管进行修补，对不甚迅猛的活动性出血，有条件者亦可在电视胸腔镜下止血、清除胸腔内积血。

3. 凝固性血胸

对早期凝固性血胸，大多数人主张在患者情况稳定后，争取早期手术，一般在 2 周左右，此手术比较简单，做较小的开胸切口，清除凝血块以及附着于肺表面之纤维蛋白膜；若为纤维胸亦应争取早期剥除纤维板；亦有采用电视胸腔镜手术，术后闭式引流。必要时可用负压吸引，嘱患者吹气球，促进肺及早膨胀。

4. 感染性血胸

已继发感染的血胸，应及时采用闭式引流，排出积脓。如果发现脓胸形成多房性粘连，或凝固性血胸、纤维胸发生感染，应早期行开胸手术，清除脓性纤维素块、剥离胸膜。采用经肋床切口粗管闭式引流，或用冲洗引流管冲洗引流，使肺及早膨胀。术后需要使用大剂量抗生素，以防治感染。

第三节　挤压综合征

一、基本概念

挤压综合征是指四肢及躯干肌肉丰富的部位遭受长时间重物挤压后，出现以肢体肿胀、肌红蛋白尿、高血钾为特点的急性肾衰竭。其临床表现除了包括挤压的局部肌肉坏死外，还表现为全身性的病理生理改变，以及由此造成的肾功能损害。挤压综合征既是挤压伤引起的全身病变的表现，也是急性肾衰竭的特殊类型。

挤压综合征的预后不仅取决于外界因素，还取决于受压部位发生的病理过程，同时与机体对创伤的反应有关。影响挤压综合征预后的主要因素有机体受压的重量、面积、受压时间、周围环境（温度、空气流通情况等）。挤压综合征病情危重，除了急性肾衰竭，常合并其他器官功能衰竭，如脓毒症、急性呼吸窘迫综合征（ARDS）、弥散性血管内凝血（DIC）、出血、低血容量性休克、心衰、心律失常、电解质紊乱及心理创伤等。病死率可高达到 50%，死亡原因主要为水中毒、高钾血症、尿毒症和化脓性感染。

二、常见病因

（一）建筑物、设施倒塌或山体滑坡

常见于严重自然灾害（如地震、热带风暴、泥石流等）、工程事故、战争时期，常呈现群发态势。

（二）交通事故

交通事故中，机体受到车辆或者重物长时间压迫，如不及时解除压迫可导致挤压综合征。

（三）被动体位

被动体位偶见于昏迷、醉酒、冻僵、药物中毒、手术与肢体瘫痪长期卧床的患者，因长时间固定单一体位导致自身重力压迫，造成局部肌肉的挤压伤，重者可引起挤压综合征。

三、发病机制

挤压综合征的发病机制是：①机体受到长时间机械压迫，受压部位（尤其是肌肉组织）肿胀，组织内压力升高，骨骼和骨间膜、肌间隔形成的筋膜间隔室受到筋膜的限制，压力不能释放，使血管受压损伤，血液循环被阻断，组织的血流量减少，局部组织缺血，甚至坏死，最终导致这些组织功能受到损害。②压迫解除后，缺血的肌肉发生再灌注损害，组胺、超氧阴离子以及有害介质［如IL-2、IL-1、肿瘤坏死因子（TNF）等］大量释放，导致毛细血管扩张，通透性增强，血浆外渗，使肌肉水肿，肌肉鞘和骨筋膜间隔内压力迅速升高，进一步加重肌肉组织肿胀、缺血缺氧，渗出增加，进而发生骨筋膜间隙综合征。③大量组织液外渗，导致有效循环血量减少，发生休克。④部分因受压及再灌注损害而坏死的肌肉，释放出大量肌红蛋白，通过肾小球滤过进入肾小管，同时释放出大量的乳酸、磷酸等酸性物质，在肾小管中形成酸性尿，肌红蛋白在酸性的环境下快速形成结晶和管型，沉积在肾小管中，造成肾小管梗阻，损伤肾小管上皮细胞；创伤引起机体应激反应，下丘脑 - 垂体 - 肾上腺轴系统被激活，释放大量儿茶酚胺类物质，导致肾血管收缩，以及由于低血容量休克，肾灌注压下降，肾血流减少，引起肾小管坏死而致急性肾衰竭。⑤局部组织受压损伤严重，还会引起机体代谢性酸中毒，肾排钾减少，使血清钾、尿素氮升高。

四、临床特征

（一）局部表现

当机体受到挤压伤时首先出现的是皮肤损伤，当外部压力解除后即出现疼痛、肿胀、感觉异常、压痛、缺乏弹性、肌力下降、功能障碍和被动牵拉痛等症状和体征。随着病情进一步发展，可出现感觉逐渐减退或消失、血管闭塞、脉搏消失、肢体发凉等表现。随着血液和淋巴回流受阻、组织缺血、缺氧致坏死加重，晚期可出现急性肾损害及其他器官的损害。

1. 皮肤损害

当压迫解除后，缺血再灌注损伤加重，伤后 4 日受压迫组织的边界位置会出现明显分隔，软组织肿胀明显，皮肤的紧张度增加、发亮、变硬，可出现瘀斑以及水疱。随着血液循环受阻的进一步加重，肢体远端血供减少或消失，可出现血管闭塞、皮肤苍白、皮温下降、脉搏减弱或消失、感觉功能障碍，甚至坏疽。

2. 肌肉组织损害

受损肌肉呈白黄色、质脆易碎、感觉减退，且深部肌肉的改变较浅部肌肉明显。压迫解除后，随着血液循环不同程度的恢复，肌肉颜色转变为红色或褐红色，肌肉可出现淤血、水肿、紫斑和皮肤麻木、组织液渗出等缺血再灌注损害。如筋膜切开减张后，肌肉仍呈白色，表明肌肉已坏死，应予切除。需要注意的是即使肢体远端脉搏不减弱，肌肉组织仍有发生缺血坏死的危险。

（二）全身表现

1. 休克

心率增快、脉搏细数微弱、口渴、血压下降等。

2. 意识障碍

烦躁不安、意识恍惚，或呈兴奋状态，有的可出现表情淡漠呈嗜睡状态，甚至出现昏迷。

3. 急性肾功能损害

伤后早期尿呈深褐色或红棕色，12 小时达高峰，一般持续 12 ～ 24 小时，挤压伤后体内蛋白分解增加，代谢产物不能经肾排出，血中尿素氮升高。晚期可出现急性肾衰竭。

4. 高钾血症

在少尿期，血钾可每日上升 2mmol/L，甚至在 24 小时内导致死亡。早期常无特殊症状，有的可呈现轻度的神志改变、感觉异常和四肢软弱等，甚至心功能不全的表现，如低血压、心跳缓慢、心律不齐等，严重者发生心搏骤停。

5. 代谢性酸中毒

组织缺氧、乏氧代谢，出现代谢性酸中毒，血 pH ＜ 7.35，碱剩余（BE）下降，$PaCO_2$ 正常或稍降低。

6. 其他脏器损伤

如心功能衰竭、呼吸窘迫综合征及肝等脏器功能障碍。

五、辅助检查

（一）尿液

①少尿期，早期尿量减少，尿比重＞ 1.020，尿钠＜ 60mmol/L，尿素增加。②少尿或无尿期，尿比重降低在 1.010，尿肌红蛋白阳性，尿蛋白阳性，潜血阳性，可见红细胞或管型，尿钠＞ 60mmol/L，尿素减少，尿中尿素氮与血中尿素氮之比＜ 10∶1，尿肌酐与血肌酐之比＜ 20∶1。③多尿期及恢复期，尿比重可正常或降低，其余指标基本恢复正常。

（二）血常规

血红蛋白、红细胞计数、红细胞比容均降低。

（三）出凝血

血小板减少，出血、凝血时间延长。

（四）肌酶

谷草转氨酶（GOT）、肌酸磷酸酶（CPK）、乳酸脱氢酶（LDH）升高。

（五）电解质

血钾、血磷升高，血钙降低等。

（六）血肌红蛋白

血肌红蛋白升高。

（七）其他

血清肌酐（Scr）升高，肌酐清除率（Ccr）降低。谷丙转氨酶（GPT）、肌酸激酶同工酶（CK-MB）、肌钙蛋白 T（cTNT）升高等。

六、诊断思路

（一）诊断

1. 病史采集

详细了解致伤原因和方式，肢体受压时间，相应的全身及局部症状等。了解伤后有无深褐色或茶色尿以及少尿的情况。

2. 体格检查

受压肢体肿胀，皮肤发亮、张力高，筋膜腔内组织压测定＞ 30mmHg 或者比舒张压低 20 ～ 45mmHg。有脱水、创伤性休克的临床表现。

3. 实验室检查

高血钾、高血磷、低血钙、氮质血症、血红蛋白降低、红细胞计数减少、红细胞比容降低、代谢性酸中毒和肝肾功能测定异常、心肌酶异常以及尿常规异常，潜血试验强阳性，尿肌红蛋白定性检查阳性。

4. 诊断标准

①有长时间受重物挤压的受伤史及临床表现；②持续少尿或无尿，并且经补液治疗尿量无明显增多，或者尿色出现茶色、深褐色；③尿中出现蛋白、红细胞、白细胞及管型；④血清肌红蛋白、肌酸磷酸酶、乳酸脱氢酶水平升高；⑤有氮质血症、高血钾、代谢性酸中毒等急性肾损伤表现。

5. 临床分级

可按伤情的轻重、肌群受累的容量和相应的化验检查结果的不同，将挤压综合征分为三级。

一级：肌红蛋白尿试验阳性，CPK ＞ 10000 U/L，无急性肾衰竭等全身反应。若伤后早期不做筋膜切开减张，则可能发生全身反应。

二级：肌红蛋白尿试验阳性，CPK ＞ 20000 U/L，血肌酐和尿素氮增高而无少尿，但有明显血浆渗入组织间，有效血容量丢失，出现低血压。

三级：肌红蛋白尿试验阳性，CPK 明显增高，少尿或无尿，休克，代谢性酸中毒及高血钾。

（二）鉴别诊断

1. 挤压伤或筋膜间隔区综合征

筋膜间隔区压力升高造成肌肉缺血坏死，形成肌红蛋白血症，但无肾功能衰竭。

2. 严重创伤导致急性肾衰竭

虽有急性肾衰竭临床表现，但无肌肉缺血坏死、肌红蛋白尿、高钾血症。

七、救治方法

（一）现场急救处理

（1）抢救人员迅速进入现场，力争及早解除重物压迫，减少本病发生概率。

（2）伤肢制动，以减少组织分解的毒素被吸收，减轻疼痛，尤其要对尚能行动的患者说明活动的危险性。

（3）伤肢用凉水降温，或暴露在凉爽的空气中。禁止按摩与热敷，以免加重组织缺氧。

（4）伤肢不应抬高，以免降低局部血压，影响血液循环。

（5）伤肢有开放伤口和活动出血者应止血，但避免应用加压包扎和止血带。

（6）患者一律饮用碱性饮料，既可利尿，又可碱化尿液，避免肌红蛋白在肾小管中沉积。不能进食者，可用5%碳酸氢钠150mL静脉滴注。

（7）补液开始于营救前，在任一肢体上建立大静脉通路。在营救期间（通常是45～90分钟）静脉补充等渗生理盐水，速度1000mL/h。如果营救时间超过2小时，应减慢输液速度，不超过500mL/h，调整的幅度取决于患者的年龄、体重、环境温度、尿量、估计的液体丢失总量。

（8）有创伤性休克者行液体复苏。先给平衡液或生理盐水、5%碳酸氢钠静脉滴注，再给低分子右旋糖酐等液体，不宜大量输注库存血。

（二）伤肢处理

（1）早期切开减张，使筋膜间室内组织压下降，可防止或减轻挤压综合征。即使肌肉已坏死，通过减张引流也可以防止有害物质进入血液，减轻机体中毒症状。同时清除失去活力的组织，减少发生感染的机会。早期切开减张的适应证为：①有明显挤压伤史；②有1个以上筋膜间室受累，局部张力高、明显肿胀，有水疱以及相应的运动感觉障碍；③尿肌红蛋白试验阳性（包括无血尿时潜血阳性）。

（2）现场截肢仅作为挽救生命的干预措施，而不是预防挤压综合征。截肢适应证：①患肢无血运或严重血运障碍，估计保留后无功能者；②全身中毒症状严重，经切开减张等处理症状缓解不明显，且危及患者生命；③伤肢并发特异性感染，如气性坏疽等。

（三）保护肾功能

1. 预防

预防和初始管理挤压相关急性肾损伤与处理一般急性肾损伤的原则相同。存在低血容量状态的患者，早期快速液体复苏，以确保其容量纠正至正常范围。容量纠正的患者维持水化以保持充足的尿量。轻症者可输入平衡液；重症者可按2份等渗盐水、1份碱性溶液的比例输入；严重者可输入高渗碱性溶液，成人可每日输入5%碳酸氢钠200～800mL。补充血容量有助于肾排出肌红蛋白、代谢产物和组织毒素，目前常用20%甘露醇，24小时内2g/kg的剂量施行分次输入，也可选用呋塞米等药物。

2. 少尿期的保守治疗

决定治疗措施时，始终要注意尿量，往往初期少尿，稍后发展成多尿。当患者少尿时应避免和去除影响肾功能恢复的因素，如肾毒性药物、尿路梗阻、泌尿系统或全身性感染、低血压、高血压、心力衰竭、消化道出血和贫血等。监测容量和电解质：测定血清钾，每日至少 2 次；监测液体入量和出量、血清钠、磷和钙的水平，每日至少 1 次；血气分析每日至少 1 次。如果血清 pH ＜ 7.1，补充碳酸氢钠；如果 pH 仍继续下降，应增加碳酸氢钠的用量，直到可以透析为止。

3. 透析治疗

透析是挽救生命的措施。当被挤压患者出现液体、电解质和酸碱平衡变化时，应尽一切可能给予透析。在纠正尿毒症、危及生命的并发症后，及时启动透析，并密切监测患者的透析指征，特别是高血钾、高血容量和严重的尿毒症中毒症状。

4. 多尿期的治疗

在挤压相关急性肾损伤的恢复阶段，通常表现为多尿，要避免低血容量并维持水、电解质和酸碱平衡。一旦肾功能开始改善，应逐步减少补液量，同时继续密切监测临床和实验室指标。

（四）其他

1. 抗休克治疗

补充血容量，防止或纠正休克。

2. 防治感染

用抗生素预防和控制感染。

3. 防治高血钾

严格控制含钾量高的食物和药物，避免输入库存血液。

4. 营养供给

宜用高糖、高脂肪和低蛋白饮食。

（五）注意事项

（1）对于肢体受压的患者，应尽量及早作出诊断，以降低死亡率。

（2）检查所有输注的液体，避免使用含钾的溶液，尽快测定血钾水平。在无相关测定设施的地方，可进行心电图检查以辅助判断高血钾风险。如为高血钾，应立即治疗高钾血症，紧急措施包括使用葡萄糖酸钙、葡萄糖加胰岛素、碳酸氢钠和 β_2 受体激动剂。二线措施包括：透析和聚磺苯乙烯。

（3）治疗过程中要实时评估病情，判断有无骨筋膜室综合征，即外伤引起四肢骨筋膜室内压力增高，导致肌肉、神经缺血甚至坏死，临床表现为剧烈疼痛、相应肌肉功能丧失的一种严重并发症。

（4）判断有无急性肾功能损害：不超过 3 个月的肾功能或结构方面的异常，包括血、尿、组织检测或影像学检查提示的肾损伤异常。诊断标准，48 小时内 Scr 升高绝对值 ≥ 0.3mg/dL（26.4mmol/L）或 Scr 较基础值升高幅度 ≥ 50%；或尿量 ＜ 0.5mL/（kg・h），持续 6 小时以上。一旦急性肾衰竭的诊断成立，早期使用透析治疗。

第四节　猝死

一、基本概念

猝死（SD）是指自然发生、出乎意料的突然死亡，即看似健康的人或病情经治疗后已稳定或正在好转的患者，在很短时间发生意想不到的非创伤性死亡。其特点为：①死亡急骤；②死亡出人意料；③自然死亡或非暴力死亡。世界卫生组织（WHO）规定：发病后6小时内死亡者为猝死。

据报道全球每年猝死人数800万～900万人，我国每年猝死人数约54.4万人。在年龄分布上，心脏性猝死多发生于18～80岁（平均43.8岁），其中18～39岁（43%）和40～59岁较常见（39%），60～80岁较少见（17.9%）。男女比例为4.3∶1。猝死地点，21.3%在家，28.6%在公共场所，26%在医院或诊所，其他场所占24.1%。死亡情形，15.6%为睡眠中，19.2%为日常活动中，仅8.1%在运动或体力活动中死亡。猝死发生前有症状者仅占33.1%。

二、常见病因

（一）心血管疾病

心血管疾病占病因的40%～50%，其所引起的猝死最为常见，称为心脏性猝死。其中冠心病、急性心肌梗死最为多见。少见有梗阻型肥厚性心肌病、主动脉夹层、低血钾、急性心肌炎、心肌病及主动脉瓣病变、二尖瓣脱垂综合征、药物或电解质紊乱等所致长Q-T间期综合征等。对于心脏性猝死的患者一般可以追踪到明显的诱因：外在诱因有过度劳累、情绪激动、酗酒、过度吸烟等；内在诱因有心功能不全、心绞痛、内环境紊乱等。

（二）呼吸系统疾病

呼吸系统疾病占病因的16%～22%。较常见的有肺栓塞、哮喘、葡萄球菌性暴发性紫癜等。

（三）神经系统疾病

神经系统疾病占病因的15%～18%。较常见的有脑出血等。

（四）消化系统疾病

消化系统疾病占病因的8%～10%。如消化道出血、急性坏死性胰腺炎等。急性坏死性胰腺炎，是以暴饮暴食、酗酒为主要发病原因，造成胰脏出血坏死，胰酶外溢，发生自体消化所致。

（五）泌尿生殖系统疾病

泌尿生殖系统疾病占病因的5%～10%。典型的原发疾病有异位妊娠等。

（六）其他

其他因素占病因的5%～8%。如过敏（青霉素、普鲁卡因等）、猝死综合征、毒品及药品过量（如奎尼丁、氯喹、氯丙嗪、胍乙啶等）、亚健康生活方式等。

三、发病机制

猝死是心、脑、肺等生命脏器发生急剧而严重的功能障碍，以致突然中止活动而直接造成的死亡。其发生机制分5类。

（一）心搏骤停

1. 缺氧

缺氧条件下无氧代谢增多，酸性代谢产物蓄积，钾离子释出，抑制了心肌的收缩力、自律性和传导性，诱发心室停搏；急性缺氧可引起心电不稳定而导致快速性室性心律失常和心室颤动。

2. 二氧化碳潴留与酸中毒

各种原因引起的窒息均可导致二氧化碳潴留及呼吸性酸中毒，直接抑制心肌收缩力及传导性，或兴奋心脏抑制中枢，引起心动过缓，也可因高血钾而致心室停搏。

3. 自主神经功能障碍

迷走神经张力过高可直接引起心动过缓，甚至心室停搏；或通过冠状动脉痉挛而诱发心室颤动。手术操作时可因直接刺激或反射性兴奋迷走神经而导致心搏骤停。

4. 电解质紊乱

高血钾可抑制心脏的传导性与收缩性，产生传导阻滞和心室停搏；低血钾则增强心肌兴奋性而诱发快速性室性心律失常和心室颤动。低血钙常与高血钾并存，可加重高血钾对心脏的麻痹作用。血镁对心脏的影响与血钾相似。

5. 电生理异常

研究表明：心室肌复极的不均一性所致的心室复极离散与心室颤动的发生密切相关，心电图上表现为 Q-T 间期延长和 U 波高大。

（二）急性心脏排血受阻

突发的大动脉、心室流出道或房室瓣重度梗阻，可使心脏排血突然受阻而导致猝死。

（三）急性心包压塞

急性心肌梗死后心脏破裂，主动脉窦瘤、梅毒性升主动脉瘤以及主动脉夹层等破裂使血流至心包，引起急性心脏压塞和休克，患者可即刻或在半小时内死亡。

（四）休克

各种类型的休克均可发生猝死。急性心肌梗死后并发心源性休克的病死率最高，患者常在 24 小时之内猝死。

（五）呼吸循环中枢功能损伤

严重的中枢神经系统疾病，如暴发性脑炎颅内大出血、延髓灰白质炎等，皆可因直接损伤呼吸中枢和循环中枢而致猝死。

四、临床特征

猝死发生前可无任何先兆，部分患者在猝死前有精神刺激或情绪波动，有些出现心前区闷痛，并可伴有呼吸困难、心悸、极度疲乏感；或出现急性心肌梗死，伴有室性早搏。猝死发生时，心脏丧失有效收缩 4 ～ 15 秒即可出现晕厥和抽搐，呼吸迅速减慢、变浅，最终停止。死前有些患者可发出异常鼾声，但有些可在睡眠中安静死去。

猝死可依次出现下列症状和体征：①心音消失；②脉搏触不到，血压测不出；③意识突然丧失，若伴抽搐，称为阿 - 斯综合征，发作可自限，数秒或 1 ～ 2 分钟可恢复，持续时间长可致死；④呼吸断续，呈叹息样，随后停止；⑤昏迷；⑥瞳孔散大。

判断心跳骤停最主要的特征是意识丧失和大动脉搏动消失。

五、辅助检查

（一）心电图检查

可出现以下3种表现：①心室颤动（或扑动）波型；②心室停搏，心电图直线，或仅有心房波；③心电机械分离，心电图呈缓慢畸形的QRS波，但不产生有效的心肌机械性收缩。

注意早期不典型心电图改变：①巨大高耸T波，结合临床即可作出早期诊断；②进行性ST段改变，早期ST段变为平直，并向上斜形抬高，可达0.1mV以上，变直的ST段连结高耸T波形成所谓“高敏T波”，继而发展为弓背向上的单向曲线；③早期QRS波改变，由于损伤心肌除极延缓出现“急性损伤阻滞”，室壁激动时间（VAT）≥0.45秒，QRS时限延长可达0.12秒，且常有R波振幅增高，也有明显压低者。

（二）实验室检查

血酸度增高、电解质紊乱（如低血钾，或高血钾、低血钙等）。

六、诊断思路

（一）诊断

根据临床症状、体征及心电图可诊断，即心音消失，大动脉搏动消失，血压测不出，意识突然丧失，呼吸停止或断续，瞳孔散大，心电图表现为室颤或直线。

（二）鉴别诊断

详细询问病史，对于不同原因引起的猝死鉴别诊断非常重要。

1. 心脏性猝死

从发作开始到死亡仅数秒或半小时以内者，多属心脏性猝死。40岁以上男性发生在公共场所或工作地点的猝死，不论平素有无心脏病史，均应首先考虑冠心病的可能。对既往有心脏疾病的患者，若近期出现心绞痛、晕厥或严重的心律失常，应警惕猝死的发生。

2. 女性猝死

较少见，以肺动脉高压引起者居多。

3. 婴幼儿猝死

大多因窒息或先天性心脏病所致。

4. 发生于手术或侵入性检查过程中的猝死

以迷走神经张力过高引起的心搏骤停多见。

5. 药物过敏猝死

多发生在注射青霉素、链霉素等药物后15分钟之内。

6. 药物中毒猝死

多发生于使用抗心律失常药或抗寄生虫药的静脉注射过程中，或于服药后数小时之内。

七、救治方法

迅速到达现场，实施心肺复苏（CPR）。心肺复苏按照胸外按压（C）、开放气道（A）、人工呼吸（B）、除颤（D）和复苏药物应用（D）的顺序进行。

（一）胸外按压（C）

按压部位：两乳头连线中点；按压频率：至少 100 次 / 分；按压深度：至少 5cm，压下与松开的时间基本相等。保证每次按压后胸部回弹、尽可能减少胸外按压的中断。

（二）开放气道（A）

迅速去除患者口腔内异物，用仰头抬颏法或托颌法开放气道。最有效的方法为气管插管。

（三）人工呼吸（B）

采用球囊 - 面罩辅助通气、气管插管、喉罩通气、口对口（或口对鼻）人工呼吸，按压 - 通气比为 30∶2，避免过度通气。

（四）除颤（D）

心脏除颤是心肺复苏的重要方法，早期使用心脏除颤复苏成功率比不用除颤明显升高，并且每延迟 1 分钟，复苏成功率就下降 7% ～ 10%。因此当心电图表现为心室颤动或无收缩图形，呈一直线时，应立即除颤。单向波除颤每次均为 360J；双相波首次推荐 200J，第二次和随后的除颤用相同或更高的电量。除颤后应继续 CPR。

（五）复苏药物应用（D）

开放静脉通道，及时合理使用肾上腺素、胺碘酮、多巴胺、利多卡因、纳洛酮等药物。

CPR 成功标准：瞳孔由大变小，有眼球活动和对光反射；面色（口唇）由青紫、发绀转红润；颈动脉搏动可扪及，患者恢复自主心律和自主呼吸，收缩压维持在 90mmHg 以上。

第二章　心血管系统危重急症

第一节　高血压急症

高血压急症是指血压短时间内严重升高，通常收缩压（SBP）＞ 180mmHg 和（或）舒张压（DBP）＞ 120mmHg 并伴发进行性靶器官损害。主要表现为：①急性脑血管病，脑出血、脑动脉血栓形成、脑栓塞、蛛网膜下腔出血等；②主动脉夹层动脉瘤；③急性左心衰竭伴肺水肿；④急性冠脉综合征（不稳定型心绞痛、急性心肌梗死）；⑤先兆子痫、子痫；⑥急性肾衰竭；⑦血管病性溶血性贫血。

需要特别注意的是：①若患者 SBP ≥ 220mmHg 和（或）DBP ≥ 140mmHg，则无论有无症状亦应视为高血压急症；②妊娠期妇女、某些急性肾小球肾炎患者（特别是儿童），高血压急症的血压升高可能并不显著，但脏器损害严重；③某些患者既往血压显著增高，已造成相应靶器官损害，未进行系统降压治疗或降压治疗不充分，就诊时血压未达到 SBP ＞ 180mmHg 和（或）DBP ＞ 120mmHg，但检查明确提示已经并发急性肺水肿、主动脉夹层、心肌梗死或急性脑卒中者，即使血压仅为中度升高，也应视为高血压急症。

一、病因

高血压急症的促发因素很多，最常见的是在长期原发性高血压患者中血压突然升高，占 40% ～ 70%。另外，25% ～ 55% 高血压危象患者有可查明原因的继发性高血压，肾实质病变占其中的 80%。高血压急症继发性原因主要包括以下几方面。①肾实质病变，原发性肾小球肾炎、慢性肾盂肾炎、间质性肾炎等；②涉及肾的全身系统疾病，系统性红斑狼疮、系统性硬化症、血管炎；③肾血管病，结节性多动脉炎、肾动脉粥样硬化等；④内分泌疾病，嗜铬细胞瘤、库欣综合征、原发性醛固酮增多症等；⑤药物，可卡因、苯异丙胺、环孢素、苯环利定等；⑥主动脉狭窄；⑦子痫和先兆子痫。

二、发病机制

各种高血压急症的发病机制不尽相同，但均与下列共同机制有关。在应激因素（严重精神创伤、情绪过于激动等）、神经反射异常、内分泌激素水平异常等作用下，交感神经亢进和缩血管活性物质（如肾素、血管紧张素Ⅱ等）激活释放增加，诱发短期内血压急剧升高。同时，全身小动脉痉挛导致压力性多尿和循环血容量减少，反射性引起缩血管活性物质激活，导致进一步的血管收缩和炎症因子（如 IL-6）的产生，形成病理性恶性循环。升高的血压导致内皮受损，小动脉纤维素样坏死，引发缺血，血管活性物质进一步释放，继而形成恶性循环。再加上肾素 - 血管紧张素系统、压力性利钠作用等因素的综合作用，导致高血压急症时终末器官灌注减少和功能损伤，最终诱发心、脑、肾等重要脏器缺血。另外，高血压急症患者血栓形成，纤溶和炎症相关的标志物（如 P 选择素）升高，提示血小板激活可能参与早期的病理生理过程。

三、诊断与鉴别诊断

（一）诊断

1. 症状

（1）病史采集：高血压急症患者，简洁且完整的病史有助于了解其高血压的持续时间、严重程度、合并症、药物使用情况，以及是否有心血管、肾、神经系统疾病病史。应注意有无导致血压快速升高的诱因，包括突然停止降压治疗、急性感染、急性尿潴留、急慢性疼痛、惊恐发作、服用拟交感神经药品或限制降压治疗效果的药物等。

（2）常见临床表现：包括短时间内血压急剧升高，同时出现明显的头痛、头晕、眩晕、视物模糊与视力障碍、烦躁、胸痛、心悸、呼吸困难等表现。

2. 体征

合并心力衰竭者可见颈静脉怒张、双肺湿啰音、病理性第三心音或奔马律；神经系统体征包括意识状态、脑膜刺激征、视野改变及病理征等；检眼镜检查发现新发的出血、渗出、视乳头水肿均提示高血压急症可能。

3. 实验室检查及辅助检查

（1）常规检查项目：包括血常规、尿常规、血液生化、凝血功能、D- 二聚体、血气分析和心电图，以及心肌损伤标志物、脑钠肽（BNP/NT-proBNP）等项目。对患者靶器官损伤应进行动态评估，必要时复查相关项目。

（2）影像学检查：包括胸部 X 线检查、超声心动图、颅脑 CT/MRI、胸部 / 腹部 CT 扫描、血管造影术等。

（二）鉴别诊断

1. 急性心力衰竭

急性心力衰竭表现为呼吸困难、肺水肿等，心功能检查和胸部 X 线检查有助于诊断。

2. 急性冠状动脉综合征

急性冠状动脉综合征包括不稳定型心绞痛、心肌梗死等，这些情况也可能表现为血压升高，但主要特征是胸痛或胸闷，心电图和心肌酶谱检查有助于鉴别。

3. 主动脉夹层

主动脉夹层是一种紧急情况，表现为剧烈胸背痛，血压可能极度升高，CT 血管成像（CTA）是诊断金标准。

4. 脑血管事件

脑血管事件包括脑出血、脑梗死等，需要通过神经系统检查、颅脑 CT 或 MRI 来鉴别。

四、治疗

（一）治疗原则

1. 高血压急症治疗的基本原则

查明引起患者血压急性升高的临床情况和诱因；评估患者是否有靶器官损害、损害的部位及程度；给予紧急有效的降压治疗；降压治疗应遵循迅速平稳降低血压、控制性降压、合理选择降压药物的原则。

2. 血压控制节奏和降压目标

高血压急症的血压控制需要对患者进行充分评估，制订个体化治疗方案。

（1）降压治疗第一目标：高血压急症降压治疗的第一目标是在 30 ～ 60 分钟将血压降低到一个安全水平。除特殊情况外，建议第 1 ～ 2 小时使平均动脉血压迅速下降但不超过 25%，防止血压急骤降低，缩小血管床的自身调节空间，导致组织灌注不足和（或）梗死。

（2）降压治疗第二目标：降压治疗后 2 ～ 6 小时将血压降至约 160/100mmHg，根据患者的具体病情适当调整。在达到第一目标后，加用口服降压药物，逐步减慢静脉给药的速度，逐渐将血压降至第二目标。

（3）降压治疗第三目标：若第二目标的血压水平可耐受且临床情况稳定，在以后 24 ～ 48 小时逐步降低血压达到正常水平。这也是合并不同靶器官损害者降压目标。

（二）处理方法

1. 急性冠脉综合征（ACS）

ACS 患者应当严格控制血压和心率，主要目的是降低心脏后负荷，减少心肌耗氧量，改善心肌缺血。建议 ACS 患者血压控制在 130/80mmHg 以下，但应维持 DBP ＞ 60mmHg。硝酸酯类是 ACS 治疗的首选扩血管药物，当合并血压升高或心率偏快时，需要在控制心率的情况下降低后负荷，减少心肌耗氧量，而不影响舒张期充盈时间，如果能排除急性左心衰竭，建议硝酸酯类联合应用 β 受体阻滞剂。如果在硝酸酯类联合 β 受体阻滞剂的情况下血压仍难以控制，可以选用乌拉地尔降压，也可联合使用血管紧张素转换酶抑制剂 / 血管紧张素Ⅱ受体拮抗剂及利尿剂。ACS 不推荐应用硝普钠降压，因为其可能引起冠脉缺血，并诱发反射性心动过速，增加心肌耗氧。ACS 合并难以控制的心绞痛时，在使用 β 受体阻滞剂无效情况下可应用地尔硫䓬。

2. 急性心力衰竭

急性心力衰竭常常表现为充血性急性左心衰竭，并伴有肺水肿的发生。大部分急性心力衰竭患者血压往往升高（SBP ＞ 140mmHg），部分患者血压正常或降低。急性心力衰竭发作时降低心脏前、后负荷，减轻心脏负担是治疗关键所在。主要是通过静脉给予袢利尿剂和血管扩张药。急性心力衰竭合并血压升高时应尽快降压，但在初始 1 小时内平均动脉压的降低幅度不超过治疗前水平的 25%，目标血压 SBP 降至 140mmHg 以下，但为保证冠脉灌注血压，目标血压应不低于 120/70mmHg。推荐扩血管药物：硝酸酯类、硝普钠、乌拉地尔，并联合血管紧张素转换酶抑制剂 / 血管紧张素Ⅱ受体阻滞剂（ACEI/ARB）等药物。严重心力衰竭发作合并血压升高时建议应用硝普钠扩张血管。如果有硝普钠禁忌，可以选择乌拉地尔。

3. 急性缺血性卒中

一般情况下，对缺血性卒中后 24 小时内血压升高的患者，降压时应谨慎。但当血压持续升高，SBP ＞ 220mmHg 或 DBP ＞ 120mmHg，或伴有其他高血压急症，或需要溶栓治疗且同时伴有血压＞ 180/110mmHg，可给予降压治疗，应注意 SBP 不能低于 160mmHg。降压目标为 1 小时内平均动脉压（MAP）降低不超过 15%，急性缺血性卒中准备溶栓者血压应控制在＜ 180/110mmHg。药物优先选择拉贝洛尔、尼卡地平，次选硝普钠。

4. 急性脑出血

急性脑出血降压治疗的主要目的是在保证脑组织灌注的基础上，避免再次出血。SBP 在 150 ～ 220mmHg 且没有急性降压治疗禁忌证的脑出血患者，急性期 SBP 降低到 140mmHg 是安全的，能有效地改善功能结局。对于 SBP ＞ 220mmHg 的脑出血患者，持续静脉输注降压药物进行强化降压，同时严密监测血压可能是比较合理的措施。可选用拉贝洛尔、尼卡地平、乌拉地尔，也可联合甘露醇等脱水治疗。

5. 高血压脑病

高血压脑病的诊断必须要排除出血性、缺血性卒中。高血压脑病的降压策略是控制性降压，避免血压下降过快导致脑灌注不足。第 1 小时将 MAP 降低 20% ～ 25%，初步降压目标（160 ～ 180）/（100 ～ 110）mmHg，等病情平稳后逐渐降至正常水平。推荐降压药物：拉贝洛尔、尼卡地平、硝普钠，可以联合使用脱水降颅压药物甘露醇、利尿剂等。

6. 主动脉夹层

高血压是促进主动脉夹层进展的重要原因。治疗目标为扩张血管、控制心室率、抑制心脏收缩、降低血压及左心室射血速度，降低血流对动脉的剪切力，急性近端剥离及出现并发症者应尽快手术治疗。降压原则是在保证脏器足够灌注的前提下，迅速（20 ～ 30 分钟）将血压降低并维持在尽可能低的水平，SBP 至少降至 120mmHg，在保证器官灌注的基础上，能够降至 100mmHg 左右则更理想，心率控制在 60 次 / 分以下。降压药物可以选用 β 受体阻滞剂加血管扩张剂如乌拉地尔、硝普钠等。血压的快速下降易引起交感神经兴奋，使心肌收缩力反射性增加，而血压的急剧变化及左心室收缩力的增加可加剧主动脉破裂，因此应联合应用 β 受体阻滞剂降低心肌收缩力和减慢心率，且 β 受体阻滞剂应在降压药物使用之前应用，对于 β 受体阻滞剂存在禁忌的患者，可应用非二氢吡啶类钙通道阻滞剂（CCB）如地尔硫草，控制心率。作为兼有 α、β 受体阻滞作用的拉贝洛尔，对主动脉夹层动脉瘤治疗效果良好。

7. 子痫前期和子痫

子痫前期和子痫是妊娠期高血压的严重表现类型，治疗目的是降低围产期发病率和病死率。子痫前期的处理原则包括预防抽搐、有指征地降压、镇静、密切监测母胎情况、预防和治疗严重并发症、适时终止妊娠；子痫的处理原则为控制抽搐、控制血压、预防再抽搐，以及适时终止妊娠。对于子痫前期和子痫患者，SBP ＞ 160mmHg 或 DBP ＞ 110mmHg 时，宜给予降压药物，需降低血压≤ 160/100mmHg。孕妇并发器官功能损伤时，则血压应控制在＜ 140/90mmHg，不可低于 130/80mmHg，避免血压过快下降，影响胎儿血供。目前最常用于治疗妊娠高血压急症的药物包括拉贝洛尔、肼屈嗪、硝苯地平、尼卡地平、乌拉地尔。静脉注射拉贝洛尔和肼屈嗪是妊娠期严重高血压急性发作的一线治疗药物，口服硝苯地平也可以作为一线降压药物，尤其是静脉通路不可用时。

8. 嗜铬细胞瘤危象

嗜铬细胞瘤是一种起源于肾上腺嗜铬细胞过度分泌儿茶酚胺，引起持续性或阵发性高血压和多个器官功能及代谢紊乱的肿瘤。嗜铬细胞瘤危象目前没有明确的降压目标和降压速度，但周期性释放的儿茶酚胺半衰期短，导致嗜铬细胞瘤患者血压波动较大，降压时一定要进行严密监测，避免低血压的发生。嗜铬细胞瘤危象时，控制血压首选 α 受体阻滞剂如酚妥拉明、乌拉地尔，也可选择硝普钠、尼卡地平。当合并心动过速和心律失常时，可以联合应用β受体阻滞剂，但不推荐单独使用β受体阻滞剂。手术切除肿瘤是根本的治疗方法。

9. 围手术期高血压处理

关键要判断产生血压高的原因并去除诱因，去除诱因后血压仍高者，再进行降压处理。降压药物应维持到术前1日或手术日晨，长效制剂降压药宜改成短效制剂，以便麻醉管理。对于术前血压高的患者，麻醉前含服硝酸甘油、硝苯地平，也可用艾司洛尔300～500μg/（kg・min）静脉滴注，随后25～100μg/（kg・min）静脉滴注，或者用乌拉地尔首剂12.5～25mg，静脉滴注3～5分钟，随后5～40mg/h静脉滴注。拔管前用乌拉地尔或艾司洛尔，剂量同前。

（三）后续管理

高血压急症经静脉降压治疗后血压达到目标值，且靶器官功能平稳后，应考虑逐渐过渡到口服用药。口服用药应依据具体药物起效时间，与静脉用药在一定时间内重叠使用，而不应等待静脉用药撤除后才开始应用。静脉用药停止后，可适当保持静脉通道，以防止血压反弹而需再次静脉使用降压药物。降压药物剂型改变过渡期间应严密监测各项生命体征及靶器官功能变化。

第二节　心绞痛

一、稳定型心绞痛

稳定型心绞痛是在冠状动脉狭窄的基础上，冠状动脉供血不足引起的心肌急剧的、暂时的缺血缺氧综合征。临床特点为阵发性胸骨后或心前区压榨性疼痛，常发生于劳力性心肌负荷增加时，持续数分钟，休息或用硝酸酯制剂后消失，其临床表现在1～3个月内相对稳定。

（一）病因与发病机制

最常见的病因为冠状动脉粥样硬化。其他病因包括重度主动脉瓣狭窄或关闭不全，肥厚型心肌病和先天性冠状动脉畸形等。

心肌能量的产生依赖大量的氧气供应。心肌对氧的依赖性最强，耗氧量为9mL/（min・100g）。生理条件下，心肌细胞从冠状动脉血中摄取氧的能力也最强，可摄取血氧含量的65%～75%，接近于最大摄取量，因此，当心肌需氧量增加时，心肌细胞很难再从血液中摄取更多的氧，而只能依靠增加冠状动脉血流储备来满足心肌需氧量的增加。正常情况下，冠状循环储备能力很强，如剧烈体力活动时，冠状动脉扩张可通过使其血流量增加到静息时的6～7倍，即使在缺氧状态下，也能使血流量增加4～5倍。然而在病理条件下（如冠状动脉狭窄），冠状循环储备能力下降，冠状动脉供血与心肌需血之间就会发生矛盾，即冠状动脉血流量不能满足心肌的代谢需要，此时就会引起心肌缺血缺氧，诱发心绞痛。

动脉粥样硬化斑块导致冠状动脉狭窄，冠状动脉扩张性减弱，血流量减少。当冠状动脉管腔狭窄＜50%时，心肌血供基本不受影响，即血液供应尚能满足心肌平时的需要，此时无心肌缺血症状，各种心脏负荷试验也无阳性表现。当至少一支主要冠状动脉管腔狭窄＞75%时，静息时尚可代偿，但当心脏负荷突然增加（如劳累、激动、左心衰竭等）时，则心肌氧耗量增加，而病变的冠状动脉不能充分扩张以供应足够的血液和氧气，即可引起心绞痛发作。此种心肌缺血为“需氧增加性心肌缺血”，而且粥样硬化斑块稳定，冠状动脉对心肌的供血量相对比较恒定，是大多数稳定型心绞痛的发病机制。

疼痛产生的原因：在缺血缺氧的情况下，心肌内积聚过多的代谢产物如乳酸、丙酮酸、磷酸等酸性物质或类激肽多肽类物质，刺激心脏内自主神经的传入纤维末梢神经$T_{1\sim5}$交感神经节和相应的脊髓段，传至大脑，即可产生疼痛感觉。这种痛觉可反映在与自主神经进入水平相同脊髓段的脊神经所分布的区域——胸骨后和两臂的前内侧与小指，尤其是在左侧，而多不在心脏部位。有人认为，在缺血区内富有神经分布的冠状血管的异常牵拉或收缩，也可直接产生疼痛冲动。

（二）病理生理和病理解剖

患者在心绞痛发作之前，常有血压升高、心率增快、肺动脉压和肺毛细血管压升高的变化，导致心脏和肺的顺应性降低。发作时可有左心室收缩力和收缩速度降低、射血速度减慢、左心室收缩压下降、心搏量和心排血量降低、左心室舒张末期压和血容量增加等左心室收缩和舒张功能障碍的病理生理变化。左心室壁可呈收缩不协调或部分心室壁有收缩减弱的现象。

粥样硬化可累及冠状动脉任何一支，其中以左前降支受累最为多见，病变也最为严重，其次是右冠状动脉、左回旋支和左主干。血管近端的病变较远端为重，主支病变较分支为重。粥样硬化斑块多分布在分支血管开口处，且常为偏心性，呈新月形。

冠状动脉造影显示，稳定型心绞痛患者中，有1支、2支或3支冠状动脉腔径减少＞70%者各占25%左右，左主干狭窄占5%～10%，无显著狭窄者约占15%；而在不稳定型心绞痛患者中，单支血管病变约占10%，2支血管病变占20%，3支血管病变占40%，左主干病变约占20%，无明显血管梗阻者占10%，而且病变常呈高度狭窄、偏心性狭窄、表面毛糙或充盈缺损等。冠状动脉造影未发现异常的心绞痛患者，可能是因为冠状动脉痉挛、冠状动脉内血栓自发性溶解、微循环灌注障碍或造影检查时未识别，也可能与血红蛋白与氧的离解异常、交感神经过度兴奋、儿茶酚胺分泌过多或心肌代谢异常等有关。

（三）临床表现

1. 症状

心绞痛以发作性胸痛为主要临床表现，疼痛的特点如下。

（1）部位：典型心绞痛的部位是在胸骨体上中段之后或左前胸，范围有手掌大小甚至横贯前胸，界限不是很清楚；可以放射到颈部、咽部、颌部、上腹部、肩背部、左臂及左手指，也可以放射至其他部位。非典型者可以表现在胸部以外的其他部位，如上腹部、咽部、颈部等。疼痛每次发作的部位往往是相似的。

（2）性质：常呈紧缩感、绞榨感、压迫感、灼烧感、胸闷或窒息感、沉重感，有的只表现为胸部不适、乏力或气短，主观感觉个体差异较大，但一般不会是针刺样疼痛。疼痛发作时，患者往往被迫停止原来的活动，直至症状缓解。

（3）持续时间：疼痛呈阵发性发作，持续数分钟，一般不会超过10分钟，也不会转瞬即逝或持续数小时。疼痛可数天或数周发作一次，亦可一日内发作多次。

(4) 诱因：疼痛常由体力劳动（如快步行走、爬坡等）或情绪激动（如愤怒、焦急、过度兴奋等）所诱发，饱食、寒冷、吸烟、贫血、心动过速和休克等亦可诱发。疼痛多发生于劳力或激动当时而不在其之后。典型的心绞痛常在相似的条件下发生，但有时同样的劳力只在早晨而不在下午引起心绞痛，可能与晨间疼痛阈值较低有关。

(5) 缓解方式：一般停止诱发活动后疼痛即可缓解，舌下含硝酸甘油也能在 2 ～ 5 分钟内（很少超过 5 分钟）使之缓解。

2. 体征

体检常无明显异常。心绞痛发作时可有心率增快、血压升高、焦虑、出汗等症状；有时可闻及第四心音、第三心音或奔马律，心尖部收缩期杂音（系乳头肌缺血性功能失调引起二尖瓣关闭不全所致），第二心音逆分裂；偶闻双肺底湿啰音。

3. 分级

参照加拿大心血管学会（CCS）分级标准，将稳定型心绞痛严重程度分为 4 级。

Ⅰ级：一般体力活动（如行走和上楼等）不引起心绞痛发作，但紧张、剧烈或持续用力可引起心绞痛发作。

Ⅱ级：日常体力活动稍受限制，快步行走或上楼、登高、饭后行走或上楼、寒冷或风中行走、情绪激动等可引起心绞痛发作，或仅在睡醒后数小时内发作，在正常情况下以一般速度平地步行 200m 以上或登一层以上的楼梯受限。

Ⅲ级：日常体力活动明显受限，在正常情况下以一般速度平地步行 100 ～ 200m 或登一层楼梯时可引起心绞痛发作。

Ⅳ级：轻微活动或休息时即可出现心绞痛症状。

（四）辅助检查

1. 实验室检查

基本检查包括空腹血糖（必要时查糖耐量试验）、血脂和血红蛋白等；胸痛较明显者需查心肌坏死标志物；冠状动脉造影前还需查尿常规、肝肾功能、电解质、肝炎相关抗原、人类免疫缺陷病毒（HIV）及梅毒血清试验等；必要时检查甲状腺功能。

2. 心电图检查

(1) 静息心电图：约半数心绞痛患者的心电图在正常范围。可有陈旧性心肌梗死或非特异性 ST-T 改变，有时出现房室或束支传导阻滞或室性、房性期前收缩等心律失常。不常见的隐匿性心电图表现为 U 波倒置。与既往心电图做比较，可提高心电图的诊断准确率。

(2) 心绞痛发作时心电图：95% 的患者于心绞痛时出现暂时的缺血性 ST 段移位。因心内膜下心肌更容易发生缺血，故常见反映心内膜下心肌缺血的导联 ST 段压低＞ 0.1mV，发作缓解后恢复；有时出现 T 波倒置。平时有 T 波持续倒置者，心绞痛发作时可变为直立（称为“假性正常化”）。T 波改变反映心肌缺血的特异性不如 ST 段，但与平时心电图比较则有助于诊断。

(3) 心电图负荷试验：运动负荷试验最为常用，运动可增加心脏负荷以激发心肌缺血。运动方式主要有分级踏板或蹬车。

(4) 心电图连续监测：常用方法是让患者佩戴慢速转动的记录装置，以两个双极胸导联（现可同步 12 导联）连续记录并自动分析 24 小时心电图（动态心电图），然后在显示屏上快速回放并进行人机对话选段记录，最后打印综合报告。动态心电图可发现 ST-T 改变和各种心律失常，出现时间可与患者的活动情况和症状相对照，胸痛发作时心电图显示缺血性 ST-T 改变，有助于心绞痛的诊断。

3. 超声心动图

超声心动图可以观察心腔大小、心脏结构、室壁厚度和心肌功能状态，根据室壁运动异常，可判断心肌缺血和陈旧性梗死区域。稳定型心绞痛患者的静息超声心动图大都无异常表现，负荷超声心动图有助于识别心肌缺血的范围和程度。

4. 血管内超声

血管内超声是近年来应用于临床的一种高分辨率检查手段，可作为冠状动脉造影更进一步的确诊手段。

5. 多层螺旋 X 线计算机断层显像

多层螺旋 X 线计算机断层显像可进行冠状动脉三维重建，能较好应用于冠心病的诊断。

（五）内科治疗

1. 一般治疗

心绞痛发作时立刻休息，症状一般在停止活动后即可消除。平时应尽量避免各种诱发因素如过度体力活动、情绪激动、饱餐、便秘等。调节饮食，特别是进食不宜过饱，避免油腻饮食，忌烟酒。调整日常生活方式、科学规划工作量；减轻精神负担；治疗高血压、糖尿病、贫血、甲状腺功能亢进症等相关疾病。

2. 硝酸酯类

该类药物可扩张冠状动脉、降低血流阻力、增加冠状循环血流量，同时能扩张周围血管，减少静脉回流，降低心室容量、心腔内压力、心排血量和血压，降低心脏前后负荷和心肌需氧量，从而缓解心绞痛。患有青光眼、颅内压增高、低血压者不宜应用本类药物。

硝酸甘油：心绞痛发作时应用，0.3 ～ 0.6mg 舌下含化，可迅速被唾液溶解而吸收，1 ～ 2 分钟开始起效，作用持续约 30 分钟。对约 92% 的患者有效，其中 76% 在 3 分钟内见效。

3. β 受体阻滞剂（美托洛尔）

阻断拟交感胺类的刺激作用，减慢心率、降低血压，减弱心肌收缩力和降低心肌氧耗量，从而缓解心绞痛发作。

4. 钙通道阻滞剂

本类药物能抑制 Ca^{2+} 进入细胞和心肌细胞兴奋收缩耦联中 Ca^{2+} 的作用，因而可抑制心肌收缩，减少心肌氧耗；扩张冠状动脉，解除冠状动脉痉挛，改善心肌供血。

5. 抗血小板药物

若无特殊禁忌，所有患者均应服用阿司匹林。

6. 调脂药物

调脂药物在治疗冠状动脉粥样硬化中起重要作用，他汀类制剂可使动脉粥样硬化斑块消退，并可改善血管内皮细胞功能。

7. 代谢类药物

曲美他嗪通过调节心肌能源底物，抑制脂肪酸氧化，促进葡萄糖氧化，优化心肌能量代谢，能改善心肌缺血及左心室功能，缓解心绞痛，且不影响血流动力学。

8. 中医中药治疗

目前以“活血化瘀”法（常用丹参滴丸或脑心通等）、“芳香温通”法（常用苏合香丸、苏冰滴丸、宽胸丸或保心丸等）以及“祛痰通络”法（如通心络）最为常用。此外，针刺或穴位按摩治疗也有一定疗效。

二、不稳定型心绞痛

不稳定型心绞痛是指稳定型劳力性心绞痛以外的缺血性胸痛，包括初发型劳力性心绞痛、恶化型劳力性心绞痛，以及各型自发性心绞痛。不稳定型心绞痛通常被认为是介于稳定型心绞痛与急性心肌梗死之间的一种临床状态。

（一）病因与发病机制

不稳定型心绞痛与稳定型劳力性心绞痛的差别在于当冠状动脉粥样硬化斑块不稳定时，易发生斑块破裂或出血、血小板聚集，或血栓形成，或冠状动脉痉挛致冠状动脉内张力增加，使心肌的血氧供应突然减少，心肌代谢产物清除障碍，引起心绞痛发作。此种心肌缺血为“供氧减少性心肌缺血”，是引起大多数不稳定型心绞痛的原因。虽然这种心绞痛也可因劳力负荷增加而诱发，但劳力终止后胸痛并不能缓解。

（二）临床表现

1. 症状

不稳定型心绞痛的胸痛部位和性质与稳定型心绞痛相似，但通常程度更重，持续时间较长，患者偶尔会从睡眠中痛醒。以下线索有助于不稳定型心绞痛的诊断。

（1）诱发心绞痛的体力活动阈值突然或持久地降低。

（2）心绞痛发生的频率、严重程度和持续时间增加或延长。

（3）出现静息性或夜间性心绞痛。

（4）胸痛放射至附近或新的部位。

（5）发作时伴有新的相关特征，如出汗、恶心、呕吐、心悸或呼吸困难等。

（6）原来能使疼痛缓解的方式只能暂时或不完全性地使疼痛缓解。

2. 体征

可有一过性第三心音或第四心音，重症者可有肺部啰音或原有啰音增加，心动过缓或心动过速，或因二尖瓣反流引起的收缩期杂音。若疼痛发作期间发生急性充血性心力衰竭和低血压提示预后较差。

3. 分级

依据心绞痛严重程度将不稳定型心绞痛分为 3 级。

Ⅰ级：初发性、严重性或加剧性心绞痛，指心绞痛发生在就诊前 2 个月内，无静息时疼痛，每天发作 3 次或以上，或稳定型心绞痛的发作更频繁或更严重，持续时间更长，或诱发体力活动的阈值降低。

Ⅱ级：静息型亚急性心绞痛，指就诊前 1 个月内发生过 1 次或多次静息型心绞痛，但近 48 小时内无发作。

Ⅲ级：静息型急性心绞痛，指在 48 小时内有 1 次或多次静息型心绞痛发作。

（三）内科治疗

不稳定型心绞痛是严重的、具有潜在危险性的疾病，随时可能发展为急性心肌梗死，因此应引起高度重视。对疼痛发作频繁或持续不缓解以及高危患者应立即住院治疗。

1. 一般治疗

（1）急性期宜卧床休息，消除心理负担，保持环境安静，必要时给予小剂量镇静剂和抗焦虑药物。

（2）有呼吸困难、发绀者应给氧吸入，维持血氧饱和度达到 90% 以上。

（3）积极诊治可能引起心肌耗氧量增加的疾病，如感染、发热、急性胃肠道功能紊乱、甲状腺功能亢进症、贫血、心律失常和原有心力衰竭的加重等。

（4）必要时应重复检测心肌坏死标志物，以排除急性心肌梗死。

2. 硝酸酯类制剂

在发病最初 24 小时的治疗中，静脉内应用硝酸甘油有利于较恒定地控制心肌缺血发作；对已用硝酸酯药物和 β 受体阻滞剂等作为标准治疗的患者，静脉应用硝酸甘油能减少心绞痛的发作次数。初始用量 5 ～ 10μg/min，持续静脉滴注，每 3 ～ 10 分钟增加 10μg/min，直至症状缓解或出现明显不良反应如头痛或低血压［收缩压＜12.0kPa（90mmHg）或比用药前下降 4.0kPa（30mmHg）］。目前推荐静脉用药症状消失 24 小时后，改用口服制剂或皮肤贴剂。持续静脉应用硝酸甘油 24 ～ 48 小时即可出现药物耐受。

3. β 受体阻滞剂

可用于所有无禁忌证的不稳定型心绞痛患者，并应及早开始应用，口服剂量要个体化，使患者安静时心率维持在 50 ～ 70 次 / 分。

4. 钙通道阻滞剂

钙通道阻滞剂能有效地减轻心绞痛症状，治疗变异型心绞痛疗效最好。

5. 抗凝制剂（肝素和低分子肝素）

静脉注射肝素治疗不稳定型心绞痛具有显著疗效，推荐剂量为先给予肝素 80U/kg 静脉注射，然后以 18U/（kg • h）的速度静脉滴注维持，治疗过程中应密切关注开始用药或调整剂量后 6 小时的部分激活凝血酶时间（APTT），并调整用量，使 APTT 控制在 45 ～ 70 秒。低分子肝素与普通肝素相比，可以只根据体重调节皮下用量，而不需要实验室监测；疗效确切，使用方便。

6. 抗血小板制剂

（1）阿司匹林类制剂：阻断血小板聚集，防止血栓形成，抑制血管痉挛。阿司匹林可降低不稳定型心绞痛患者的死亡率和急性心肌梗死的发生率，除了短期效应外，长期服用也是有益的。用量每天 75 ～ 325mg。小剂量阿司匹林的胃肠道不良反应并不常见，对该药过敏、活动性消化性溃疡、局部出血和出血体质者则不宜应用。

（2）二磷酸腺苷（ADP）受体拮抗剂：氯吡格雷是新一代血小板 ADP 受体抑制剂，可抑制血小板内 Ca^{2+} 活性，抑制血小板之间纤维蛋白原桥的形成，防止血小板聚集，作用强于阿司匹林，既可单用于阿司匹林不能耐受者，也可与阿司匹林联合应用。常用剂量每天 75mg，必要时先给予负荷量 300mg，2 小时后达有效血药浓度。本药不良反应小，作用快，不需要复查血常规。

7. 血管紧张素转换酶（ACEI）抑制剂

冠心病患者均能从ACEI抑制剂治疗中获益，合并糖尿病、心力衰竭或左心室收缩功能不全的高危患者应该使用ACEI抑制剂，临床常用制剂有卡托普利、依那普利。

8. 调脂制剂

他汀类药物能有效降低胆固醇和低密度脂蛋白胆固醇（LDL-C），并因此降低心血管疾病发生风险；同时他汀类还有延缓斑块进展、稳定斑块和抗炎等有益作用。常用他汀制剂有洛伐他汀、辛伐他汀。在应用他汀类药物时，应严密监测转氨酶及肌酸激酶等生化指标，及时发现药物可能引起的肝损害和疾病。

第三节　主动脉夹层

主动脉夹层又称主动脉夹层动脉瘤或主动脉夹层血肿，是指主动脉内的循环血液通过内膜破裂口进入主动脉中层形成的血肿，是一种极为严重的大动脉疾病。该病年发病率约（0.5 ～ 1.0）/10 万，男性比女性高 2 ～ 3 倍，90% 患者伴有高血压或马方综合征。

一、病因

（一）高血压

主动脉夹层患者中 50% 以上有高血压。长期和重度高血压可增加血流动力对主动脉壁的冲击，使主动脉壁长期处于应激状态，弹力纤维常发生囊性变性或者坏死，并使主动脉营养血管处于痉挛受压状态，引起中层平滑肌缺血、变性、坏死和弹性纤维断裂、纤维化及内膜破裂，最后形成夹层血肿。在各型夹层中，Ⅲ型夹层合并高血压者最常见，达 88%。

（二）结缔组织疾病

马方综合征、埃勒斯 - 当洛（Ehlers-Danlos）综合征、先天性主动脉缩窄、二叶主动脉瓣及二尖瓣脱垂等患者常有动脉壁结缔组织遗传性缺陷，表现为主动脉中层纤维组织变性，继之发生囊性坏死和内膜缺乏支撑，易致内膜破裂和形成夹层血肿。马方综合征是较年轻患者和非高血压患者引起主动脉夹层的重要原因。

（三）动脉粥样硬化

发病年龄多在 60 岁以上，常见于高血压、高血脂、高血糖患者，血流可经动脉粥样硬化斑块破溃处进入形成夹层血肿。

（四）妊娠末期

40 岁以下女性主动脉夹层患者，约半数见于妊娠，且常见于妊娠 7 ～ 9 个月时发病，分析原因主要与主动脉中层坏死有关。

（五）其他

严重主动脉外伤、炎症（梅毒性主动脉炎、系统性红斑狼疮等）和介入性心血管诊疗操作时等，均可引起主动脉夹层血肿。

二、病理和病理生理

主动脉夹层的形成可由内膜撕裂后高压血流进入中层引起，也可由中层滋养动脉破裂引起，除其主动脉内膜破口常位于主动脉应力最强的位置，于升主动脉瓣上 2 ～ 3cm 内或降主动脉起始端（左锁骨下动脉开口处下方 2 ～ 5cm 处），形成夹层血肿后，局部明显增大，呈梭状或囊状。可向近心端和（或）远心端扩展，但以后者多见。

升主动脉夹层向近心端扩展时，可引起主动脉瓣膜水肿、增厚、撕裂、移位和瓣环扩大，导致主动脉瓣关闭不全；亦可引起冠状动脉开口狭窄或闭塞，导致冠脉供血不足甚至心肌梗死。升主动脉夹层向远心端扩展时，可波及主动脉弓部的头臂干、左颈总动脉和左锁骨下动脉，可引起脑部和（或）上肢供血不足。降主动脉夹层向远端扩展时，可累及腹主动脉及其分支，甚至髂总动脉，可引起相关内脏（肝、胃、肠或肾等）及下肢缺血症状。其扩展范围大小取决于主动脉壁基础病变轻重、血压高低、破口大小及血流冲击量多少等因素。部分严重患者可发生主动脉外膜破裂，使大量血液流入心包腔、纵隔、胸腔或腹膜后间隙，如不及时发现和有效救治常迅即死亡。

少数主动脉夹层患者内膜完整且无裂孔存在，其夹层血肿可能由主动脉壁中层病变处的滋养血管破裂而引发内出血所致。亦有主动脉夹层在扩展时穿破远端内膜，使夹层血液回流入主动脉腔，呈现“自行愈合”的表象。

三、分型

1995 年 DeBakey 根据病变部位和扩展范围将本病分为 3 型。Ⅰ型，内膜破口多位于瓣上 5cm，夹层病变顺逆两端扩展，向近端扩展引起主动脉瓣关闭不全及冠脉阻塞，向远端扩展范围超越主动脉弓，直至腹主动脉，此型最为常见；Ⅱ型，内膜破口同Ⅰ型，扩展范围局限于升主动脉或主动脉弓；Ⅲ型，内膜破口位于降主动脉峡部，即左锁骨下动脉开口处下方 2 ～ 5cm 处，扩展范围累及降主动脉或（和）腹主动脉，一般不累及心脏。Daily 和 Miller 提出凡升主动脉受累者为 A 型（包括Ⅰ型和Ⅱ型），又称近端型；凡病变始于降主动脉者为 B 型（相当于 DeBakey Ⅲ型），又称远端型。

四、临床表现

本病分急性期（发病 3 日之内）、亚急性期（发病 3 日至 2 个月）和慢性期（发病 2 个月之后）三个阶段。急性期症状凶险、病死率高，慢性期多为幸存者，症状相对较轻，亚急性期临床表现介于两者之间。

主动脉夹层在发病和扩展过程中，可引起相关脏器供血不足、夹层血肿压迫及外膜破裂穿孔等征象。由于病变部位的不同，不同患者的表现可差异较大。

（一）疼痛

疼痛为发病开始时最常见的症状，约见于 90% 以上患者。其特点如下。①疼痛程度一开始即极为剧烈、难以忍受，呈撕裂样、刀割样或搏动样，患者常烦躁不安、大汗淋漓、恶心呕吐或晕厥等。②疼痛部位多在前胸部靠近胸骨区，并向后背部扩展。以前胸部剧痛为主者多见于Ⅰ型和Ⅱ型；以肩胛间区剧痛为主者多见于Ⅲ型。疼痛范围扩大多与夹层扩展相关，如可引起头颈部、腹部、腰部或下肢疼痛等。③疼痛常呈持续性，应用常规剂量的强镇痛剂（如吗啡）多不能完全止痛。有的患者的剧痛自发病开始一直持续至死亡；有的患者发病数天后剧痛逐渐缓解，但在夹层继续扩展时又反复出现；少数患者可因出现晕厥等症状而掩盖疼痛的典型表现。

（二）血压异常

急性期有 1/3 ～ 1/2 患者出现面色苍白、大汗淋漓、皮肤湿冷、脉搏快弱及呼吸急促等休克征象。但血压仅轻度下降或反而增高，可能与肾缺血、主动脉腔不全阻塞、剧痛反应及主动脉减压神经受损害等相关。少数患者因夹层扩展至肾动脉引起急性梗死，导致血压急剧升高。若主动脉夹层发生外膜破裂引起大出血，则血压迅即降低，常伴晕厥，甚至死亡。

（三）心血管系统

（1）心脏。Ⅰ型和Ⅱ型约 50% 患者可发生主动脉瓣关闭不全，一般由瓣环扩大、瓣膜移位或撕裂等引起，常导致急性左心衰竭。当夹层累及冠状动脉时，可引起急性心肌缺血，甚至心肌梗死。夹层向外膜破裂时，可引起急性心包压塞，病情急剧恶化，甚至死亡。

（2）本病在发病后数小时即可出现周围动脉阻塞征象，表现为颈、肱、桡或股动脉搏动减弱、消失或两侧强弱不等，两上臂血压差别明显（＞ 20mmHg），上下肢血压差距减小（＜ 10mmHg）或主动脉夹层部位有血管杂音及震颤等。

（四）神经系统

约 40% 患者出现神经系统症状。当主动脉夹层沿无名动脉或颈总动脉向上扩展时或发生休克，均可引起脑或脊髓急性供血不足，甚至可出现卒中，可出现头晕、神志模糊、定向力障碍、失语、嗜睡、晕厥、昏迷或对侧偏瘫、腱反射减弱或消失、病理反射阳性、同侧失明、眼底检查呈现视网膜苍白等。

主动脉夹层压迫喉返神经时可引起声音嘶哑；压迫颈交感神经节可出现霍纳综合征；累及椎动脉时可引起截瘫、尿潴留；累及髂动脉时可引起下肢动脉搏动减弱或消失、肢痛、感觉异常、肌张力减弱或完全性麻痹等。

（五）呼吸系统

主动脉夹层压迫气管或支气管时可导致支气管痉挛，引起咳嗽、呼吸困难等；夹层一旦破入胸腔时引起胸腔积血，一般多见于左侧，可出现胸痛、咳嗽、呼吸困难，甚至出血性休克等；破入气管或支气管时，可引起大咯血、窒息，甚至死亡。

（六）消化系统

消化系统 1/3 ～ 1/2 患者出现消化系统症状。主动脉夹层累及腹主动脉及其大分支时，可出现剧烈腹痛、恶心、呕吐等症状；压迫食管或迷走神经时可出现吞咽困难；破入食管时引起大呕血；累及肠系膜上动脉时可引起急性肠缺血性坏死而发生便血等。

（七）泌尿系统

主动脉夹层累及肾动脉时，可出现腰痛、肾区触痛、血尿、肾性高血压，甚至急性肾衰竭。

五、实验室和辅助检查

（一）实验室检查

急性期可有白细胞增多、中性粒细胞比例增高、红细胞沉降率增快；累及心肌供血时可有心肌酶增高；累及肾动脉时可有尿蛋白、红细胞及管型、血尿素氮、肌酐增高等。

（二）心电图

主动脉夹层本身可引起非特异性 ST-T 波段改变；累及主动脉瓣和原有高血压者可出现左室肥厚心电图改变；破入心包腔引起心包积血时可出现急性心包炎心电图改变等。

（三）X 线检查

胸部平片主动脉夹层时可出现上纵隔增宽、主动脉增宽延长及外形不规则、主动脉内膜钙化影与外膜间距达 10mm 以上（正常 2 ～ 3mm）等，且有动态改变。有时尚可见食管气管移位、心包胸腔积血或左室肥大等征象。

（四）超声心动图

M 型超声心动图示主动脉根部内径可＞ 40mm（正常＜ 36mm）、主动脉壁回声带间距可＞ 15mm（正常＜ 7mm）；二维超声心动图示主动脉腔内可有分离的内膜片、真假双腔征象；彩色多普勒超声心动图示主动脉夹层内可现正负双向湍流信号、内膜破口；多平面经食管超声心动图可清楚显示主动脉壁双重回声、剥脱内膜飘带样声影、内膜破口位置及真假腔血流等，诊断Ⅰ、Ⅱ型的敏感性和特异性均＞ 95%，且可在床边无创进行检查；血管腔内超声新技术检查能较全面观察主动脉夹层，在明确内脏动脉与真假腔等方面有独特的优势。

（五）选择性动脉造影和数字减影血管造影（DSA）

选择性动脉造影和数字减影血管造影（DSA）是诊断本病最可靠的方法，诊断准确率＞ 95%。可显示被撕裂内膜将主动脉腔分为真假二腔、真腔变窄或畸形歪曲、主动脉外形增宽等，且能确定有无主动脉瓣关闭不全及冠脉等动脉分支病变等。但对急性期危重患者作选择性动脉造影有较大风险，而静脉法 DSA 较安全可靠。

（六）计算机断层扫描（CT）和磁共振成像（MRI）

CT 和 MRI 可清楚地显示被撕裂的内膜片和主动脉层真假二腔，诊断准确率＞ 90%。但对确定主动脉夹层的破裂口、分支血管情况和是否有主动脉瓣关闭不全较为困难，且不宜用于血流动力学不稳定者，MRI 不适用于检查已安装人工起搏器等金属装置的患者。

六、诊断和鉴别诊断

当患者呈现突发剧烈疼痛特点，伴有高血压及相关系统症状时，应疑及本病，但确诊有赖于超声心动图、DSA 或选择性动脉造影等检查手段。并需与下列疾病相鉴别。

（一）急性心肌梗死

主要鉴别点如下。①急性心肌梗死疼痛一般逐渐加剧，部位多局限于胸骨后，不向后背放射，吗啡常用剂量多无效。②急性心肌梗死发病时血压偏高，后逐渐降低，休克时血压明显降低，双侧脉搏、血压及上下肢血压对称；而本病休克时血压不一定降低，有时反而增高，夹层累及主动脉分支时可出现双侧脉搏、血压及上下肢血压不对称。③急性心肌梗死时心电图和心肌酶谱常呈规律性动态演变；而本病心电图和心肌酶谱仅呈非特异性异常。

（二）急腹症

主动脉夹层如累及腹主动脉及其大分支时，可引起各种急腹症样临床表现，易误诊为肠系膜动栓塞、急性胰腺炎、急性胆囊炎、消化性溃疡穿孔及肠梗阻等。如能注意本病疼痛特点和血压与脉搏异常，再结合超声心动图等影像学检查可资鉴别。

（三）其他原因引起的急性主动脉瓣关闭不全

如感染性心内膜炎引起的主动脉瓣穿孔或腱索断裂、主动脉窦瘤破裂等均可引起突然胸痛和主动脉瓣关闭不全，进而发生急性左心衰竭。但这些疾病的胸痛并不剧烈，亦无主动脉夹层累及其他部位血管征象，结合超声心动图等影像学检查有助于鉴别。

此外，主动脉夹层尚需与肺栓塞、脑血管意外等其他心脑血管急病相鉴别。

七、治疗

治疗目标：收缩压控制在 100 ～ 120mmHg，平均动脉压在 60 ～ 70mmHg，心率控制于 60 ～ 75 次 / 分，这样能有效稳定或者终止主动脉夹层的继续分离，症状缓解，疼痛消失。

（一）急性期紧急处理

当临床疑及主动脉夹层时，应将患者绝对卧床休息，严密检查生命体征和血管受累征象，立即住入 ICU 或 CCU 病房，给予有效止痛、镇静和吸氧等，忌用抗凝或溶栓治疗。

（二）药物治疗

主要发挥稳定病情的作用，也是手术前和术后处理的重要措施。

1. 控制疼痛

剧痛患者应立即静脉应用较大剂量吗啡（≥ 5mg/ 次）或哌替啶（≥ 100mg/ 次），亦可佐以舌下含服盐酸二氢埃托啡（20 ～ 40μg/ 次）。疼痛缓解是主动脉夹层停止扩展的重要指标，但应注意上述药物的成瘾。

2. 控制血压

血压升高者应迅速静脉用降压药物，将收缩压降至 100 ～ 120mmHg，既能有效遏止主动脉夹层的继续扩展，又能维持心、脑、肾等重要脏器的供血。常用药物有硝普钠（每分钟 0.25 ～ 10μg/ 次）、乌拉地尔（10 ～ 400μg/min）、艾司洛尔（每分钟 50 ～ 300μg/kg）、拉贝洛尔（每分钟 0.5 ～ 2.0mg/kg）等。待病情和血压稳定后渐改为口服降压药。禁用肼屈嗪、二氮嗪和米诺地尔等强降压药，因其可同时增加心肌收缩和心率，加重主动脉夹层的分离。

3. 降低左心心肌收缩力和收缩频率

可选用 β 受体阻滞剂（普萘洛尔等）或钙离子拮抗剂（维拉帕米、地尔硫䓬等），使用时应注意它们的降压作用等。

（三）手术治疗

手术治疗是血管重建的重要治疗手段，国内外多数学者主张本病急性期夹层＞ 5cm 或有并发症急、慢性期患者均应手术治疗，以期挽救更多患者的生命。常用的手术方式有 Bentall 手术（适用于马方综合征合并Ⅰ型、Ⅱ型主动脉夹层者）、Wheat 手术（适用于非马方综合征合并Ⅰ型、Ⅱ型伴主动脉瓣关闭不全者）、升主动脉移植术（适用于Ⅰ型、Ⅱ型伴主动脉瓣正常者）、次全主动脉弓移植术（适用于Ⅰ型伴弓部分支狭窄者）和胸腹主动脉移植术（适用于Ⅱ型降主动脉及腹主动脉均有破口者）。

(四) 介入治疗

介入治疗（包括经皮腔内带膜支架隔绝术、经皮血管内膜间隔窗术等）近年来发展较快，多数适宜手术的Ⅲ型患者可采用介入治疗。

八、预后

主动脉夹层属于严重的心血管疾病，多数患者在急性期死亡，一周内病死率为60% ～ 70%，3 个月内病死率可达 90% 以上，随着近年来该病的诊断和治疗方法的进展，3 个月内病死率已降至 25% 以下，5 年生存率可达 50% 以上。其早期死亡原因多为夹层血肿向外膜破裂、急性心肌梗死或急性肾衰竭等，晚期死亡原因常为充血性心力衰竭或心、脑、肾等重要脏器严重供血不足所致。

第四节　急性心肌梗死

急性心肌梗死（AMI）是指因持续而严重的心肌缺血所致的部分心肌急性坏死。在临床上常表现为胸痛、急性循环功能障碍，以及反映心肌急性损伤、缺血和坏死一系列特征性心电图演变。AMI 是危害人类健康的世界范围性问题。

一、病因和发病机制

基本病因是冠状动脉粥样硬化（偶为冠状动脉栓塞、炎症、先天性畸形、痉挛和冠状动脉口阻塞所致），造成一支或多支血管管腔狭窄和心肌血供不足，而侧支循环未充分建立。在此基础上，一旦血供急剧减少或中断，使心肌严重而持久地急性缺血达 1 小时以上，即可发生心肌梗死。心肌梗死绝大多数是由于不稳定的粥样斑块破溃，继而出血，形成管腔内血栓，从而使管腔闭塞；少数情况下粥样斑块内或其下发生出血或血管持续痉挛，也可使冠状动脉完全闭塞，最终引发急性心肌梗死。

促使斑块破裂出血及血栓形成的诱因有：

(1) 晨起 6 时至 12 时交感神经活动增加，机体应激反应性增强，心肌收缩力、心率、血压增高，冠状动脉张力增高。

(2) 在饱餐特别是进食多量脂肪后，血脂增高，血液黏稠度增高。

(3) 重体力活动、情绪过分激动、血压剧升或用力大便时，左心室负荷明显加重。

(4) 休克、脱水、出血、外科手术或严重心律失常，致心排血量骤降，冠状动脉灌流量锐减。

心肌梗死可发生在频发心绞痛的患者，也可发生在原来无症状者中。心肌梗死后发生的严重心律失常、休克或心力衰竭，均可使冠状动脉灌流量进一步降低，心肌坏死范围扩大。

二、临床表现

与梗死的大小、部位、侧支循环情况密切相关。

(一) 先兆

50% ～ 81.2% 患者在发病前数日有乏力，胸部不适，活动时心悸、气急、烦躁、心绞痛等前驱症状，其中以新发生心绞痛（初发型心绞痛）或原有心绞痛加重（恶化型心绞痛）为最突出。心绞痛发作较以往频繁、性质较剧、持续较久、硝酸甘油疗效差、诱发因素不明显。同时心电图示 ST 段一时性明显抬高（变异型心绞痛）或压低，T 波倒置或增高（“假性正常化”），即前述不稳定型心绞痛情况，如及时住院处理，可使部分患者避免发生心肌梗死。

（二）症状

1. 疼痛

疼痛是最先出现的症状，多发生于清晨，疼痛部位和性质与心绞痛相同，但诱因多不明显，且常发生于安静时，程度较重，持续时间较长，可达数小时或更长，休息和含用硝酸甘油片多不能缓解。患者常烦躁不安、出汗、恐惧，或有濒死感。少数患者无疼痛，一开始即表现为休克或急性心力衰竭。部分患者疼痛位于上腹部，有可能被误认为胃穿孔、急性胰腺炎等急腹症；部分患者疼痛放射至下颌、颈部、背部上方，有可能被误认为骨关节痛。

2. 全身症状

有发热、心动过速、白细胞增高和红细胞沉降率增快等表现，由坏死物质吸收引起。一般在疼痛发生后 24 ～ 48 小时出现，疼痛程度与梗死范围常呈正相关。体温一般在 38℃ 左右，很少超过 39℃ ，持续约 1 周。

3. 胃肠道症状

疼痛剧烈时常伴有频繁的恶心、呕吐和上腹胀痛，与迷走神经受坏死心肌刺激和心排血量降低组织灌注不足等有关。肠胀气亦不少见。重症者可发生呃逆。

4. 心律失常

心律失常见于 75% ～ 95% 的患者，多在起病后 1 ～ 2 日内发生，而以 24 小时内最多见，可伴乏力、头晕、晕厥等症状。各种心律失常中以室性心律失常最多，尤其是室性期前收缩，如室性期前收缩频发（＞ 5 次 / 分），成对出现或呈短阵室性心动过速，多源性或落在前一心搏的易损期（R 在 T 波上）时，常为心室颤动的先兆。室颤是急性心肌梗死早期，特别是入院前主要的死因。房室传导阻滞和束支传导阻滞也较多见，室上性心律失常则较少，多发生在心力衰竭者中。前壁心肌梗死如发生房室传导阻滞表明梗死范围广泛，情况严重。

5. 低血压和休克

疼痛期中血压下降较为常见，但这并非意味着休克。如疼痛缓解而收缩压仍低于 80mmHg，有烦躁不安、面色苍白、皮肤湿冷、脉细而快、大汗淋漓、尿量减少（＜ 20mL/h）、神志迟钝，甚至晕厥者，则为休克表现。休克多在起病后数小时至 1 周内发生，见于约 20% 的患者，主要是心源性，为心肌广泛（40% 以上）坏死，心排血量急剧下降所致，神经反射引起的周围血管扩张属次要的因素，有些患者尚有血容量不足的因素参与。

6. 心力衰竭

主要是急性左心衰竭，可在起病最初几天内发生，或在疼痛、休克好转阶段出现，为梗死后心脏舒缩力显著减弱或不协调所致，发生率为 32% ～ 48%。出现呼吸困难、咳嗽、发绀、烦躁等症状，严重者可发生肺水肿，随后可发生颈静脉怒张、肝大、水肿等右心衰竭表现。右心室心肌梗死者可一开始即出现右心衰竭表现，伴血压下降。

（三）体征

1. 心脏体征

心脏浊音界可正常也可轻度至中度增大；心率多增快，少数也可减慢；心尖区第一心音减弱；可出现第四心音（心房性）奔马律，少数有第三心音（心室性）奔马律；10% ～ 20% 患者在起病第 2 ～ 3 日出现心包摩擦音，为反应性纤维性心包炎所致；心尖区可出现粗糙的收缩期杂音或伴收缩中晚期喀喇音，为二尖瓣乳头肌功能失调或断裂所致；可有各种心律失常。

2. 血压

除极早期血压可增高外，几乎所有患者都有血压降低。起病前有高血压者，血压可降至正常；起病前无高血压者，血压可降至正常以下，且可能不再恢复到起病前的水平。

3. 其他

可有与心律失常、休克或心力衰竭有关的其他体征。

三、诊断和鉴别诊断

根据典型的临床表现，特征性的心电图改变以及实验室检查发现诊断本病并不困难。对老年患者，突然发生严重心律失常、休克、心力衰竭而原因未明，或突然发生较重而持久的胸闷或胸痛者，都应警惕本病的可能性。宜先按急性心肌梗死来处理，并短期内进行心电图、血清心肌酶测定和肌钙蛋白测定等的动态观察以确定诊断。对非 ST 段抬高型心肌梗死，血清肌钙蛋白测定的诊断价值更大。鉴别诊断要考虑以下一些疾病。

（一）心绞痛

心绞痛疼痛部位与心肌梗死基本相同，但疼痛程度较轻，时间较短（一般不超过 30 分钟），口服硝酸甘油能缓解，无气喘及肺水肿，心电图大多无动态演变，血清心肌坏死标志物正常。

（二）急性心包炎

急性心包炎，尤其是急性非特异性心包炎，可有较剧烈而持久的心前区疼痛。但心包炎的疼痛与发热同时出现，呼吸和咳嗽时加重，早期即有心包摩擦音，后者和疼痛在心包腔出现渗液时均消失；全身症状一般不如心肌梗死严重；心电图除 aVR 外，其余导联均有 ST 段弓背向下的抬高，T 波倒置，无异常 Q 波出现。

（三）急性肺动脉栓塞

可发生胸痛、咯血、呼吸困难和休克。但有右心负荷急剧增加的表现如发绀、肺动脉瓣区第二心音亢进、颈静脉充盈、肝大、下肢水肿等。心电图示Ⅰ导联 S 波加深，Ⅲ导联 Q 波显著，T 波倒置，右胸导联 T 波倒置等改变，可资鉴别。

（四）急腹症

急性胰腺炎、消化性溃疡穿孔、急性胆囊炎、胆石症等，均有上腹部疼痛，可能伴休克。仔细询问病史，作体格检查、心电图检查、血清心肌酶和肌钙蛋白测定，可协助鉴别。

（五）主动脉夹层

胸痛一开始即达高峰，常放射到背、肋、腹、腰和下肢，两上肢的血压和脉搏可有明显差别，可有下肢暂时性瘫痪、偏瘫和主动脉瓣关闭不全的表现，但无血清心肌坏死标志物升高等可资鉴别。二维超声心动图检查、X线检查或磁共振体层显像有助于诊断。

四、治疗

对ST段抬高的AMI，强调及早发现，及早住院，并加强住院前的就地处理。ST段抬高型心肌梗死（STEMI）患者的诊断应及时准确，不必等待心肌酶的结果。应以血运重建包括溶栓和急诊经皮冠脉介入治疗（PCI）为主，药物治疗为辅。目标是实现闭塞的冠脉再通，发病≤3小时者，只要无禁忌证和时间耽误，溶栓和PCI均可，发病＞3小时者则宜首选PCI。对于重症STEMI并发了心源性休克或心力衰竭患者，主张积极的PCI治疗。

（一）常规措施

疑诊AMI患者应在入院后立即开始常规治疗，并与诊断同时进行。

1. 监护和一般治疗

（1）休息：急性期绝对卧床休息，保持环境安静。减少探视，防止不良刺激，解除焦虑。

（2）监测：在冠心病监护室进行心电图、血压和呼吸的监测，除颤仪应随时处于备用状态。对于严重泵衰者还监测肺毛细血管压和静脉压。密切观察心律、心率、血压和心功能的变化，为适时做出治疗措施，避免猝死提供客观资料。监测人员必须认真负责，既不放过任何有意义的变化，又要保证患者处于安静的环境，安心休息。

（3）吸氧：无并发症者应采用鼻导管给氧，有左心衰、肺水肿或有机械并发症者应给予面罩给氧，严重低氧血症者应给予气管插管并机械通气。

（4）护理：急性期12小时卧床休息；若无并发症，24小时内应鼓励患者在床上进行肢体活动；若无低血压，第3日就可在病房内走动；第4～5日，逐步增加活动直至每日3次步行100～150m。

（5）建立静脉通道：保持给药途径畅通。

（6）阿司匹林：禁忌证者即服水溶性阿司匹林或嚼服肠溶阿司匹林150～300mg，每日1次，3日后改为75～150mg，每日1次长期服用。如果阿司匹林过敏，或阿司匹林无效，可以其他抗血小板药物（如双嘧达莫、噻氯匹定或氯吡格雷）替代。

（7）饮食和通便：AMI患者应禁食至胸痛消失，由流食、半流食逐渐过渡到低盐低脂饮食。防止便秘，避免用力排便导致心律失常或心脏破裂等。

2. 解除疼痛

疼痛会使交感神经过于兴奋，心肌耗氧量增加，并导致血压升高，心律失常发生和心功能恶化。因此出现剧烈胸痛应给予有效镇痛，可给吗啡静脉注射，可5分钟后重复一次，总量不超过15mg。出现呼吸抑制可给纳洛酮0.4mg拮抗，可间隔3分钟静脉注射。

3. 消除心律失常

心律失常必须及时消除，以免演变为严重心律失常甚至猝死。

（1）发生心室颤动或持续多形室性心动过速时，尽快采用非同步或同步直流电除颤或复律。室性心动过速药物疗效不佳时，也应及早用同步直流电复律。

（2）一旦发现室性期前收缩或室性心动过速，立即用利多卡因 50 ～ 100mg 静脉注射，每 5 ～ 10 分钟重复一次，至早搏消失或总量已达 300mg，继以 1 ～ 3mg/min 的速度静脉滴注维持（100mg 加入 5% 葡萄糖液 100mL，滴注 1 ～ 3mL/min）。室性心律失常反复者可用胺碘酮。

（3）对缓慢性心律失常可用阿托品 0.5 ～ 1mg 肌内注射或静脉注射，必要时 3 ～ 5 分钟间隔应用，总量＜ 2.5mg。

（4）房室传导阻滞发展到二度或三度，伴有血流动力学障碍者宜用人工心脏起搏器作临时的经静脉心内膜右心室起搏治疗，待传导阻滞消失后撤除。

（5）室上性快速心律失常用维拉帕米、地尔硫䓬、美托洛尔、洋地黄制剂、胺碘酮等药物治疗不能控制时，可考虑用同步直流电转复治疗。

4. 控制休克

根据休克纯属心源性，或尚有周围血管舒缩障碍，血容量不足等因素存在，而分别予以处理。

（1）补充血容量：估计有血容量不足或中心静脉压和肺动脉楔压（PCWP）低者，用右旋糖酐 40 或 5% ～ 10% 葡萄糖液静脉滴注，输液后如中心静脉压上升＞ 13mmHg，肺小动脉楔压＞ 15mmHg，则应停止。右心室梗死时，中心静脉压的升高则未必是补充血容量的禁忌。

（2）应用升压药：补充血容量后血压仍不升，而肺小动脉楔压和心排血量正常时，提示周围血管张力不足，可用多巴胺起始剂量 3 ～ 5μg/（kg•min）静脉滴注，或去甲肾上腺素 2 ～ 8μg/min，亦可选用多巴酚丁胺，起始剂量 3 ～ 10μg/（kg•min）。

（3）应用血管扩张剂：经上述处理血压仍不升，而 PCWP 增高，心排血量低或周围血管显著收缩，以致四肢厥冷并有发绀时，用硝普钠静脉输注、起初剂量设为 15μg/min，每 5 分钟逐渐增量，至 PCWP 降至 15 ～ 18mmHg。用硝酸甘油静脉输注、起初剂量设为 10 ～ 20μg/min，每 5 ～ 10 分钟增加 5 ～ 10μg/min，直至左室充盈压下降。

（4）其他：治疗休克的其他措施包括纠正酸中毒、避免脑缺血、保护肾功能，必要时应用洋地黄制剂等。为了降低心源性休克的死亡率，有条件的医院主张用主动脉内气囊反搏术进行辅助循环，然后做选择性冠状动脉造影，随即施行介入治疗或主动脉 - 冠状动脉旁路移植手术，可挽救一些患者的生命。

5. 治疗心力衰竭

主要是治疗急性左心衰竭，以应用吗啡（或哌替啶）和利尿剂为主，亦可选用血管扩张剂减轻左心室的负荷，或用多巴酚丁胺 10μg/（kg•min）静脉滴注，或用短效血管紧张素转换酶抑制剂从小剂量开始等治疗。洋地黄制剂可能引起室性心律失常宜慎用。由于最早期出现的心力衰竭主要是由坏死心肌间质充血、水肿引起顺应性下降所致，而左心室舒张末期容量尚不增大，因此在梗死发生后 24 小时内宜尽量避免使用洋地黄制剂。有右心室梗死的患者应慎用利尿剂。

6. 其他治疗

下列疗法可能有助于挽救濒死心肌，防止梗死扩大，缩小缺血范围，加快愈合，但尚未完全成熟或疗效尚有争论，可根据患者具体情况考虑选用。

(1) β受体阻滞剂和钙通道阻滞剂：在起病的早期，没有禁忌证的患者，无论是否同时行纤溶治疗或直接PCI，都要立即给予口服β受体阻滞剂治疗，主要包括美托洛尔、阿替洛尔或普萘洛尔等，尤其是前壁心肌梗死伴有交感神经功能亢进者，可能防止梗死范围的扩大，改善急、慢性期的预后，但应注意其对心脏收缩功能的抑制。没有禁忌证的STEMI患者，尤其是有心动过速或高血压的患者，可以迅速给予静脉注射β受体阻滞剂治疗。钙通道阻滞剂中的地尔硫䓬可能有类似效果。

(2) 血管紧张素转换酶抑制剂和血管紧张素受体阻滞剂：在起病早期应用，从低剂量开始，如卡托普利（起始6.25mg，然后12.5～25mg，2次/日）、依那普利（2.5mg，2次/日）、雷米普利（5～10mg，1次/日）、福辛普利（10mg，1次/日）等，有助于改善恢复期心肌的重塑，降低心力衰竭的发生率，从而降低死亡率。不能耐受血管紧张素转换酶抑制剂者可选用血管紧张素Ⅱ受体阻滞剂（氯沙坦、缬沙坦等）。

(3) 极化液疗法：氯化钾1.5g、胰岛素10U加入10%葡萄糖液500mL中，静脉滴注，1～2次/日，7～14日为一疗程。可促进心肌摄取和代谢葡萄糖，使钾离子进入细胞内，恢复细胞膜的极化状态，以利心脏的正常收缩、减少心律失常，并促使心电图上抬高的ST段回到等电位线。近年还有建议在上述溶液中再加入硫酸镁5g。

(4) 抗凝疗法：目前多用在溶解血栓疗法之后，单独应用者少。在梗死范围较广、复发性梗死或有梗死先兆者可考虑应用。有出血、出血倾向或出血既往史、严重肝肾功能不全、活动性消化性溃疡、血压过高、新近手术而创口未愈者禁用。先用肝素或低分子量肝素，维持凝血时间在正常的两倍左右（试管法20～30分钟，APTT法60～80秒，ACT法300秒左右），继而口服氯吡格雷或阿司匹林。

（二）再灌注心肌

起病3～6小时最多在12小时内，使闭塞的冠状动脉再通，心肌得到再灌注，濒临坏死的心肌可能得以存活或坏死范围缩小，对梗死后心肌重塑有利，预后改善，是一种积极的治疗措施。

1. 介入治疗（PCI）

具备施行介入治疗条件的医院：①能在患者住院90分钟内施行PCI。②心导管室每年施行PCI＞100例并有心外科待命的条件。③施术者每年独立施行PCI＞30例。④急性心肌梗死直接经皮冠状动脉腔内成形术（PTCA）成功率在90%以上。⑤在所有送到心导管室的患者中，能完成PCI者达85%以上，在患者抵达急诊室明确诊断之后，对需施行直接PCI者边给予常规治疗和做术前准备，边将患者送到心导管室。

2. 直接PTCA适应证

① ST段抬高和新出现左束支传导阻滞（影响ST段的分析）的心肌梗死。② ST段抬高的心肌梗死并发心源性休克。③适合再灌注治疗而有溶栓治疗禁忌证者。④无ST段抬高的心肌梗死，但梗死相关动脉严重狭窄，血流≤TIMI Ⅱ级。

应注意：①发病12小时以上不宜施行PCI。②不宜对非梗死相关的动脉施行PCI。③要具有经验者施术，以避免延误时机。有心源性休克者宜先行主动脉内球囊反搏术，待血压稳定后再施术。

3. 支架置入术

近年认为其效果优于直接 PTCA，可在施行直接 PTCA 的患者中考虑较广泛的应用。

4. 补救性 PCI

溶栓治疗后仍有明显胸痛，抬高的 ST 段无明显降低者，应尽快进行冠状动脉造影，如显示 TIMI 0 ～ Ⅱ级血流，说明相关动脉未再通，宜立即施行补救性 PCI。

5. 溶栓治疗

再通者的 PCI 溶栓治疗成功的患者，如无缺血复发表现，可在 7 ～ 10 日后行冠状动脉造影，如残留的狭窄病变适宜于 PCI，可行 PCI 治疗。

6. 紧急主动脉 - 冠状动脉旁路移植术

介入治疗失败或溶栓治疗无效有手术指征者，宜争取 6 ～ 8 小时内施行主动脉 - 冠状动脉旁路移植术。急性缺血心肌再灌注时，可出现再灌注损伤，常表现为再灌注性心律失常。各种快速、缓慢性心律失常均可出现，应做好相应的抢救准备。但出现严重心律失常的情况少见，最常见的为一过性非阵发性室性心动过速，对此不必行特殊处理。

（三）恢复期的处理

如病情稳定，体力增强，可考虑出院。近年主张出院前做症状限制性运动负荷心电图、放射性核素和（或）超声显像检查，如显示心肌缺血或心功能较差，宜行冠状动脉造影检查考虑进一步处理。心室晚电位检查有助于预测发生严重室性心律失常的可能性。近年又提倡急性心肌梗死恢复后，进行康复治疗，逐步做适当的体育锻炼，有利于体力和工作能力的增进。经 2 ～ 4 个月的体力活动锻炼后，酌情恢复部分工作或轻工作，随后部分患者可恢复全天工作，但应避免过重体力劳动或精神过度紧张。

（四）并发症的处理

并发栓塞时，用溶解血栓和（或）抗凝疗法。心室壁瘤如影响心功能或引起严重心律失常，宜手术切除或同时做主动脉 - 冠状动脉旁路移植手术。心脏破裂和乳头肌功能严重失调都可考虑手术治疗，但手术死亡率高。心肌梗死后综合征可用糖皮质激素或阿司匹林、吲哚美辛等治疗。

（五）右心室心肌梗死的处理

治疗措施与左心室梗死略有不同。右心室心肌梗死引起右心衰竭伴低血压，而无左心衰竭的表现时，宜扩张血容量。在血流动力学监测下静脉滴注输液，直到低血压得到纠治或肺毛细血管压达 15 ～ 18mmHg。如输液 1 ～ 2L 低血压仍未能纠正可用正性肌力药，以多巴酚丁胺为优。不宜用利尿药。伴有房室传导阻滞者可予以临时起搏。

（六）非 ST 段抬高型心肌梗死的处理

无 ST 段抬高型心肌梗死其住院期病死率较低，但再梗死率、心绞痛再发生率和远期病死率则较高。治疗措施与 ST 段抬高型心肌梗死有所区别。非 ST 段抬高型心肌梗死也多是非 Q 波性，此类患者不宜溶栓治疗。其中低危险组（无并发症、血流动力稳定、不伴反复胸痛者）以阿司匹林和肝素尤其是低分子量肝素治疗为主；中危险组（伴持续或反复胸痛，心电图无变化或 ST 段压低 1mm 上下者）和高危险组（并发心源性休克、肺水肿或持续低血压）则以介入治疗为首选。

第三章 传染病急症

第一节 传染性非典型肺炎

传染性非典型肺炎是由冠状病毒感染引起的一种以肺部病变为主、侵袭多脏器的新型传染病，传染性强、病死率高，又称严重急性呼吸综合征（SARS），多以发热为首发症状，是一种新的人类传染性疾病。我国传染病防治法将其列为乙类传染病。2002 年 11 月在我国广东省佛山市发现第一例患者，之后在短短数月中，迅速蔓延至世界各地。

一、诊断提示

（一）病因

病因迄今尚未完全明确。世界卫生组织已正式确认冠状病毒的一个变种是引起非典型肺炎的病原体。

（二）诊断要点

1. 病史

10 日内有与患者或疑似患者接触史，有到过或居住 SARS 流行疫区，起病急，以发热为首发症状，起病时体温为 38℃ 左右，多伴有全身酸痛或头痛。

2. 流行病学

患者是主要传染源。症状明显的患者传染性较强，尚无确凿证据表明潜伏期的患者及治愈出院者具有传染性。主要通过近距离飞沫直接传播，也可通过手接触患者的分泌物、体液、排泄物，也可经口、眼、鼻传播。人群对该病普遍易感，主要发病年龄在 20 ～ 60 岁，占总发病数的 85%，其中 20 ～ 29 岁病例占 30%。老年人以及具有中枢神经系统、心脑血管、肝、肾疾病或慢性阻塞性肺疾病、糖尿病、肿瘤等基础性疾病的患者，较其他人容易感染，且病死率高。我国 2003 年的暴发流行，城市多于农村，说明人群密集的地方是致病的“高危地带”，该病具有显著的家庭和医院聚集特点。医务人员约占总发病率的 22.3%，主要是由于初期对本病的传染性认识不足，近距离操作（如吸痰、口腔检查、气管插管），隔离措施不得当造成。空间小、房间通风不良是造成集体感染的主因。我国 SARS 的发病南方早于北方，在珠江三角洲的 7 个城市几乎同时发病。香港某小区出现 321 例聚集性感染病例，发现该小区的下水道是“U”形管，不易排空，根据这一临床线索，说明在传播方面除直接飞沫等近距离传播外，还存在着环境中的传染源。不排除粪 - 口传播的可能性。

3. 潜伏期

1 ～ 14 日（一般 4 ～ 5 日），我国卫生部根据我国实际情况，将潜伏期精准界定为 2 ～ 14 日。实际案例中也有特殊个案，有资料报道潜伏期长达 21 日者。

4. 症状与体征

常以发热为首发和主要症状，体温一般在38℃以上，常呈持续性高热。73.2%～90%有寒战；60%～70%有肌痛；55.8%～65%有头痛；79%有乏力；42%有眩晕；80%有咳嗽，多为干咳、少痰，偶有血丝痰；72%有心慌；20%～30%出现呼吸困难。多数患者有胸闷、憋气，少数患者有恶心、呕吐和腹泻。严重者出现呼吸衰竭或呼吸窘迫综合征（ARDS）或多器官功能衰竭。

5. 辅助检查

SARS-CoV可直接侵犯免疫系统，导致患者淋巴细胞和白细胞减少以及外周淋巴组织的病理损伤。

（1）外周血常规：白细胞计数正常或降低，80%～90%淋巴细胞计数减少，$CD3^+$、$CD4^+$、$CD8^+$淋巴细胞较正常人明显降低，病情越重，T淋巴细胞计数下降越明显。

（2）淋巴细胞亚群：SARS患者$CD4^+$及$CD8^+$下降，$CD4^+$（265±108）/mm^3，是SARS的一个特征。

（3）生化检查：乳酸脱氢酶及同工酶、肌酸激酶等几项心肌酶活性在发病1周内均有不同程度升高。血清铁和转铁蛋白降低。

（4）SARS-CoVRNA检测：采用RT-PCR方法，从呼吸道分泌物、血液或粪便等人体标本中检出SARS-CoV的RNA，或血清SARS-CoV抗体阳转可确定诊断。

（5）X线检查：绝大多数患者有胸部X线片异常表现。初期为肺实质或间质阴影，肺纹理增粗，毛玻璃样模糊影；随着病情发展，肺模糊影增大；恢复期常留有不同程度的条索状或网状阴影。

（6）CT扫描：对X线胸片正常的可疑病例的发现和筛选存在重要意义。

二、治疗提示

（一）心理治疗

加强营养，注意水、电解质平衡，适当补充液体及维生素。定期复查X线胸片（病情未稳定时1～2日复查1次，稳定后2～4日复查1次）、心电图、血常规、尿常规、血电解质、肝肾功能、心肌酶谱、T淋巴细胞亚群等。重视患者的心理治疗，鉴于本病是一种新型传染病，患者有恐惧心理，在治疗过程中医护人员要注意对患者做好心理疏导。

（二）对症治疗

1. 氧疗

无创性持续正压通气，选用面罩持续气道正压通气（CPAP）方式，常用压力为4～10cmH_2O；鼻导管给氧3～5L/min，每日测末梢血氧饱和度1次，直到病情缓解。若无创正压通气治疗无改善，或不能耐受无创正压通气者，宜改气管插管或气管切开。

2. 镇静、止咳

患者精神高度紧张，给多塞平或地西泮片口服。咳嗽剧烈者用可待因或复方桔梗片，两者可交替使用，痰黏稠者可用*N*-乙酰半胱氨酸。

3. 解热降温

体温超过38.5℃，给冰敷、乙醇擦浴、降温毯等物理降温，可用解热镇痛药如安尼利定2mL，肌内注射；用柴胡注射液4mL，肌内注射；清开灵注射液30mL加5%葡萄糖液 250mL，静脉滴注；鱼腥草口服液口服。儿童忌用阿司匹林，因该药有可能引起 Reye 综合征。

4. 止泻

水泻时可给十六角蒙脱石 1 包口服，3 日，首剂加倍。还可选小檗碱（黄连素）、泻痢停等药。应注意补液及纠正水、电解质失衡。

5. 免疫治疗

选用胸腺肽类药物。中毒症状明显或重症患者可酌情输新鲜血或人血球蛋白等。

6. 其他

(1) 肝功能异常者：用甘利欣 100 ～ 200mg 加 10% 葡萄糖溶液 250mL 静脉滴注，1 次 / 日；门冬氨酸钾镁 30mL 加 10% 葡萄糖溶液 250mL 静脉滴注，1 次 / 日。

(2) 疾病早期中药治疗：热毒袭肺证，用银翘散合麻杏石甘汤加减；湿热阻遏证，用三仁汤合升降散加减；表寒里热夹湿证，用麻杏石甘汤合升降散加减。

(3) 疾病中期中药治疗：疫毒侵肺，表里热炽证，用清肺解毒汤加减；湿热蕴毒证，用甘露消毒丹加减；湿热郁阻少阳证，用蒿芩清胆汤加减；热毒炽盛证，用清瘟败毒饮加减。

(4) 疾病极期中药治疗：痰湿瘀毒，壅阻肺络证，用活血泻肺汤；湿热壅肺，气阴两伤证，用益肺化浊汤；邪盛正虚，内闭喘脱证，用参附汤加减，并用参附汤送服安宫牛黄丸，或大剂量生脉注射液或参附注射液及清开灵注射液静脉滴注。

（三）病原治疗

利巴韦林（病毒唑）注射液 600mg 加 0.9% 氯化钠注射液 100mL 静脉滴注，2 次 / 日，7～14 日为 1 个疗程；赛诺金 100 万～300 万 U 肌内注射，每晚 1 次，5～7 日为 1 个疗程；磷甲酸钠注射液 250mL 静脉滴注，2 次 / 日，7 ～ 14 日为 1 个疗程；或任选上述三种药物中的两种药物联合应用。临床回顾性分析资料显示，利巴韦林等常用抗病毒药对 SARS 没有明显治疗效果。可试用蛋白酶抑制药类药物（洛匹那韦及利托那韦 Kaletra）等。

高热伴明显中毒症状者，胸部未见阴影，可酌情用甲泼尼龙，每次 40 ～ 80mg，静脉滴注，1 ～ 2 次 / 日，2 ～ 5 日为 1 个疗程。重症患者用甲泼尼龙 80 ～ 160mg 加入 5% 葡萄糖溶液 100mL，静脉滴注，2 次 / 日，特别严重者甲泼尼龙可用至 480mg/d。当体温正常 3 日以上，X 线胸片肺部炎症明显吸收，每日减 40 ～ 120mg，每 2 ～ 3 日减量 1 次，当减至 40mg/d 以下时，改用泼尼松 10 ～ 30mg 口服，1 次 / 日，逐渐减量至停药。减量过程中若体温及 X 线胸片有波动，则暂缓减量或恢复至前一次用量，并注意激素的副作用。儿童慎用。

（四）抗菌药物的应用

对明确合并细菌等其他病原菌感染的患者，在已使用糖皮质激素后，可加用两种抗菌药物治疗，一般可选用喹诺酮类和大环内酯类（阿奇霉素）联合应用，或根据细菌培养和药敏结果，有针对性地选用抗生素。但应注意防真菌或其他耐药菌感染。

（五）出院标准

(1) 停用退热药物或糖皮质激素，体温正常 7 日以上。

(2) 呼吸系统症状明显改善。

(3) 胸部 X 线片显示肺部病灶基本吸收。

三、首诊处置医嘱

(1) 按传染病隔离护理常规护理。
(2) 呼吸道隔离（严格执行乙类传染病中的特殊传染病进行管理）。
(3) 绝对卧床休息（病初 3 周内或病重者）。
(4) 一级护理。
(5) 流质、半流质或普通饮食。
(6) 病重或病危通知。
(7) 传染病报告，立即上报。
(8) 粪、尿常规。
(9) 血常规、血气分析、血生化、$CD4^+$ 及 $CD8^+$ 检查。
(10) 采集痰或其他分泌物，做涂片镜检、细菌培养 + 药敏。
(11) 床旁心电图、X 线胸片、胸部 CT 扫描。
(12) 碳酸钙 D_3 600mg，2 次 / 日。
(13) 多维元素片 1 粒，1 次 / 日。
(14) 复方丹参滴丸 10 粒，2 ～ 3 次 / 日。
(15) 利巴韦林含片 20mg，2 ～ 3 次 / 日。
(16) 西瓜霜含片，2 片，4 次 / 日。
(17) 中药 1 剂，2 次 / 日。
(18) 胸腺肽 100mg，肌内注射，1 ～ 2 次 / 日。
(19) 5% 葡萄糖溶液 100mL+ 甲泼尼龙 40 ～ 80mg，静脉滴注，1 ～ 2 次 / 日。
(20) 磷甲酸钠注射液 250mL，静脉滴注，2 次 / 日。

四、用药注意

(1) 乙酰半胱氨酸与碘化油、糜蛋白酶、胰蛋白酶有配伍禁忌。支气管哮喘、严重呼吸道阻塞者禁止使用。

(2) 磷甲酸钠应避光保存。本药主要具肾毒性，肌酐清除率＜ 0.4mL/(min・kg) 者禁忌使用。

第二节　麻疹

麻疹是由麻疹病毒引起的急性呼吸道传染病。多见于小儿，但近年来成年人麻疹时有发生，在易感人群聚集的地方易发生暴发流行。临床上以发热、咳嗽、流涕、眼结膜充血、颊黏膜有麻疹黏膜斑及全身性斑丘疹为特征。应用麻疹减毒活疫苗预防后，发病率显著降低，且症状多不典型。单纯麻疹预后良好，若免疫力低下或有并发症及重型麻疹病死率较高。

一、诊断提示

（一）诊断要点

1. 病史

发病前 2 周内与麻疹患者有密切接触史。

2. 流行病学

冬春季多见，以6个月至5岁小儿发病率最高。患者是唯一的传染源。患者从潜伏期最后1～2日至出疹后5日都有传染性，前驱期传染性最强。6～8个月或6个月以下的婴儿很少发病，这与母体的抗体有关。主要经呼吸道传播。

3. 潜伏期

约10日（感染麻疹病毒6～18日），接受过被动或主动免疫者可达28日。潜伏期长短与所接触的病毒量及是否接受过被动免疫有关。

4. 症状

（1）发热：低到中度发热，一般逐渐升高，亦有突发高热伴有惊厥者。

（2）其他症状：流泪、畏光、喷嚏、流清涕、干咳、咽喉部充血等。可同时伴全身不适、食欲减退，幼儿常有呕吐、腹泻。

（3）重症麻疹者出现持续高热（40℃以上），嗜睡或谵妄、抽搐，咳嗽频繁。可合并肺炎、喉炎、心肌炎、心功能不全、脑炎、中耳炎等。

5. 体征

（1）眼结膜充血，眼睑水肿，畏光。

（2）发病第2～3日出现口腔麻疹黏膜斑，于双侧近第一臼齿旁颊黏膜出现0.5～1mm大小的白色小点，周围有红晕，逐渐增多，互相融合，黏膜斑在2～3日消失，黏膜斑也可见于下唇内侧及牙龈黏膜。

（3）发病第3～4日皮肤出现皮疹，出疹顺序为先耳后、发际，渐及额、面、颈，自上而下蔓延到胸、背、腹及四肢，2～3日达手掌与足底，皮疹2～3mm大小，2～5日出齐。皮疹初为淡红色、散在的斑丘疹，大小不等，高出皮肤，少数病例可呈现出血性皮疹，疹间皮肤正常。出疹时全身浅表淋巴结及肝脾轻度肿大，肺部可闻及干湿啰音。出疹3～5日后发热开始减退，全身症状明显减轻，皮疹随之按出疹的先后顺序消退，留浅褐色色素斑，伴糠麸样脱屑，历时1～2周完全消失。无并发症者的病程为10～14日。成年人麻疹的全身症状多较小儿重，但并发症较少。

6. 辅助检查

（1）血常规：白细胞总数减低，淋巴细胞相对增高。

（2）病原学检查：取初期患者鼻咽部分泌物、痰、尿沉渣涂片，用瑞氏染色查多核巨细胞，在病程第1周阳性率可高达90%。用荧光或酶标记抗体染色，可在鼻咽部或尿脱落细胞中证实麻疹病毒抗原存在，作为早期诊断的依据。用酶联免疫吸附试验（ELISA）或免疫荧光技术检测患者血清中抗麻疹病毒IgM抗体，在发病后2～3日即可测到，可作为早期、快速的特异性诊断方法。

（3）麻疹病毒分离：取前驱期或出疹初期患者的鼻咽分泌物、血液，接种于敏感细胞，可分离出麻疹病毒，但阳性率较低。

（二）鉴别诊断

1. 风疹

病期1～2日出疹，皮疹常在1～2日消退，疹退后无色素沉着及脱屑，无麻疹黏膜斑，全身及上呼吸道卡他症状轻，有耳后、枕部淋巴结肿大；血清学检测抗体可助鉴别。

2. 幼儿急疹

多见于 1 岁以内的婴幼儿，起病急，突发高热，上呼吸道卡他症状轻微，热退后出现皮疹，无色素沉着。

3. 猩红热

急性发病，有发热、咽痛、咽喉炎、皮疹，在全身弥漫性充血潮红基础上，散布针尖大小、密集而均匀的点状充血性斑疹或与毛囊一致的"鸡皮疹"，疹退后可有大片脱皮，草莓舌及口周围苍白圈。咽培养有 A 组 β 溶血性链球菌。

4. 肠道病毒感染

发热时出疹，无麻疹黏膜斑，皮疹无特异性，多为斑疹和斑丘疹，也可为疱疹等多种形态；部分患者可有肢体暂时性瘫痪或无菌性脑膜炎症。病原体为埃可、柯萨奇病毒等，可做病毒分离和血清学特异性抗体测定。

5. 药物疹

有服用过敏药物史，可有发热但无上呼吸道卡他症状；无黏膜斑，皮疹呈多形性，如斑丘疹、荨麻疹或猩红热样疹，分布不一，停服过敏药物后皮疹迅速消退。

二、治疗提示

（一）一般治疗

卧床休息，保持室内安静、空气流通、温度和湿度适宜，保持眼、鼻、口腔和皮肤的清洁，以生理盐水或 3% 碳酸氢钠溶液多次漱口，以防止口腔炎、溃疡和鹅口疮。要用温水洗脸，体温过高时用物理降温，一般不用药物降温，以免影响出疹。多饮水，给易消化的流食或半流质饮食。

（二）对症治疗

高热惊厥或体温＞ 40℃ 者，可酌情用小剂量退热药。烦躁不安、惊厥者予以镇静药。剧咳者予以祛痰止咳。发疹不透者，可用透疹散（生麻黄、西河柳、芫荽子、浮萍各 15g）用布包好置容器内煮沸，稍凉后用药汁外擦躯干、四肢以透疹。

（三）并发症治疗

1. 合并肺炎

主要用抗菌药物治疗。常选用青霉素 G，肌内注射或静脉滴注，最好根据痰菌药敏试验结果选用抗菌药物。高热中毒症状重者可酌情给肾上腺皮质激素。

2. 合并喉炎

应用抗生素及激素静脉滴注治疗。刺激性咳嗽较重且烦躁者，用镇静药及雾化吸入，每 1 ～ 3 小时 1 次。病情重者可短期应用肾上腺皮质激素。控制炎症，减轻喉头水肿，选用氢化可的松或地塞米松。呼吸困难者给氧气吸入。喉梗阻出现明显呼吸困难者应行气管切开。

3. 心肌炎和心功能不全

心肌炎、心功能不全者应用强心药及利尿药、能量合剂。注意水、电解质平衡。

4. 脑炎

脑炎给予降温、止惊等对症处理。可参考流行性乙型脑炎的治疗。

三、首诊处置医嘱（以 3 岁为例）

（一）普通型

（1）按传染病一般护理常规护理。呼吸道隔离。
（2）二级护理。
（3）眼、鼻、口腔护理。
（4）传染病报告。
（5）流质或小儿半流质饮食（多饮水）。
（6）胸透或胸片，心电图。
（7）血常规及血麻疹抗体测定。
（8）维生素 C 0.1 ～ 0.2g，3 次 / 日。
（9）维生素 B_2 5 ～ 10mg，3 次 / 日。

（二）肺炎型

（1）按传染病护理常规护理，呼吸道隔离。
（2）一级护理。
（3）吸氧。
（4）传染病报告。
（5）流质饮食（多饮水）。
（6）青霉素皮试。
（7）心电图。
（8）痰培养 + 药敏。
（9）眼、鼻、口腔护理。
（10）维生素 C 0.1g，3 次 / 日。
（11）维生素 B_2 5mg，3 次 / 日。
（12）止咳糖浆 3mL，3 次 / 日。
（13）青霉素钠 20 万 U，肌内注射，3 ～ 4 次 / 日。

（三）喉炎型

（1）按传染病护理常规护理，呼吸道隔离。
（2）一级护理。
（3）吸氧（必要时）。
（4）传染病报告。
（5）流质饮食（多饮水）。
（6）青霉素皮试。
（7）喉插管或气管切开（必要时）。
（8）生理盐水 20mL+ 庆大霉素 2 万 U+ 糜蛋白酶 5mg+ 地塞米松 2mg，雾化吸入，2 ～ 3 次 / 日。
（9）青霉素 20 万 U，肌内注射，2 ～ 3 次 / 日。
（10）地西泮 2.5mg，3 次 / 日。
（11）泼尼松 5mg，4 次 / 日。

第三节　白喉

白喉是由白喉棒状杆菌引起的急性呼吸道传染病。主要临床表现是咽喉部出现不易剥脱的灰白色假膜，同时伴有全身中毒症状。重症患者常并发中毒性心肌炎，这也是白喉患者的主要死亡原因。婴幼儿患白喉可发生上呼吸道梗阻，引起窒息。

一、诊断提示

（一）诊断要点

1. 流行病学

本病患者及带菌者为主要传染源，从潜伏期末即有传染性。恢复期和健康带菌者是重要传染源。本病主要通过呼吸道传播，日常接触也可传染本病。通过食物、玩具及物品间接传播可引起暴发流行，人群对本病普遍易感，2 ～ 10 岁发病率最高。该病呈全年散发，11 ～ 12 月份为发病高峰，并延续到次年 3 月，夏季病例最少。病后可获得持久免疫力。

2. 潜伏期

1 ～ 7 日，多为 2 ～ 4 日。

3. 临床分型

根据病变部位和病情轻重可分为以下临床类型。

（1）咽白喉：最常见。有咽痛，扁桃体肿大、红肿，其上覆有片状灰白色假膜，可逐渐扩大，边缘清楚，不易被剥脱，脱后可见出血。假膜可局限于腭弓、悬雍垂等处，常有颌下淋巴结肿大及压痛。全身症状有轻度或中度发热、乏力、食欲减退等，偶有恶心、呕吐。婴儿表现为欠活泼、爱哭闹、常流口水等。重型患者全身中毒症状重，常伴高热、面色苍白、恶心、呕吐、脉细数，严重者血压下降。极重型患者出现烦躁不安、呼吸急促，出现心律失常、奔马律等。

（2）喉白喉：多由咽白喉蔓延而来，也可为原发性白喉。婴幼儿多见。主要表现为饮水呛咳、粗糙的干咳、声音嘶哑，甚至失音，犬吠样咳嗽，呼吸急促和吸气性呼吸困难。严重时可出现鼻翼扇动，吸气时肋间软组织、锁骨上、剑突下凹陷，发绀、烦躁不安。如假膜延伸至气管，则呼吸困难更严重，可因假膜脱落而窒息死亡。

（3）鼻白喉：多与咽白喉、喉白喉并存。多见于婴幼儿。主要表现为鼻塞，流浆液性血性鼻涕，鼻孔周围皮肤受分泌物浸渍而发红、糜烂。单纯的鼻前庭白喉，全身症状轻，可伴有微热、张口呼吸、睡眠不安、消瘦等。

（4）其他部位白喉：眼结膜、耳、口腔、外阴、食管、新生儿脐部等。无论在何部位，均于局部有假膜形成，全身中毒症状轻。

4. 辅助检查

（1）白细胞计数多升高，达 10×10^9/L，严重者可超过 30×10^9/L，中性粒细胞增多，重症患者可见中毒颗粒，有核左移，血小板减少。

（2）尿检查：尿中可有蛋白、红细胞、白细胞及管型。

（3）病原学检查。①直接涂片镜检，用亚甲蓝或革兰染色法找白喉杆菌。②细菌学培养，可区分白喉与其他棒状杆菌，并可做毒力试验。如培养出有毒力的白喉杆菌，即可确诊。

（4）其他检查：对疑有喉白喉者，应做喉镜检查，以观察有无假膜形成，并取材做病原学检查。

（二）鉴别诊断

1. 化脓性咽喉炎、扁桃体炎

起病较急，咽痛更明显，咽及扁桃体有脓性分泌物，易擦去，悬雍垂与咽后壁很少粘有分泌物。此外，要注意与鹅口疮、粒细胞减少性坏死性咽喉炎、樊尚咽峡炎等鉴别。

2. 传染性单核细胞增多症

该病由EB病毒引起，有广泛淋巴结肿大，咽部表现酷似白喉。但有全身淋巴结肿大，肝脾大，肝功能异常，甚至有黄疸，外周血中异常淋巴细胞增多，嗜异性凝集试验与特异性抗EBV-IgM抗体阳性。

3. 急性喉炎、喉头水肿、喉头与气管异物

急性喉炎、变态反应性喉头水肿、喉头与气管异物等均应与喉白喉鉴别，它们均起病突然，喉镜检查无假膜。气管异物有误吸异物史。

4. 慢性鼻炎、鼻内异物

需与鼻白喉鉴别，鼻镜检查均无假膜，涂片与培养无白喉杆菌。

二、治疗提示

（一）一般治疗

患者应卧床休息，轻者3周，重者4～6周，如有心肌炎需延长至6周以上。卧床休息对改善白喉患者的预后影响较大。注意口腔清洁，防止口腔炎和肺炎的发生。病期2～3周时，应注意预防中毒性心肌炎的发生。病期3～4周时，应注意预防周围神经麻痹的发生。

（二）病原治疗

（1）白喉抗毒素

因抗毒素只能中和血清中游离的外毒素，不能中和进入细胞内的外毒素，故应尽早足量给药。病后3～4日为治疗的早晚分界，用量应视假膜部位及中毒症状的轻重和治疗开始的早晚而定。轻、中型患者适宜剂量为3万～5万U，重型患者适宜剂量6万～10万U。治疗晚者抗毒素的用量宜相应加大，喉白喉抗毒素的用量应适当减量，并密切注意，用抗毒素后假膜很快脱落，可能堵塞气道造成窒息的危险，如有喉梗阻或假膜脱落，堵塞气道者，应立即气管切开取膜。抗毒素肌内注射后24小时达血峰浓度，而静脉注射则高效得多，仅需30分钟。对于重症及治疗晚者常将抗毒素稀释于100～200mL葡萄糖溶液中，缓慢静脉滴注。注射前必须做皮试，过敏者需采用脱敏疗法注射。应用抗毒素后2～3周有时可出现血清病，出现发热、荨麻疹、关节肿痛、脾大等症状。

（2）抗菌药物

青霉素G为首选药物，与抗毒素合用可提高疗效，缩短病程。青霉素G用量为每次80万～160万U，2～3次/日，疗程7～10日。若青霉素过敏，可用红霉素，剂量

40～50mg/（kg·d），分3～4次口服，疗程7～10日。亦可选用头孢菌素。

（三）对症治疗

对有烦躁不安者，给镇静药，如地西泮、苯巴比妥等。对重型、喉白喉及并发中毒性心肌炎者，宜及早加用肾上腺皮质激素，并给足B族维生素。喉白喉或假膜蔓延至气管、支气管，出现梗阻现象者，应尽早行气管切开，以防窒息。发生严重全身中毒症状时，应按感染性休克治疗。

三、首诊处置医嘱（以6岁为例）

（一）咽白喉

（1）按传染病护理常规护理。呼吸道隔离。

（2）二级或一级护理。

（3）半流质饮食。

（4）鼻咽拭子培养及涂片查白喉杆菌。

（5）传染病报告。

（6）严格卧床休息。

（7）心电图。

（8）白喉抗毒素皮试。

（9）青霉素皮试。

（10）白喉抗毒素2万U，肌内注射。

（11）口腔护理，3次/日。

（12）青霉素40万U，肌内注射，每6小时1次。

（13）维生素C 0.2g，3次/日。

（14）维生素B_1 20mg，3次/日。

（二）喉白喉

（1）按传染病护理常规护理。呼吸道隔离（建立特别护理记录单）。

（2）一级护理。

（3）流质饮食。

（4）病重通知。

（5）传染病报告。

（6）喉插管或气管切开（必要时）。

（7）鼻咽拭子培养及涂片查白喉杆菌。

（8）严格卧床休息。

（9）心电图。

（10）白喉抗毒素皮试。

（11）青霉素皮试。

（12）5%葡萄糖溶液250mL+白喉抗毒素2万U，静脉滴注。

（13）口腔护理，3次/日。

（14）蒸汽吸入，4次/日。

（15）维生素 C 0.2g，3 次 / 日。

（16）苯巴比妥 10mg，4 次 / 日。

（17）青霉素 40 万 U，肌内注射，每 6 小时 1 次。

（三）白喉心肌炎

（1）按儿科护理常规护理。呼吸道隔离（建立特别护理记录单）。

（2）病危通知。

（3）一级护理。

（4）心电监护。

（5）心脏起搏（必要时）。

（6）抽血查血常规，钾、钠、氯化物测定，血 AST 和同工酶测定。

（7）高热量流质饮食。

（8）维生素 C 0.1g，3 次 / 日。

（9）维生素 B_1 10mg，3 次 / 日。

（10）泼尼松 5mg，4 次 / 日。

（11）肌苷口服液 10mL，2 次 / 日。

（12）10% 葡萄糖溶液 250mL+10% 氯化钾 7.5mL+ATP 20mg+ 辅酶 A 50U+ 维生素 B_6 100mg，静脉滴注，1 次 / 日。

第四节　流行性脑脊髓膜炎

流行性脑脊髓膜炎，简称流脑，是由脑膜炎双球菌引起的急性呼吸道传染病。主要由飞沫通过空气传播，脑脊液呈化脓性改变。临床主要特点为发热、头痛、喷射状呕吐、皮肤黏膜瘀斑、瘀点及脑膜刺激征。常于发病后 6 ～ 24 小时病情恶化，部分严重者病后可遗留耳聋、失明、偏瘫、智力及精神异常等后遗症。

一、诊断提示

（一）诊断要点

1. 流行病学

流脑带菌者和患者是本病的主要传染源。潜伏期和急性期都有传染性。病原体随鼻咽部分泌物在咳嗽、喷嚏时排出，经空气飞沫传播。人群对本病普遍易感，多见于儿童，冬春季节发病较多，自 11 月份至次年 2 月份发病率上升，3 ～ 4 月份达高峰。

2. 潜伏期

1 ～ 7 日，一般为 2 ～ 3 日。流脑初期症状类似上呼吸道感染，1 ～ 2 日后病情加剧，出现脑膜炎症状。

3. 症状与体征

临床表现轻重不一，一般分 3 种临床类型，即普通型、暴发型、慢性败血症型。

（1）普通型。普通型分为 3 期。上呼吸道感染期，表现为低热、咽痛、鼻塞、鼻咽部分泌物增多。1 ～ 2 日后进入败血症期，患者突然出现恶寒、寒战、高热、头痛、呕吐、全身酸痛、神志淡漠或烦躁等毒血症症状，70% 患者有出血性皮疹。败血症期历经 1 ～ 2

日后进入脑膜炎期，败血症期症状仍然存在，中枢神经系统症状加重。患者因颅内压增高而头痛欲裂、呕吐频繁、血压增高而脉搏减慢，脑膜刺激征阳性。三期不易区分，病情轻重不一。

(2) 暴发型。多见于儿童，起病急，病情重，常在24小时内危及生命。按临床特点可分为三型。①败血症休克型，以突发寒战、高热、面色发白、四肢发凉、头痛、呕吐，迅速出现精神极度萎靡、意识障碍。短期内出现广泛皮肤瘀点瘀斑，迅速增多而融合成片或坏死。循环衰竭为本型特点，休克早期血管普遍收缩。多无脑膜刺激征，脑脊液多澄清。血培养多阳性。瘀点涂片可发现革兰阴性双球菌。常死于呼吸循环衰竭。②脑膜脑炎型，以脑实质损害为突出临床表现。剧烈头痛、频繁呕吐、反复持续惊厥、迅速陷入昏迷。瞳孔改变，呼吸衰竭或呼吸突然停止。③混合型，病死率最高，常同时或先后出现败血症休克型和脑膜脑炎型的表现。

(3) 慢性败血症型。以病程迁延、反复发作为特征，常见于成年人。有间歇性畏寒、发热、关节疼痛。每次发作历时约12小时后缓解，每隔1～4日后再次发作，每次发作时皮疹成批出现。病程可迁延数月。

4. 辅助检查

(1) 血常规：发病1～2日白细胞总数明显增高，一般为(10～20)×10^9/L，高者可达40×10^9/L以上，中性粒细胞占80%～90%。也有白细胞总数不增高反而降低者，多属重症，预后较差，应引起注意。血小板在暴发型时常显著减少，常在90×10^9/L以下，有DIC者呈进行性减少。

(2) 脑脊液：脑脊液呈现典型的化脓性改变，压力增高，外观浑浊，白细胞常在0.1×10^9/L以上，多核细胞在80%～90%；蛋白显著增高，糖明显降低，氯化物也降低。早期脑脊液改变不明显，必要时4～8小时后复查。

(3) 细菌学检查：瘀点或脑脊液涂片可见革兰阴性双球菌。血培养、脑脊液培养，需在用抗生素之前取血样，这样可提高阳性率。培养阳性时，要做药物敏感试验。此外，鼻咽拭子也可做培养。

(4) 免疫学试验：特异性抗原检测，用特异性抗体检测血、脑脊液中脑膜炎球菌特异性抗原，是早期快速诊断方法，一般在病程3日内检查。用患者早期和恢复期血清，检测特异性抗体，病程中升高4倍有诊断价值。

（二）鉴别诊断

1. 其他化脓性脑膜炎

病原菌多为肺炎双球菌、流感杆菌、大肠杆菌、金黄色葡萄球菌等所致化脓性脑膜炎，常有原发病灶存在，皮肤瘀点、瘀斑少见，脑脊液或血液细菌学检查可以确诊。

2. 结核性脑膜炎

常起病缓慢，多有结核病接触史和结核病灶。以低热、头痛为主要症状，后有颅内压增高的表现，脑脊液外观呈毛玻璃样，可有薄膜形成，脑脊液涂片有抗酸杆菌，培养及动物接种可找到结核杆菌。

3. 流行性乙型脑炎

皮肤无瘀点。脑脊液多为清亮，白细胞数很少超过0.5×10^9/L，以单核细胞为主。糖和氯化物正常，细菌阴性。血清乙脑IgG抗体阳性，有助诊断。

4. 虚性脑膜炎

败血症、伤寒、肺炎、恶性疟疾、斑疹伤寒等严重全身性感染常有严重毒血症而发生脑膜刺激征。但脑脊液检查除压力增高外，一般正常。以上各病均有其独特的症状、体征和实验检查，可与本病相鉴别。

5. 流行性出血热

患者以青壮年为主，病前1个月内常有疫区野外作业史。有酒醉貌，结合膜充血、水肿，外周血出现异常淋巴细胞，尿常规有大量蛋白与红细胞、白细胞。随着体温下降，患者病情加重，可进入休克期和少尿期，此时出血现象加重，肾功能明显受损。脑膜刺激征不明显，脑脊液检查亦阴性。血中特异性抗体检查可以确诊。

6. 中毒性菌痢

主要见于儿童，发病以夏秋季为多。短期内有高热、惊厥、昏迷、休克、呼吸衰竭等症状，但无瘀点，脑脊液检查正常。确诊依靠粪便培养。

二、治疗提示

（一）紧急处置

流脑病情进展快，入院后要及时建立并保留静脉输液通道，适量输入液体，使每日尿量在1000mL以上。必要时给予吸氧、物理降温，镇静镇痛，抗休克，补充血容量。心功能不全者酌情选用洋地黄、酚妥拉明。脑水肿者应用20%甘露醇，每次5mL/kg，每4～6小时1次，加用呋塞米及皮质激素。酸中毒用碳酸氢钠纠正等。

（二）抗生素的应用

首选青霉素、氨苄西林、头孢曲松钠，还可选用磺胺嘧啶、头孢噻肟、头孢唑肟等。

(1) 青霉素大剂量注射有效杀菌浓度为640万～800万U，2次/日，静脉滴注。

(2) 磺胺嘧啶，成年人首剂2～3g，3～4次/日，静脉滴注，连续用2日，同时服等量碳酸氢钠。此后10g，每6～8小时1次，口服。

(3) 头孢曲松钠1～2g/d，静脉滴注。

（三）暴发性流脑

1. DIC治疗

早期应用肝素钠每次5mg/kg，首次可加入10%葡萄糖溶液20mL，静脉推注，以后改静脉滴注，每4～6小时1次。若后期出现纤溶现象，加用6-氨基己酸等纤溶酶抑制药。

2. 激素治疗

严重毒血症、有大量瘀斑、休克者及脑膜脑炎患者，用氢化可的松200～400mg/d，或地塞米松10～20mg/d，静脉滴注，休克纠正后，即可停药。

三、首诊处置医嘱

（一）普通型

(1) 按传染病护理常规护理，呼吸道隔离。

（2）一级护理。

（3）呼吸道隔离。

（4）传染病报告。

（5）流质或半流质或鼻饲饮食。

（6）病重通知。

（7）吸氧（必要时）。

（8）青霉素皮试，立即。

（9）抽血查血常规，钾、钠、氯化物，肾功能，血培养 + 药敏。

（10）脑脊液常规、生化、细菌培养 + 药敏。

（11）瘀点涂片找脑膜炎球菌。

（12）复合维生素 B_2 片，3 次 / 日。

（13）维生素 C 0.2g，3 次 / 日。

（14）10% 氯化钾 10mL，3 次 / 日。

（15）碳酸氢钠 2.0g，3 次 / 日。

（16）10% 葡萄糖溶液 500mL+ 磺胺嘧啶 1.5 ～ 2.0g，静脉滴注，4 次 / 日。

（17）10% 葡萄糖溶液 100mL+ 青霉素 640 万 U，静脉滴注，2 次 / 日。

（二）暴发休克型

（1）传染病护理常规隔离护理（建立特别护理记录单）。

（2）一级护理。

（3）流质饮食。

（4）呼吸道隔离。

（5）传染病报告。

（6）平卧位。

（7）记 24 小时出入量。

（8）青霉素皮试，立即。

（9）抽血查血常规，钾、钠、氯化物，CO_2 结合力，肾功能，血培养 + 药敏，血小板计数、凝血酶原时间、纤维蛋白原和 FDP 测定。

（10）脑脊液常规、生化、细菌培养 + 药敏。

（11）瘀点涂片找脑膜炎球菌。

（12）持续低流量吸氧。

（13）留置导尿。

（14）膀胱冲洗，2 次 / 日。

（15）500mL 右旋糖酐 40，静脉滴注，立即。

（16）0.9% 氯化钠注射液 500 ～ 1000mL，静脉滴注（快）。

（17）5% 碳酸氢钠 250mL，静脉滴注（快）。

（18）10% 葡萄糖溶液 250mL+ 氢化可的松 200 ～ 400mg，静脉滴注。

（19）10% 葡萄糖溶液 20mL+ 肝素钠 0.5 万 U，静脉注射。

（20）10% 葡萄糖溶液 100mL+ 青霉素 800 万 U，静脉滴注，2 次 / 日。

（21）测血压、脉搏、呼吸、神志，每 1 ～ 2 小时 1 次。

第五节　重型病毒性肝炎

大多数病毒性肝炎患者预后良好，少部分患者出现肝衰竭，我国定名为重型病毒性肝炎（简称重型肝炎），预后较差。起病 10 日内出现急性肝衰竭现象称急性重症型；起病 10 日以上出现肝衰竭现象称亚急性重症型；对有慢性肝炎、肝硬化或慢性病毒携带状态病史的患者，出现肝衰竭表现称慢性重型肝炎。

一、诊断提示

（一）诊断要点

1. 病史

急、慢性肝炎患者通常出现明显的恶心、呕吐、腹胀等消化道症状。肝功能严重损害，特别是黄疸急骤加深，血清总胆红素＞ 171μmol/L。在胆红素增高的同时，血清转氨酶活性快速下降，呈“胆 - 酶分离”现象。凝血酶原活动度＜ 40%，有肝性脑病、出血、腹水等表现。急性重型肝炎特点是肝性脑病出现早，肝浊音界缩小较明显。亚急性重型肝炎，临床表现主要为严重消化道症状、重度黄疸、水肿及腹水，出现Ⅱ度或Ⅱ度以上肝性脑病。慢性重型肝炎是在原有慢性肝炎或肝炎后肝硬化基础上，出现的亚急性重型肝炎的临床表现，肝浊音界缩小不明显，病程一般较长，肝组织病理学检查符合慢性重型肝炎。

2. 危重指标

（1）突然出现精神、神志改变，即肝性脑病变化，从轻微的情绪与言行改变至严重的肝昏迷。

（2）短期内黄疸急剧加重，胆固醇或胆碱酯酶明显降低。

（3）腹胀明显加重，出现“胃型”；腹水大量增加、尿量急剧减少等表现。

（4）凝血酶原活动度极度减低，出血现象明显，或有 DIC 表现。

（5）出现严重并发症如感染、肝肾综合征等。

3. 辅助检查

（1）血常规：急性重型肝炎可有白细胞升高及核左移。慢性重型肝炎由于脾功能亢进，故白细胞总数升高不明显，血小板多有减少。

（2）肝功能明显异常：尤以胆红素升高明显，胆固醇（酯）与胆碱酯酶明显降低。慢性重型肝炎多有白蛋白明显减少，球蛋白升高，A/G 比值倒置。

（3）凝血酶原时间延长：凝血酶原活动度降低至 40% 以下。可有血小板减少、纤维蛋白原减少、纤维蛋白降解产物（FDP）增加等 DIC 的表现。

（4）血氨升高：正常血氨静脉血中应＜ 58μmol/L，动脉血氨更能反映肝性脑病的轻重。

（5）氨基酸谱的测定：支链氨基酸正常或轻度减少，而芳香氨基酸增多，故支 / 芳比值下降。

（6）脑电图：可有高电压及阵发性慢波。脑电图检查有助于肝性脑病的早期诊断及判断预后。

（7）肾功能检查：有肝肾综合征时常有尿素及血清肌酐升高。

(8) 各种肝炎病毒标志物检查：可确定病原及发现多型病毒重叠感染病例。

(9) 肝活检：对不易确诊的病例应考虑做肝穿刺活检。但术前、术后应做好纠正出血倾向的治疗。如注射维生素 K_1、凝血酶原复合物、新鲜血浆，以改善凝血酶原活动度。术前、术后还可注射止血药。加强监护以防意外。

（二）鉴别诊断

1. 药物及肝毒性毒物引起的急性中毒性重型肝炎

应有服药史及毒物史，如抗结核药、磺胺类药、抗真菌药（酮康唑）等，中草药中的川楝子、雷公藤、黄药子也可引起，毒物中有毒蕈、蛇毒等。

2. 妊娠急性脂肪肝

多发生于第 1 胎，妊娠后期，急性上腹痛，频繁呕吐，黄疸深重，出血，很快出现昏迷、抽搐，B 超检查可见肝回声衰减。

二、治疗提示

（一）治疗原则

主要是综合治疗，包括支持疗法，防止肝坏死，改善肝功能，促进肝细胞再生，防止出血、肝性脑病、肝肾综合征等并发症，防止合并感染。对于难以保守恢复的病例，有条件者可采用人工肝支持系统治疗，争取早日行肝移植术。

（二）一般疗法

绝对卧床休息，记 24 小时出入量，密切观察病情变化。保证必要的热量供应，尽可能减少饮食中的蛋白质，以控制肠内氨的来源。补充足量维生素 C、维生素 K_1 及 B 族维生素。

1. 静脉输液

以 10% 葡萄糖溶液 1500 ～ 2000mL/d，内加水飞蓟素、促肝细胞生长素、维生素 C 2 ～ 5g，静脉滴注。支链氨基酸 250mL，1 ～ 2 次 / 日。大量维生素 E 静脉滴注，有助于消除氧自由基的中毒性损害。根据尿量及血中钠、钾、氯化物检测结果，调整补充电解质，以维持电解质平衡，防止低血钾。

2. 输新鲜血浆或血

每 2 ～ 3 日 1 次，人血白蛋白 5 ～ 10g，1 次 / 日。

（三）促进肝细胞再生

(1) 肝细胞生长因子（HGF）120～200mg/d 溶于 10% 葡萄糖溶液 250mL，静脉滴注，1 次 / 日。疗程 1 个月或更长。

(2) 胸腺肽 15 ～ 20mg/d，溶于 10% 葡萄糖溶液 250mL, 静脉滴注。

(3) 10% 葡萄糖溶液 500mL 加甘利欣注射液 150mg 或加强力宁注射液 80 ～ 120mL，静脉滴注，1 次 / 日。10% 门冬氨酸钾镁 30 ～ 40mL，溶于 10% 葡萄糖溶液中静脉滴注，1 次 / 日，长期大量应用注意观察血钾。复方丹参注射液 8 ～ 16mL 加入 500mL 右旋糖酐 40 内静脉滴注，1 次 / 日，改善微循环，防止 DIC 形成。

(4) 前列腺素 E_1（PGE_1），开始为 100μg/d，以后可逐渐增加至 200μg/d，加于 10% 葡萄糖溶液 500mL 中，缓慢静脉滴注，半个月为 1 个疗程。

（5）胰高血糖素 - 胰岛素（G-I）疗法，胰高血糖素 1mg、普通胰岛素 10U，共同加入 10% 葡萄糖溶液 500mL 内，缓慢静脉滴注，1 ～ 2 次 / 日。

（四）防治肝性脑病

严格低蛋白饮食，病情严重时可选择无蛋白饮食，待病情好转后再逐渐增加。口服乳果糖糖浆 10 ～ 30mL，3 次 / 日，以粪便 pH 维持在 5 左右为宜，从而抑制肠道细菌繁殖、减轻内毒素血症。选用大黄煎剂、小量硫酸镁、20% 甘露醇 20 ～ 50mL 口服，口服新霉素，采用食醋保留灌肠法等。防止低钾血症与碱血症，用支链氨基酸或六合氨基酸 250mL，静脉滴注，1 ～ 2 次 / 日。有脑水肿倾向者用 20% 甘露醇 250mL，加压快速静脉滴注，以消除脑水肿。

（五）防治出血

（1）观测血小板计数、凝血酶原时间、纤维蛋白原等，以便及早发现 DIC 征兆，尽早采取相应措施。早期应给改善微循环、防止血小板聚集的药物，如川芎嗪 160 ～ 240mg，复方丹参注射液 8 ～ 16mL，双嘧达莫 400 ～ 600mg 等，加入葡萄糖液内静脉滴注。500mL 右旋糖酐 40 加山莨菪碱注射液 10 ～ 20mg，静脉滴注，如确已发生 DIC，应按 DIC 治疗。

（2）凝血因子的应用，纤维蛋白原 1.5g 溶于 100mL 注射用水中，缓慢静脉滴注，每日 1 次。输新鲜血浆或新鲜血。

（3）大剂量维生素 K_1 应早应用，大剂量维生素 K_1、维生素 C、维生素 E 合用，可使垂死的肝细胞复苏。

（4）酚磺乙胺 500mg，静脉注射，1 ～ 2 次 / 日。

（5）对有消化道大出血者，除输血及全身用止血药外，应进行局部相应处理。消化道出血，可口服凝血酶，每次 2000U；奥美拉唑 40mg 静脉注射，每 6 小时 1 次；西咪替丁，每晚 0.4 ～ 0.8g，可防止胃黏膜糜烂出血。对肝门静脉高压引起的消化道出血，在血压许可的条件下，持续静滴酚妥拉明以降低门静脉压，可起到理想的止血效果。酚妥拉明 20 ～ 30mg 加入 10% 葡萄糖液 1000 ～ 1500mL，缓慢静脉滴注 8 ～ 12 小时，注意观察血压。

（六）防止肾衰竭

尽量避免用有肾毒性的药物。选用川芎嗪、复方丹参、山莨菪碱、右旋糖酐 40 等。如已有肾功能不全、尿少者，应按急性肾衰竭处理。注意水、电解质平衡，防止高血钾。适当用利尿药，可用呋塞米 20 ～ 100mg 稀释后静脉注射。经用药不能缓解高血钾与氮质血症时，应行腹膜透析。

（七）防止感染

注意口腔护理，保持病室空气清新，防止交叉感染。及早发现感染征兆，要特别注意腹腔、消化道、呼吸道、口腔、泌尿系感染。可用乳酸菌制剂，用＜ 50℃ 的低温水冲服，以预防肠道感染。及早用抗生素，在没有找到致病菌前，一般首先考虑革兰阴性菌感染，全面考虑选用抗生素。要特别注意避免使用肾毒性与肝毒性抗生素。

三、首诊处置医嘱

（1）按传染病隔离护理常规护理。

(2) 血液 / 体液隔离。

(3) 一级护理。

(4) 低蛋内高糖饮食。

(5) 病重或病危通知。

(6) 传染病报告。

(7) 抽血查血常规，肝、肾功能，血钾、钠、氯化物，凝血酶原时间测定，胆碱酯酶测定，血氨和血糖测定。

(8) 抗 -HAV IgM、抗 -HBc IgM、HBsAg、HBV-DNA，抗 -HCV IgM 丁型肝炎的抗 -HDV、HDVag，和戊型肝炎的抗 -HEV（IgG、IgM）检测。

(9) 肝、胆、胰、脾彩色超声检查。

(10) 新鲜血浆或血 200mL，静脉滴注，立即。

(11) 记 24 小时出入量。

(12) 复合维生素 B，3 片，3 次 / 日。

(13) 维生素 C 0.3g，3 次 / 日。

(14) 10% 氯化钾 10mL，3 次 / 日。

(15) 大黄苏打片 4 片，2 次 / 日。

(16) 新霉素 0.5g，4 次 / 日。

(17) 乳果糖糖浆 10 ～ 30mL，3 次 / 日。

(18) 10% 葡萄糖溶液 500mL+ 门冬氨酸钾镁 30mL+ 甘利欣注射液 150mg，静脉滴注，1 次 / 日。

(19) 10% 葡萄糖溶液 500mL+ 普通胰岛素 10U+ 胰高血糖素 1mg，静脉滴注 1 ～ 2 次 / 日（慢）。

(20) 支链氨基酸 250mL，静脉滴注，1 ～ 2 次 / 日。

(21) 500mL 右旋糖酐 40+ 复方丹参注射液 16mL，静脉滴注，1 次 / 日。

(22) 人血白蛋白 5 ～ 10g，静脉滴注，1 次 / 日。

(23) 10% 葡萄糖溶液 250mL+ 山莨菪碱注射液 10 ～ 20mg，静脉滴注，1 次 / 日。

四、用药注意

(1) 胰高血糖素注射浓度不得高于 1mg/mL，稀释后立即使用。

(2) 胰高血糖素过量的表现：持续恶心、呕吐、腹泻、食欲丧失、极度虚弱、心律不齐、肌肉痉挛或疼痛等。以对症和支持疗法为主要处理原则，可补钾以治疗低钾血症，同时应监测血电解质、血糖及血压等，严重呕吐时需要补充液体。

第六节 中毒性菌痢

中毒性菌痢是细菌性痢疾最严重的临床表现类型。是机体对细菌毒素产生异常强烈反应，致急性微循环障碍。起病后可迅速出现发绀和血压下降、高热（体温 40℃ 以上）、嗜睡、昏迷、惊厥，甚至发生休克和呼吸衰竭。

一、诊断提示

（一）诊断要点

1. 流行病学

患者和带菌者是主要传染源，亚临床感染、慢性病患者和带菌者具有重要的流行病学意义。粪 - 口传播为主要传播方式，在流行季节主要呈食物型、水型暴发流行。人群对本病普遍易感，以儿童发病率最高。全年均可发病，但夏秋季发病最高，患者多有不洁饮食史。

2. 潜伏期

潜伏期一般为 1 ～ 2 日，最短可至数小时，最长可达 7 日。

3. 症状

高热、腹泻或解脓血便并有里急后重感，但有些患者仅有高热、腹部不适，而不发生腹泻。在夏秋季同时伴有以下其中一个系统障碍的，要考虑中毒性菌痢的可能。

① 中枢神经系统：精神萎靡、嗜睡、惊厥、昏迷等。

② 循环系统：血压下降、面色苍白、发绀、四肢冰冷等重度脱水或低血压休克表现。

③ 呼吸系统：呼吸困难、叹息样呼吸等。

4. 辅助检查

白细胞总数及中性粒细胞明显增高。粪便检查或肛门拭子镜检，每视野白细胞 10 个以上或脓细胞成堆。起病 1 ～ 2 日可进行粪便培养，有痢疾杆菌可以确诊。

（二）鉴别诊断

主要需与流行性乙型脑炎鉴别，因其发病年龄、流行季节、临床表现都很相似，但本病起病更急，病情进展迅猛，在起病当日即可出现高热、抽搐、昏迷及呼吸衰竭，而流行性乙型脑炎的上述症状、体征多在起病的 2 ～ 3 日以后，且腰椎穿刺取其脑脊液结果呈阳性。

二、治疗提示

（一）病原治疗

联合使用两种抗菌药物静脉用药，可应用环丙沙星、氧氟沙星、阿米卡星、哌拉西林、头孢噻肟钠，病情缓解后改口服。由于痢疾杆菌的毒力增加，耐药菌株日益增多，既往敏感的氨苄西林和复方新诺明的耐药达 37% ～ 57%。有报道显示用头孢曲松与阿米卡星联合用药其有效率达 94%。临床用药可参照细菌药敏试验选用药物。

（二）降温、镇惊

1. 物理降温

可用冰袋或冰枕敷枕部及四肢，或用乙醇擦浴，湿敷，借助空调降低室内温度等。

2. 药物降温

可用柴胡注射液、安乃近肌内注射。

3. 亚冬眠疗法

适用于高热持续伴惊厥者，常用氯丙嗪、异丙嗪，按每次 1 ～ 2mg/kg，肌内注射或静脉滴注，再辅以物理降温。

4. 镇惊止抽

应针对惊厥的病因，采取不同治疗措施。常用镇惊止抽药有水合氯醛、副醛、苯巴比妥钠、氯丙嗪等。

（三）抗休克

1. 扩充血容量，纠正酸中毒

可先静脉滴入右旋糖酐40，之后用5%葡萄糖盐水，并给5%碳酸氢钠以纠正酸中毒。

2. 血管活性药

常用山莨菪碱注射液或阿托品，适用于休克早期。如血压仍不回升者，加用多巴胺或间羟胺。

3. 激素治疗

以早期短程突击使用为宜，如氢化可的松，儿童5～10mg/（kg·d），成年人200～300mg/d。

（四）防治呼吸衰竭

（1）控制脑水肿：快速静脉注射脱水药，如20%甘露醇或25%山梨醇，每次1～2g/kg，6～8小时重复1次。

（2）给氧、吸痰，保持呼吸道通畅。

（3）出现呼吸衰竭使用洛贝林等呼吸兴奋药。

（4）必要时气管切开或使用人工呼吸机。

三、首诊处置医嘱

（一）休克型

（1）按传染病隔离护理常规护理（建立特别护理记录单）。

（2）床边隔离。

（3）一级护理。

（4）流质饮食。

（5）病危通知。

（6）传染病报告。

（7）肛门拭子培养＋药敏试验。

（8）粪便（或肛门拭子）镜检，立即。

（9）吸氧。

（10）抽血查血常规，钾、钠、氯化物，肾功能，CO_2结合力，凝血酶原时间、纤维蛋白原和FDP测定。

（11）连续血气分析监测。

（12）记录24小时出入量。

（13）测血压、脉搏、呼吸、神志，每1～2小时1次。

（14）柴胡注射液4mL，肌内注射，立即。

（15）500mL 右旋糖酐 40+ 山莨菪碱注射液 20mg，静脉滴注，立即。

（16）5% 碳酸氢钠 250mL，静脉滴注，立即。

（17）5% 葡萄糖溶液 250mL+ 氢化可的松 200 ～ 300mg，静脉滴注，立即。

（18）0.9% 氯化钠注射液 500mL+ 头孢噻肟钠 2g，静脉滴注，2 次 / 日。

（19）10% 葡萄糖溶液 250mL+ 阿米卡星 2g，静脉滴注，2 次 / 日。

（二）脑炎型

（1）按传染病隔离护理常规护理。

（2）消化道隔离。

（3）一级护理。

（4）流质饮食。

（5）病危通知。

（6）传染病报告。

（7）肛门拭子培养 + 药敏试验。

（8）粪便（或肛门拭子）镜检，立即。

（9）连续血气分析监测。

（10）抽血查血常规，钾、钠、氯化物，肾功能，CO_2 结合力，凝血酶原时间、纤维蛋白原和 FDP 测定。

（11）记录 24 小时出入量。

（12）持续低流量吸氧。

（13）柴胡注射液 4mL，肌内注射，立即。

（14）地西泮 10mg，肌内注射，立即。

（15）氯丙嗪 50mg+ 异丙嗪 50mg，肌内注射（必要时）。

（16）20% 甘露醇 250mL，静脉滴注，每 4 ～ 6 小时 1 次（快）。

（17）50% 葡萄糖溶液 100mL，静脉滴注，每 4 ～ 6 小时 1 次（与甘露醇交替使用）。

（18）5% 碳酸氢钠 250mL，静脉滴注，立即。

（19）10% 葡萄糖溶液 100mL+ 地塞米松 10 ～ 20mg，静脉滴注，1 次 / 日。

（20）5% 葡萄糖氯化钠注射液 500mL+ 头孢噻肟钠 2g，静脉滴注，2 次 / 日。

（21）10% 葡萄糖溶液 250mL+ 阿米卡星 2g，静脉滴注，2 次 / 日。

四、用药注意

安乃近是有较高风险的药物，较易引起严重不良反应，如用安乃近应严格控制剂量，成年人每次不得超过 0.5g，小儿在使用其他药物均无效时，方可使用安乃近，每次以 8 ～ 10mg/kg 为宜。

第七节　伤寒及副伤寒

伤寒与副伤寒甲、乙、丙是一组由不同的病原菌引起的急性肠道传染病，在流行病学、临床表现与防治措施等方面都很接近，但它们之间没有交叉免疫力。

一、诊断提示

（一）诊断要点

1. 病史

过去是否患过本病，病前 2 ～ 3 周有无不洁饮食，有无接触伤寒患者或带菌者，有无进入疫区史。注意起病缓急、热型，有无咳嗽、头痛、腹胀、腹泻等。注意询问起病后用药及处置情况。

2. 流行病学

伤寒是由伤寒杆菌引起。患者和带菌者为本病主要传染源。粪 - 口传播为主要传播途径。伤寒杆菌可通过污染水、食物、日常生活接触传播，也可通过苍蝇、蟑螂等病媒生物传播。全年均可发病，但以夏秋季节最多。病后可获较持久的免疫。

3. 潜伏期

一般为 8 ～ 14 日。潜伏期长短与感染菌量有关。

4. 症状与体征

典型伤寒起病大多缓慢。自然病程约为 4 周。发热是最早出现的症状，常伴全身不适，有表情淡漠，听力减退，谵妄，腹胀，腹泻或便秘。病程第 7 ～ 12 日，部分患者胸腹和背部分批出现淡红色玫瑰疹，即 2 ～ 4mm 大小的斑丘疹，压之褪色。病程第 2 ～ 3 周，常有伤寒的典型表现，肝脾大，相对缓脉；如合并心肌炎时，脉搏快而弱，心音减弱，可有奔马律。可发生肠出血、肠穿孔等并发症，肠出血可自大便隐血至大量便血。稽留热为典型的热型，高热常持续 2 周左右，高峰可达 40℃ 或以上。大量出血时出现体温突然下降，头晕，面色苍白，出冷汗，血压下降，脉快等表现。肠穿孔患者出现突觉右下腹痛，呕吐，体温下降，脉快而弱，右下腹明显压痛及反跳痛，腹肌强直，肝浊音界消失等急腹症表现。

部分患者呈非典型经过。轻型患者仅有低热，全身中毒症状轻，不易被发现。老年体弱者，通常发热不高，病程迁延，易发生虚脱，常并发支气管肺炎和心力衰竭。小儿肠伤寒起病急，呈弛张热，呕吐、惊厥多见，常有腹泻与咳嗽，易并发支气管肺炎。

5. 副伤寒

副伤寒甲、乙、丙是分别由副伤寒甲、乙、丙 3 种沙门菌所致。起病一般较急，热型不规则，波动较大，病程较短（2 周左右），中毒症状较轻，以呕吐、腹泻等胃肠道症状为多见，尤以副伤寒乙酷似急性胃肠炎或食物中毒。副伤寒丙临床症状较复杂，可呈胃肠型、伤寒型、脓毒血症型或局限性化脓灶经过，并可出现黄疸，预后较副伤塞甲、乙严重。伤寒与副伤寒在临床上不易鉴别，应依靠细菌和血清学检查进行鉴别。

6. 辅助检查

（1）血常规。白细胞数一般在（3 ～ 5）$\times 10^9$/L，中性粒细胞减少，嗜酸性粒细胞减少或消失。嗜酸性粒细胞计数随病情好转而恢复正常，复发者再度减少或消失，每周检测 1 次，对伤寒的诊断与病情评估有一定参考价值。

（2）伤寒杆菌培养。

① 血培养：为最常用确诊伤寒的依据，每周 1 次。病程第 1 ～ 2 周的阳性率最高（80% ～ 90%），第 3 周约 50%，第 4 周不易检出。但如发热时间较长，则仍有机会检出。复发时血培养可再度阳性。已接受抗生素治疗者仍可做血培养，去除血清中所含抗生素药

物，可增加阳性机会。

② 骨髓培养：由于骨髓中巨噬细胞丰富，含菌多，培养阳性率高于血培养，阳性持续时间亦长。对已用抗生素治疗，血培养阴性者尤为适用。

③ 粪便培养：第 3 ～ 4 周阳性率较高。

④ 尿培养：早期常为阴性，病程第 3 ～ 4 周有时可获阳性结果。

⑤ 胆汁引流液培养：适用于慢性带菌者。

(3) 肥达反应。应用伤寒杆菌“O”与“H”抗原，副伤寒甲、乙、丙的鞭毛抗原，通过凝集反应检测患者血清中的相应抗体，对伤寒、副伤寒有辅助诊断价值。通常 1 周左右出现抗体，第 3 ～ 4 周阳性率可达 70% 以上，抗体效价亦较高，并可持续数月。有少数患者抗体阳性较迟才出现，或者抗体效价水平较低。10% ～ 30% 的患者肥达反应始终是阳性。

肥达反应结果的评价应注意以下几点：①若只有“O”抗体上升，而“H”抗体不上升，可能是发病早期；若相反，只有“H”抗体上升，而“O”抗体不增高，可能是不久患过伤寒或经伤寒菌苗接种，或因其他发热性疾病所致的非特异性回忆反应。因为“O”抗体出现早，消失快，半年左右转阴；“H”抗体出现迟，但可持续阳性达数年之久。②早期应用有效抗生素，病原菌清除早，抗体效价可能不高。③沙门菌 D 群与 A 群有部分的共同抗原，后者的感染可产生“O”与“H”抗体的交叉反应。④患某些疾病如急性血吸虫病、脓毒血症、结核病、风湿病、溃疡性结肠炎等，可出现假阳性反应。肥达反应不能作为确诊的唯一依据。

(4) 其他检查。酶联免疫吸试验（ELISA）可以检测伤寒杆菌抗原，亦可用本法检测特异性 IgM 或 IgG 型抗体，有助于早期诊断。被动血凝试验（PHA）阳性率可达 90%。还有对流免疫电泳（CIE），协同凝集试验（COA）、免疫荧光试验（IFT）等技术。利用 DNA 探针或 PCR 技术检测，均有助于伤寒的诊断。

（二）鉴别诊断

伤寒病早期（第 1 周以内），特征性表现尚未显露，应与以下疾病相鉴别。

1. 病毒感染

上呼吸道病毒感染亦可有持续发热、头痛、白细胞数减少，与早期伤寒相似。但此类患者起病较急，多伴有上呼吸道症状，常无缓脉、脾大或玫瑰疹，伤寒的病原与血清学检查均为阴性，常在 1 周内自愈。

2. 钩端螺旋体病

流感伤寒型在夏秋季流行期间极常见，起病急，伴畏寒、发热。发热呈持续型或弛张型，与伤寒相似。患者有疫水接触史，眼结合膜充血，全身酸痛，尤以腓肠肌疼痛与压痛为著，腹股沟淋巴结肿大等；外周血白细胞数增高，血沉加快，进行有关病原、血清学检查即可确诊。

3. 病毒性肝炎

伤寒并发中毒性肝炎易与病毒性肝炎相混淆，前者肝功能损害相对较轻，有黄疸者在黄疸出现后仍发热不退，并有伤寒的其他特征性表现，血培养伤寒杆菌可为阳性，随着病情好转，肝大及肝功能较快恢复正常。伤寒病的极期（第 2 周以后）需与下列疾病相鉴别。

4. 败血症

部分革兰染色阴性杆菌败血症需与伤寒相鉴别。此症可有胆管、尿路、肠道等原发感染灶，发热常伴有寒战、多汗，有出血倾向，不少患者早期可发生休克且持续时间较长，白细胞虽可正常或稍低，但常伴核左移。确诊需依靠细菌培养。

5. 粟粒性肺结核

发热较不规则，常伴有盗汗、脉较快、呼吸急促、发绀等，有结核病史或有与结核病患者密切接触史。X线片可见肺部有粟粒状阴影。

6. 结核性脑膜炎

部分伤寒患者因严重毒血症可兼有剧烈头痛、谵妄、昏睡、颈强直等虚性脑膜炎表现，容易与结核性脑膜炎相混淆。但结核性脑膜炎患者多伴有其他脏器结核，虽有持续发热但无玫瑰疹与脾大表现，头痛与颈强直更显著，可伴有眼球震颤、脑神经瘫痪等，未经抗结核特效治疗病程会逐渐加重。脑脊液检查符合结核性脑膜炎改变；脑脊液涂片、培养、动物接种可发现结核杆菌。

7. 恶性组织细胞病

本病的病理特点是单核吞噬细胞系统中组织细胞呈异常增生和浸润。临床表现复杂多变，有时主要表现为发热、肝脾大和白细胞减少，加之伤寒的骨髓片中有时可出现组织细胞增多和吞噬现象，故易相混淆。但本病病情进展较快，有明显的贫血、出血症状；血片、骨髓片有特异性恶性组织细胞、多核巨组织细胞，增生的组织细胞形态不一，并可吞噬红细胞、白细胞及血小板；外周血常规出现显著的血细胞减少。抗生素治疗无效。

二、治疗提示

（一）病原治疗

伤寒杆菌耐药现象较普遍，不同地区对不同伤寒杆菌耐药不同，如大理地区对氨苄西林的耐药率最高；新疆则对利福平、新霉素、红霉素耐药率较高；盐城市对红霉素、磺胺甲噁唑耐药率高。因此，在治疗时应尽量坚持对伤寒、副伤寒杆菌感染菌型和耐药性的监测，以便于指导临床用药，避免耐药菌株的产生和流行。

1. 喹诺酮类

诺氯沙星成年人每次口服0.4g，3～4次/日；氧氟沙星成年人每次200mg，3～4次/日；体温正常后继续服2周。用药后一般5日左右退热。副作用主要为胃肠反应，但不影响治疗。

2. 氯霉素

氯霉素1.5～2.0g/d，分3～4次口服，热退后减半再服10～14日，疗程2～3周。用药期间定期查血常规，及时发现粒细胞减少及其他副作用。

3. 阿米卡星

阿米卡星每次0.2～0.6g，肌内注射或静脉滴注，1～2次/日，疗程7～10日。

（二）并发症的治疗

(1) 肠出血：禁食、静卧，给予止血药及镇静药。出血过多，则予输血。

(2) 肠穿孔：禁食、胃肠减压，并立即手术治疗，并加用对肠道菌敏感的抗生素。

(3) 儿童治疗首选第三代头孢菌素，亦可选氯霉素。喹诺酮类对骨骺发育有影响，孕妇及儿童忌用。

(4) 孕妇治疗首选头孢哌酮或头孢他啶，均2.0g，2次/日，疗程10～14日。

三、首诊处置医嘱

(1) 按传染病一般护理常规护理，消化道隔离。

(2) 传染病报告。

(3) 二级或一级护理。

(4) 无渣流质饮食（多饮水）。

(5) 心电图检查。

(6) 抽血查血常规，肝功能，肥达反应，血嗜酸性粒细胞计数，血培养+药敏。

(7) 粪便隐血试验，粪便培养+药敏。

(8) 骨髓培养+药敏（必要时）。

(9) 氯霉素0.25～0.5g，4次/日。

(10) 复合维生素B_3片，3次/日。

(11) 维生素C 0.2g，3次/日。

(12) 阿米卡星0.2g，肌内注射，2次/日。

(13) 25%葡萄糖氯化钠注射液500mL+10%氯化钾20mL+维生素B_6 0.2g，静脉滴注，1次/日。

第四章　战创伤

第一节　战创伤概述

战伤是指在战斗环境中，由武器直接或间接造成的损伤，以及由战场环境因素直接造成的损伤。创伤是指各种物理、化学和生物的外源性致伤因素作用于机体，导致皮肤黏膜和（或）组织器官结构完整性的损害，以及同时或相继出现的一系列功能和精神障碍。创伤的局部表现有伤区疼痛、肿胀、压痛；骨折脱位时有畸形及功能障碍。严重创伤可引起全身反应，还可能有致命的大出血、休克、窒息及意识障碍。

两次世界大战和历次局部战争所导致的人员巨大伤亡，随时提醒我们战争的残酷和战伤救治的重要性。创伤的救治知识在人与自然的抗争中得到积累，但具有里程碑式意义的救治经验，却是在人类的各次大的战争中获得的，因此，创伤救治与战伤救治（尤其是批量伤员的救治）是相互关联、相互补充的。战创伤的救治既是公共卫生关注的重点，也是军事医学研究的重要内容。

一、流行病学

全球每年约 3000 万人遭遇创伤，因创伤致死者有 150 万～ 200 万人，其中约半数为道路交通事故造成的伤亡。全球每 2 秒就有 1 人受伤，每 50 秒就有 1 人因车祸致死。

在车祸中，61% ～ 90% 是人为因素所致。在性别分布上，男性与女性之比约为 2：1。驾驶员驾龄越短，事故发生率越高，50% 的车祸发生于驾龄在 2 年内的驾驶员，20% 发生于驾龄在 3 ～ 5 年内的驾驶员。事故绝大部分是由于驾驶员违章驾驶和处理措施不当等所致。在伤亡的驾驶员和乘客中，多数未系安全带；受伤部位最多的是头部，四肢次之；死亡者多死于颅脑外伤或内脏脏器损伤、失血性休克；约 63% 伤亡者的年龄是 18 ～ 40 岁。而在伤亡的行人中，事故的主要原因是行人违章，如穿行公路或在车行道上行走玩耍，受伤部位最多的仍是头面部和四肢，青壮年（18 ～ 40 岁）约占 35.5%，60 岁以上的老年人约占 24%。通常车体较小、重量较轻的汽车发生车祸时，车上的人员所受创伤更为严重，人员死亡的可能性更大。车内结构的致伤作用依次为：车内突出部＞方向盘＞挡风玻璃＞仪表盘。车速限制在 88.5km/h 以内时，车祸受伤乘员明显减少；车和行人相撞时，撞击速度在 30 ～ 39km/h 时死亡率为 10%，在 40 ～ 48km/h 时死亡率为 47%，在 49 ～ 58km/h 时死亡率为 73%。总之，驾龄短、违章驾驶和处理措施不当、乘员未系安全带、行人违章穿行公路、车速过快和汽车部件的失灵等是造成车祸事故的主要原因。

二、损伤机制及类型

传统观念上的创伤主要指机械能或动能所造成的损伤，最常见的是机械能量转移所造成的损伤，此外还可因机械能以外的能量转移造成损伤，如热损伤、化学损伤甚至核损伤。创伤主要可分为钝性伤和穿透伤两种类型，钝性伤多见于交通事故、坠落和其他原因所致的损伤；穿透伤多见于火器伤、刀伤、刺伤等锐器损伤。下面详述常见的损伤类型及其损伤机制。

（一）钝性伤

钝性伤是由钝性作用对人体造成的机械性损伤。由于钝性作用的种类繁多，因此造成的损伤形态多种多样。钝性伤有擦伤、挫伤、挫裂伤、骨折、内部器官破裂或肢体断离等，其中以擦伤、挫伤和挫裂伤最多见。挫伤常与擦伤并存，挫裂伤皆伴有擦伤和挫伤。钝性伤致死者多见于他杀案件，亦见于交通事故、坠落和挤压等情况。

1. 挤压伤

人体肌肉丰富部位（如肢体）因遭受重物长时间挤压而造成的一种以肌肉损伤为主的软组织创伤。受挤压的肌肉可缺血坏死，逐渐被结缔组织代替而发生挛缩。在受到严重挤压的伤员中，除了局部病变外，还可发生挤压综合征，即出现以肌红蛋白尿和高钾血症为特征的急性肾功能衰竭和休克的临床表现。

2. 钝挫伤

钝挫伤是指因钝性暴力而引起的软组织闭合性损伤。当钝器作用于体表的面积较大时，力的强度不足以造成皮肤破裂，但却可使皮下组织、肌肉和小血管甚至内脏发生损伤，表现为伤部肿胀、疼痛和皮下淤血，严重者可发生肌纤维撕裂和深部血肿。暴力较大时，可引起撕裂伤和挫裂伤，甚至撕脱和毁损等损伤。

3. 交通事故伤

交通事故中，速度变化的外来负荷引起生物反应产生相对运动或剪力，可使乘员的整个身体或某个部位产生创伤。同时，体内器官和其他结构也发生减速和剪切损伤。行人被车撞后可引起直接损伤和加速损伤。

4. 坠落伤

与交通事故伤不同的是，坠落伤的减速力作用于垂直方向。当机体碰撞于不动的物体表面时，体内不同组织间运动不一致，相互间产生牵拉剪切，造成组织破坏。碰撞时损伤的程度和范围取决于物体表面阻止运动的能力，减低速率和增加接触表面，可增加组织运动的一致性，从而增加减速耐受力。一般来说，当质量、速度和停止距离一致时，垂直轴向的减速损伤较其他方向重。

（二）穿透伤

穿透性损伤发生于火器伤和刀刺伤。因平移运动的动能（KE）等于质量（m）和速度（v）的平方的乘积之半，即 $KE=1/2（mv^2）$，故速度对损伤的作用贡献大。当子弹穿过身体活组织时迅速地减速，离开身体时入口速度与出口速度的差与子弹传递给组织的动能成正比。组织的弹性和黏滞性也是影响损伤程度的重要因素。高速损伤中弹性小的组织易出现更广泛的损伤。

1. 爆炸伤

可引起钝性损伤和锐性损伤。原发损伤是直接由爆炸时的压力波造成的，含气组织最易损伤。继发损伤发生于投射物体的击伤，以及人体被抛掷于坚硬物体或地面时产生的钝性伤。

(1) 冲击伤：是指冲击波作用于人体造成的损伤。在冲击波产生的超压和负压的作用下，体内可出现血流动力学变化、内爆效应、碎裂效应、惯性作用和压力差，造成听器、肺和其他内脏损伤，又称为爆震伤。其特点是多发性内脏（如心、肺、胃肠道等）伤，体表可完好无损，但也常常复合其他类型的损伤，伤情发展迅速。

（2）弹片伤：是指炮弹、炸弹、手榴弹等爆炸后的弹片击中人体后引起的损伤。其在现代战争中占战伤的 70% ～ 80%。大弹片致伤时，不仅伤口大、损伤重，而且易将衣服碎片等污物带入伤口，故易发生感染。小弹片致伤时，伤口较小、较浅，但伤口数量较多。

2. 枪弹伤

其在现代战伤中占战伤的 20% ～ 30%，比爆炸伤的发生率低。高速枪弹致伤时，局部损伤与全身反应均较严重。枪弹伤按伤道方向可出现 3 个区：①原发伤道区，即枪弹穿过的部位，内有破碎的失活组织、血块等；②挫伤区，组织受挤压而失活的区域，宽 0.5 ～ 1.0cm；③震荡区，即血液循环障碍区，局部可出现斑块状出血等改变。枪弹伤按枪弹出入口情况和致伤形态可分为 4 种。

（1）贯通伤：也称“穿通伤”，可产生既有入口又有出口的伤道。按出入口大小可分 3 种情况。①入口与出口大小相同，多见于高速、稳定的枪弹正位击中人体较薄弱的部位，而又未破坏组织的回缩力时。在伤道较长、枪弹的动能在伤道内已大部消耗的情况下，即使入口和出口都较小，组织破坏也会很严重。②出口大于入口，见于多数枪弹伤。投射物击中人体后，因受阻而失去稳定性，甚至发生翻滚，从而增加了投射物与组织的接触面积。如投射物发生破碎或已造成粉碎性骨折，则可能因继发性投射物而产生很大冲击力，引起组织更严重的破坏，导致出口很大。③入口大于出口，多发生在近距离射击时。枪弹的初速度和撞击速度几乎完全一致，产生的冲击力很大，破坏了入口处皮肤组织的回缩力而造成皮肤崩裂，从而形成较大入口。

（2）盲管伤：也称非贯通伤。投射物击中人体时，只有入口而无出口，多由射击距离较远、能量不大的投射物而造成损伤。由于投射物的能量全部消耗在体内，因而所造成的组织损伤有时较贯通伤更严重。

（3）切线伤：是由高速投射物从切线方向撞击人体表面组织所引起的沟槽状损伤。其伤情取决于弹头或弹片等投射物侧击力的大小。如高能投射物在近距离内切线位击中体表时，传给体内的能量很大，也可造成深层组织或脏器的损伤。故发生切线伤时，应注意观察深部组织的情况。

（4）反跳伤：是指当高速投射物的动能已接近耗尽时击中人体某一坚硬部位时，因无力穿入深层组织而从入口处反跳弹出所形成的组织损伤。其入口与出口为同一点。被击中的部位常有轻微出血和组织撕裂，但偶尔可伤及深部组织。如头部反跳伤，在其相应部位的脑组织也可能发生出血等损伤。

3. 刺伤

刺伤是指因刺刀、铁钉等锐器所致的组织损伤。其特点是伤口小而深，可刺到深部体腔而只有很小的皮肤损伤。刺伤内脏时，可引起体腔内大量出血、穿孔，尤其是刺入心脏时，可立即致死。平时常见的刺伤包括歹徒行凶刺伤或自杀，战时多见于白刃战中。刺伤一般污染轻，如未伤及重要血管与内脏，则一般治愈较快。

（三）其他原因损伤

如热损伤、冷伤、化学损伤、核损伤等。

第二节　颅脑战创伤

一、颅脑战创伤的机理

穿透性创伤对神经系统的影响取决于多种因素：联合损伤；子弹穿过颞叶，损伤脑组织并产生震荡；神经与血管的损伤；软组织损伤；头盔下损伤（冲击波的损伤超过穿通的破坏）。在最近的冲突战争中，枪弹导致的颅脑创伤的存活率较低。狙击手喜欢选用更高速、更长金属外围和更高枪口速率的武器（如 AK-47），这类武器所致的伤口大部分是致命的，穿透伤后导致大面积颅顶骨破坏和很高的穿孔压力。但是，在伊拉克战争中，大部分脑穿透性损伤是源于路边炸弹或者改装的爆炸装置，包括汽车炸弹或自杀性爆炸。这些武器在设计和引爆方式上形式多变，最终损伤效果主要依赖于应用的炸弹类型、爆炸的距离、弹片的形状，以及受损伤组织局部的弹性等。这类投射物被巨大的爆炸超压驱动，而爆炸超压造成的损伤可以超过投射物本身并成为致死原因。

有防护服保护时，损伤发生在防护服之下，影响头皮、颅骨和脑，产生活塞样高能冲击，并可在脑组织和颅骨形成震荡。冲击波导致脑组织及其周围组织的远隔损伤，这些瞬间或迟发性（伤后两周）结构损伤影响脑血管，形成易发生于伤道垂直方向的假性动脉瘤以及造成颅底和脑底动脉环的大血管损伤，创伤时颈动脉相对固定于远端的硬脑膜环，有极高的迟发性血管痉挛发生率。

自从第二次世界大战后，与冲击性爆炸伤相关的中枢神经系统功能障碍综合征已经被学术界认识并分类。爆炸后飞行的投射物可以是弹片（主要投射物）和敌人放置在炸弹周围的其他物体（如铁钉、玻璃，甚至人的肢体及佩饰物），这些投射物碎片的终末速度虽然低于狙击手的子弹，但是其不规则的形状、大小和多孔性可导致伤者产生严重的损害，与金属碎片不同，非金属碎片可以导致迟发性脓肿形成和继发性败血症。在车载简易爆炸装置（VBIED）中，汽车的金属碎片可作为另一种投射物，甚至周围建筑物的玻璃和砖石也会被驱动并穿破颅骨，一些杀伤性装置的致命物还可以是小的球形螺栓。以色列报道穿透颅顶的小碎片可造成解剖结构严重改变和颅骨缺失，具有致命性。在一例以色列病例报道中，塞满球形螺栓的汽车爆炸导致了受害者急性的脑水肿，患者的颅底、软膜、纵裂被穿透，碎片撕破大血管、导致动脉瘤甚至停驻于静脉窦内。

无论军事还是民事冲突中出现的穿透性颅脑创伤，均可按照碎片路径的不同进行分类。颅顶内碎片最为典型，应仔细检查外来碎片在颅脑的入口和出口，最容易被漏诊的碎片多位于耳后和枕下，而这些部位进入的异物特别危险，可以导致血管、脑神经或脑干的损伤，当高速异物造成的损伤累及中脑和间脑时预后极差。在大量枪弹伤患者中发现，与前后受力损伤相比，侧方受力损伤的预后较差。侧方穿透伤预后极差，即使早期进行了紧急手术，这些患者的神经功能也很难恢复。高能量驱动的弹片、碎片可穿入颅骨，具有很大的破坏力，在一些病例中，这种力量甚至能够使整个颅盖骨变形。子弹的高进入速度可以使颅骨爆裂并导致颅内子弹空洞形成，这种类型的患者最初会保持清醒并能行动，有时还能说话，但是最终许多人会表现为逐渐恶化的病程，即使进行了半球的大骨瓣减压或双额的去骨瓣减压，但由于神经破坏程度大，患者很少能恢复神经功能。在一些病例中，迅速去骨瓣减压可以导致继发性低血压，对血压已经开始降低的低血容量伤员，去骨瓣减压时这种继发性低血压尤其显著，因此在术中应该及时与麻醉师沟通以进行血压管理。

二、战时贯通性颅脑创伤

大部分穿透伤影响脑中线区域，这一区域包括第三脑室、下丘脑、丘脑等，其死亡率接近100%，在战伤中，仅有不到2%的该区域损伤患者得以存活。这一区域损害可以破坏中线的血管结构，包括前交通动脉和大脑深静脉，导致严重颅内血肿，穿透物的空洞弹道效应可以破坏网状激活系统、下丘脑和丘脑，即使该类患者存活，也常常表现为植物状态。在民事损伤和小口径战时损伤中常出现弹道征（tram-track 征），该征主要表现为弹道空洞形成、深昏迷、严重脑水肿、预后极差等，跨脑中线和脑室的损伤时弹道征尤为明显。

多发大脑半球损伤和胼胝体水平的跨中线损伤预示着高死亡率和预后不良。前面已经提到，弹道损伤后可伴有假性动脉瘤的发生，这种动脉瘤典型地发生在于伤道轴线垂直的部位，如不合理处置，可以出现迟发血肿和动脉瘤破裂。M1 段是最容易发生假性动脉瘤的部位。

驻留于脑深部的金属弹片异物通常不必取出，除非是它们位于脑室系统、可以移位、压迫大的血管、导致脑积水和形成迟发性脑脓肿。早期进行大骨瓣减压和硬脑膜成形修补术可能使患者获得更高的存活率和更好的功能预后，这些存活的患者中，大部分在出现严重脑水肿、中线移位和脑功能障碍之前尚可言语，但在受伤 48 ～ 72 小时后，通常病情会因为迟发脑水肿和脑积水而加重，有些伤者还会出现迟发性血管痉挛，伤后的首周发生概率更高。

三、战时贯通性颅脑创伤的类型和治疗

（一）眶面创伤

眶面创伤常导致神经血管损伤、脑脊液漏和死亡，颌骨和腭骨穿透伤的生物力学研究显示，外力可以传递到颅内。动物研究发现：部分子弹速度可达 1400m/s，在脑内产生的压力波较大，经眶部的颅内穿透伤可以损伤颈内动脉、血窦、前交通动脉、视神经和第 1 ～ 6 对脑神经，在眼眶中部的穿透伤时更为明显。经眶穿透伤后的颅内多发积气可导致脑疝、加重脑干的不可逆损伤并导致死亡；眶顶破裂使颅腔与外界相通，造成脑脊液漏、脑膨出、颅内脓肿，需要二期颅底重建。在严重的爆炸伤病例，上颌窦、眼眶和前颅盖骨由于颅底骨折而相通，使脑组织与上颌窦黏膜相连，这时，外科重建颅底、眼眶和上颌窦是非常必要的，手术有利于保护脑组织并改善外观，应用钛网修补前颅底可使颅内和眶部的空间分开，还可在术中取骨膜、筋膜、脂肪甚至颅骨颗粒进行加强修补效果，以确保脑组织不与外界相通。

（二）顶部穿透伤

由于头盔的普遍应用，顶部穿透伤在目前冲突中并不常见，一旦发生，常伴随继发性颅骨骨折，但很少有金属物残留于颅顶。顶部穿透伤时，弹片或打击物的动能通过头盔再间接传递到颅骨，最后到达脑组织本身，常导致一定程度的头皮、颅骨、硬膜和弥漫性的

颅脑创伤，在严重威胁生命的病例中，可以表现为星形的多处头皮裂口、开放性压缩性骨折以及脑组织自伤口溢出。CT 扫描能够显示深部脑组织内的骨折碎片，在一些病例中，骨折碎片可以撕裂脑组织导致继发性血肿，巨大外力所致的骨折还可能导致伤道内血管分支的破坏和假性动脉瘤形成。静脉窦受到顶部外力损伤时，应予以暴露、缝合和修补以防止气体栓塞发生。双侧开颅有利于神经外科医师充分暴露矢状窦、减压双侧的大脑半球和控制大脑镰任何一侧的出血，额部冠状切口也有助于伤口的闭合，必要时可以通过切开颞部半厚头皮用作皮肤移植片，以利于原发伤口的无张力愈合。

第一次世界大战之后，穿透性颅脑创伤患者的神经外科治疗手段有了巨大的进步。在早期的战争冲突中，脑穿透伤常导致死亡，如今，即使受到很严重的穿透伤也可能获得身体功能的康复。这种治疗的进步依赖于多种因素，如先进的身体防护器具的应用、及时的脑干减压、迅速将患者转移到神经科重症监护室等。根据以往的临床实践以及战争中的经验，积极干预治疗在获得最佳预后和避免陷入植物状态中至关重要。另外，迟发性并发症（如假性动脉瘤破裂、血管痉挛相关性卒中以及脑积水）可能是导致患者陷入植物状态的主要原因，因此在后续诊疗中应着重预防与妥善处理迟发性并发症。

第三节　颈部战创伤

颈部无坚强的组织保护，相对易受损伤。平时创伤由撞击、跌碰、挤压、切割等引起，战时多由枪弹伤、爆震伤、烧伤、化学伤及原子伤等所致。

颈部上承头颅，下接胸部和上肢，有呼吸道、消化道、大血管、脊髓和重要神经通过，其损伤常与头颅、胸部和上肢损伤同时发生。平时合并伤为35%，战时合并伤高达62.5%，以面部合并伤为多见。颈部受伤后可出现危及生命的上呼吸道梗阻、大出血、高位截瘫等，故伤后死亡率高。因此，在处理严重颈部创伤时必须立即现场急救，处理转运中注意保护颈椎，防止因操作不当再度损伤。住院后应组织相关科室人员进行协同救治，保证及时采取正确的救治方法。

颈部损伤按皮肤的完整性是否破坏，可分为开放性和闭合性 2 种。开放伤以颈阔肌为界分为穿透性（即穿透颈阔肌）和非穿透性损伤。为了便于颈部损伤的检查、记录、伤情评估和治疗，常以经双侧下颌角和环状软骨的 2 条水平线为界，分为上、中、下 3 区：①颈下区指从锁骨上至环状软骨的区域，包括胸主动脉、颈动脉、椎动脉、颈静脉、臂丛神经和胸导管等；②颈中区指从环状软骨到下颌角之间的区域，包括颈总动脉、颈内动脉和颈外动脉的近端分支、颈静脉、甲状腺、喉、气管、食管、颈部交感神经、喉返神经、面神经及膈神经等；③颈上区指从下颌角到颅骨基底部，包括脑动脉、颈外动脉、颈内动脉海绵状部、上颌中动脉的分支、面动脉、舌动脉、椎体静脉等。闭合性损伤多见于拳击、勒溢伤，除可引起血肿和皮下气肿外，往往有丧失意识、脉搏细速、血压下降，同时可出现血肿压迫气管导致窒息，或者颈动脉受刺激，从而引起脑部反射性血循环障碍。

一、临床表现及诊断

（一）喉气管损伤

颈前中线或靠近中线的开放性损伤，都有损伤喉气管的可能性。

1. 逸气、失声

损伤时伤口有气泡逸出，或有声嘶或失声的表现。若喉软骨骨折移位，则喉正常轮廓不清，喉前后径变短，可立即发生声嘶或失声。因骨折片重叠，声带移向外侧，声门闭合不全或完全不能闭合，致大量空气漏失，不能维持正常声门下气压条件，此时只能发出气息性语音。

2. 吞咽困难、转头受限

杓状软骨脱位及声门或声门上下血肿也有声嘶或失声现象，有时在吸气时出现喉鸣。患者常诉吞咽疼痛，吞咽困难，咳嗽无力，不能转动头部。

3. 呼吸困难

吸入血液、唾液、呕吐物和破碎组织等，或异物阻塞气道，喉、气管软骨骨折移位，喉水肿，喉黏膜下血肿等，均可出现呼吸困难。

4. 皮下气肿和纵隔气肿

颈部肿胀可扪及捻发音。严重者颈部皮下气肿可向上、下扩展。向上可至发际，向下可至胸壁、腹壁，甚至整个躯干直至上、下肢。颈部组织间隙内的气体，可扩展至纵隔，形成纵隔气肿及气胸。严重的纵隔气肿可阻碍腔静脉血液的回流，影响血液循环，继而发生呼吸困难。扪诊颈部无捻发音，叩诊胸骨前实音消失；胸骨侧位 X 线片可见胸骨后有空气存在。

5. 心脏压塞

纵隔内空气亦可进入心包腔，引起心脏压塞，此时患者静脉压升高，心音变弱，血压下降，脉搏变慢，心脏变大。纵隔气肿、气胸或心脏压塞可致患者迅速死亡，应及早发现，及时抽气或引流前上纵隔，并请胸外科急会诊，作出恰当处理，以挽救患者生命。

6. 体格检查

判断喉气管伤情，如系切割伤，应从敞开的伤口了解软骨受伤程度、喉气管断离程度及气管断端的退缩情况等。①喉气管软骨骨折移位，早期可见喉软骨变平或一侧塌陷，喉的正常标志消失；扪诊时甲状软骨上切迹和喉结消失；有时可扪及折断软骨的摩擦音，或可摸清骨折移位情况。②气管有时可完全断离，向上下退缩，气管向下收缩时呈现重度呼吸困难与发绀。③喉气管损伤者，吞咽时出现呛咳可能是食物坠入呼吸道，或气管食管瘘所引起的。④皮下气肿，颈部肿胀，可扪及捻发音。凡遇有颈部皮下气肿者，应警惕有无纵隔气肿的发生。

（二）咽食管损伤

1. 呕血、吞咽困难

咽食管破裂时可有吐血、呕血、吞咽疼痛和吞咽困难。

2. 漏物、漏气

吞咽时唾液、食物或空气可自咽食管破口处漏出，亦可出现颈部皮下气肿、气胸和纵隔气肿。

3. 感染

咽食管损伤易并发颈深部或纵隔感染。

4. 体格检查

明确咽食管损伤情况。视诊不能明确咽食管有无破裂时，可用无菌生理盐水灌入颈部软组织伤口，令患者大口吞气。颈部伤口中有气泡逸出，即表示有咽食管破裂。亦可用甲紫或亚甲蓝溶液，使患者吞下，如发现颈部伤口有染料颜色，即表示有咽食管破口。行纤维食管镜检查可直接观察咽食管损伤情况。

在切割伤中，易发现破口有时食管完全被切断，向上下退缩，可在切口深处看到颈椎体。但颈部穿入伤所致的咽食管破口，有时易被忽视，甚至需要通过进行颈部切开探查术才能发现。

（三）其他组织器官损伤

颈部开放性损伤时，常合并其他部位复合性损伤，应协同有关专科共同检查处理。

(1) 血管损伤。

(2) 胸导管损伤：胸导管起于第 2 腰椎体前方的乳糜池，由左右腰干和肠干汇合而成，向上穿膈入胸腔，在奇静脉和胸主动脉之间沿脊柱前面上行，渐向左斜到左颈根部，汇入左静脉角。因此胸导管在第 5 胸椎以上破裂时，出现左侧乳糜胸；第 5 胸椎以下破裂时，则出现右侧乳糜胸。

左颈根部损伤时，易合并胸导管损伤。此时伤口可有乳糜液流出，或在胸膜穿刺时抽出乳糜液才确诊，或在颈部切开探查术时才发现有胸导管损伤。胸导管损伤的乳糜液逸出量，在 24 小时内可达 1 ～ 3L 之多，含高脂肪和高蛋白质，以致常引起患者严重脱水和营养不良。胸膜腔内大量积蓄乳糜液可以导致严重的呼吸困难。

(3) 甲状腺损伤：在切割伤患者中易于查出。腺体可能被切破，也可能被切去一部分；但穿入伤常在颈部切开探查时才能发现此类损伤。甲状腺血管丰富，受伤后失血较多，且容易形成血肿，甚至引起窒息。

(4) 唾液腺损伤：可伤及下颌下腺或腮腺。伤口内有唾液，但无泡沫。

(5) 胸膜顶损伤：主要表现为呼吸道通畅但存在呼吸困难。检查即可发现气胸或血气胸。肺呼吸运动部分受限，呼吸困难不明显，只需密切观察暂不作特殊处理。若进入胸膜腔的空气甚多、呼吸困难很明显，应立即抽出胸膜腔内的空气或血液。形成张力性气胸伴纵隔移位时，患者呼吸极度困难，发绀，脉微，情况十分危急，须立即抽气抽血，随后进行封闭式胸腔引流，以挽救患者生命。

(6) 颈椎损伤：轻者可无症状，或诉轻微颈痛，头颈保持固定位置。颈椎可能有压痛、叩痛或畸形。颈椎损伤较重者，可出现高位截瘫（四肢瘫痪）或在损伤以下脊神经分布区有感觉障碍，对疑有颈椎损伤的患者要谨慎搬动。搬运时应固定头位，不可过度仰头，以免增加脊髓的损伤，致突然发生高位截瘫或死亡。

(7) 舌骨或锁骨骨折：有局部肿胀、淤血或畸形等，扪之有压痛，有骨摩擦或骨折重叠现象。吞咽时剧烈疼痛，伸舌时疼痛加重，是舌骨骨折的特征。

（四）并发症

(1) 颈深部组织和器官及全身感染：咽食管损伤时易并发颈部蜂窝织炎、咽旁间隙脓肿、咽后间隙脓肿、下颌下腺炎、进行性食管周围炎、食管周围脓肿、咽食管颈部瘘、喉气管颈部瘘和食管气管瘘等。细菌毒素吸收入血，可引起败血症。

(2) 血胸和心包积血：大量出血沿组织间隙进入胸腔和心包等，可导致肺叶和心脏的压塞，出现呼吸困难、心律失常。

(3) 呼吸系统感染：口腔分泌物、呕吐物误吸入气道，引起支气管肺炎和吸入性肺炎。

(4) 动脉瘤、假性动脉：瘤、动静脉瘘和颈部静脉血栓性静脉炎等。

(5) 神经损伤：因颈椎移位或局部肿胀压迫脊神经，甚至造成脊髓横断，或因颈动脉损伤和出血性休克使脑组织长时间缺氧等，均可对脊神经和脑神经造成损害，如休克后脑缺血性神经系统功能紊乱，声带瘫痪，第Ⅶ、Ⅹ、Ⅺ、Ⅻ脑神经损伤，膈肌瘫痪，Horner 综合征，臂丛轻瘫，颈动脉损伤后脑缺血性偏瘫，颈脊髓损伤后高位截瘫和脑膜炎等。

(6) 声门瘢痕性狭窄、气管及食管瘢痕性狭窄等。

(7) 骨骼并发颈椎骨髓炎和锁骨骨髓炎等。

(五) 诊断依据

1. 病史

有颈部外伤史。

2. 临床表现

颈部有开放性伤口；伤口有逸气；患者失声伴吞咽困难、呼吸困难、头部运动异常，有皮下气肿、气胸脊神经损伤等体征。

3. X 线检查

①胸部侧位片：纵隔气肿时，胸骨侧位 X 线片可见胸骨后有空气存在；②颈椎 X 线片：可以协助诊断颈椎移位和骨折等情况；③头颈 X 线片：疑有舌骨骨折时头颈 X 线片可协助诊断；④ CT 扫描；⑤必要时做颈部血管造影。

4. 内窥镜检查

①纤维食管镜检查。咽食管损伤时可行纤维食管镜检查，直接观察咽食管损伤情况。②间接喉镜、纤维喉镜和气管镜检查。疑有喉气管断裂、喉软骨骨折和皮下气肿等情况，可进行间接喉镜、纤维喉镜或气管镜等检查，以协助诊断。

二、急救与专科治疗

颈部穿透伤多为刺刀、子弹或其他锐器穿透颈阔肌而造成。常引起颈阔肌深部的气管、食管、血管及神经损伤，各器官损伤有其特有的症状和体征。依据症状和体征，并结合必要的辅助检查，作出颈部穿透伤的诊断，其治疗包括伤后的急救，明确器官损伤的早期手术及严密观察后出现器官损伤的手术治疗。颈部钝性损伤主要由钝器打击或碰及钝物引起，绞、扼、拳击、摔跌等也能引起。钝性伤中发生多发伤的概率较穿透伤高，处置中应注意是否为颈颅和颈胸多发伤。如有深部组织损伤，其处理步骤类似于颈部穿透伤。

颈部穿透伤可引起呼吸道梗阻及大出血，危及生命，也可能引起不足以危及生命的严重损伤或一般损伤。因此，急救时必须掌握好急救顺序和急救方法。

(一) 急救的顺序

(1) 第一类：威胁生命的颈部损伤，需优先处理，主要包括呼吸道梗阻和大出血。

(2) 第二类：无立即危及生命的严重损伤，需作出检查和早期手术治疗。

(3) 第三类：出现大血肿但未造成通气功能障碍的损伤，需做进一步检查后作确定性治疗的损伤。

(4) 第四类：无重要器官损伤的颈部穿透伤列为第四类，最后处理。

（二）急救方法

1. 保持呼吸道畅通

维持呼吸道畅通必须放在颈部穿透伤救治的首位。其主要方法包括立即解除压迫气管的勒缢物，清除血肿，清除气管内血液等阻塞物，必要时可紧急行气管插管、气管切开或环甲膜穿刺，同时给氧。严重损伤后实施早期插管，避免呼吸道无法控制。

2. 大出血的控制

①动脉性出血者，直接压迫控制所有明显出血点，直至在手术室施行止血为止。②静脉性出血，可采用手指压迫出血部位或用无菌纱布填塞于伤口内控制出血。大静脉损伤不仅可引起严重大出血，还有可能发生空气栓塞。大静脉损伤后，空气进入静脉时，常伴有吸吮声，进入量不多时患者有恐惧、呼吸急促、脉快而不规则及胸痛等症状；大量空气进入心脏内时，出现心脏骤停。发生空气栓塞时立即行心室穿刺，或通过颈内静脉置管抽出空气，有时可挽救患者生命。

3. 颈部制动

明显颈椎损伤的伤员，均应行颈部制动。简单的方法是于头颈两侧置沙袋，以防止头部左右摇摆，避免加重已有的颈髓损伤。

（三）严密观察

颈部穿透伤是一种严重损伤，手术探查约有 50% 的阴性探查率，探查和未探查的病例都有潜在致命性危险，因此，多数学者对无明显器官损伤症状和体征的患者，采取严密观察并辅以选择性手术探查的方案。但对于高能量火器伤病例，由于伤势的演变不易掌握，应以积极手术探查为主。观察要点如下。

1. 血压、脉搏、呼吸的变化

出现血压下降、脉搏变化应确定是否有新的出血；出现进行性呼吸困难，声音嘶哑或刺激性咳嗽，应警惕颈部严重器官损伤。

2. 伤口出血

原有血肿逐渐增大，常伴有活动性出血，伤口内有气体或带血泡沫的血液喷射，提示有气管或食管损伤及与气管或食管相通的血管损伤。

3. 下颈部穿透伤

出血可流入胸膜腔或纵隔，反复胸部检查以便及早发现胸或纵隔出血。

4. 观察及检查

观察中因诊断需要可行 X 线片、血管造影及内窥镜检查。当纵隔气肿或血肿时，X 线片可显示纵隔增宽，血管造影可显示大血管破裂处，支气管及食管镜检查有助于发现气管或食管损伤。观察时间不应少于 72 小时。观察期间出现颈部大血管、气管、食管破损体征时，应毫不犹豫地采取手术治疗。

5. 观察期手术治疗指征

严密观察中出现下列情况之一时，应及时手术探查。①伤口持续出血，脉搏逐渐减弱或消失，呈现巨大扩张性或搏动性特征的血肿；②咯血、皮下气肿、发音困难、构音改变等喉及气管损伤的表现；③呕血、皮下气肿、吞咽困难，伤口流出涎液等咽和食管损伤的表现；④共济失调，臂丛损伤及截瘫症状加重。

（四）颈部穿透伤的手术治疗

颈部穿透伤手术显露的标准切口位于胸锁乳突肌前缘，上至下颌角，下至胸锁关节。这一切口很好显露颈中区所有结构。该切口可沿锁骨上切口延伸，处理颈下区的大多数损伤，亦可延伸为胸前正中切口及前外侧切口，形成门式或反翻式切口开胸。标准颈中区切口可延伸到胸锁乳突肌起点处以更好显露颈上区损伤。颈部主要器官损伤的修复原则如下。

1. 颈部动脉损伤

动脉伤出血猛烈，患者可迅速死亡；如果伤口小，血液不能流出，则形成大血肿，压迫气管发生窒息，形成假性动脉瘤；如相邻大静脉同时损伤，可形成动静脉瘘。紧急时先用指压法止血，然后在胸锁乳突肌内缘显露血管，进行血管修补、端端吻合或血管移植。结扎一侧颈总动脉，40 岁以上的患者中，约有 40% 患者发生偏瘫或死亡。颈内动脉和锁骨下动脉损伤后，都应行动脉修补、对端吻合或血管移植。颈外动脉、甲状腺上下动脉及椎动脉、颌外动脉均可在损伤远近端结扎。

2. 颈部静脉损伤

颈部大静脉受到损伤，虽然也能引起大量出血，但其主要危险在于空气栓塞，尤其是颈根部的大静脉，由于静脉壁与颈筋膜有粘连，损伤后不易塌陷，反而促使空气进入，当空气进入大静脉时，可听到吸吮声，患者有恐惧、呼吸急促、脉快而不规律、胸痛等症状，当大量气体进入心脏，可致心跳停止，患者死亡。大静脉损伤后，应立即用手指压迫，并加压包扎，以制止空气进入。手术处理颈内静脉损伤应以修补、对端吻合或血管移植为原则。已有空气进入者，可将患者头、颈、躯干降低，同时给予加压呼吸，并进行右心室穿刺吸出空气，有时能挽救患者生命。其余静脉损伤都可在损伤远近端结扎。

3. 胸导管损伤

纱布填塞无效的病例立即将胸导管断端予以结扎。

4. 喉和气管损伤

伤员表现为呼吸困难，伤口有血和气泡喷出。如果血液流入气管内，可很快引起窒息，当伤口小（如遭遇刺伤、枪弹伤），气管伤口出来的气不能外溢，可出现皮下气肿、纵隔气肿，必须迅速缝合气管破口，必要时做气管切开。当已发生上纵隔气肿，应立即在胸骨上缘切开颈根部加以引流，使纵隔气体外溢。

5. 咽和食管损伤

伤后可自伤口流出食物和唾液，并发生颈部皮下气肿，当伤口范围小，难以直观判断食管受损时，可让患者服亚甲蓝液，如果其从伤口流出，则可明确诊断患者食管受损，需立即禁饮食，并行扩创将食管伤口修齐，行双层缝合，伤口引流，并置入胃管或行胃造口术。超过 12 小时的损伤，主要给予充分引流，抗炎，经鼻腔下胃管给予鼻饲饮食。当伤口狭小，分泌物不能自伤口排出，但分泌物和食物可直接进入纵隔，以致在 1 ～ 2 日内发生严重的化脓性纵隔炎。此时，应立即行纵隔引流术。上纵隔可从颈根部引流，中、下纵隔可以从脊柱旁切开引流，取脓汁送培养，并做药敏试验，先使用大量广谱抗生素，待培养回报后再调整抗生素的使用。

6. 颈部周围神经损伤

应用显微外科技术吻合神经。

第四节 创伤性膈肌破裂

无论是穿透性还是闭合性胸腹部损伤，均可引起创伤性膈肌破裂（TDR），致使腹腔内脏器疝入胸腔而形成创伤性膈疝。非穿透性腹部损伤引起 TDR 的发生率，占多发性创伤住院患者的 4.6%，占立即死亡病例的 4% ～ 7%。由于 TDR 本身常常缺乏典型的临床征象，加之合并伤的存在，受伤早期往往不易及时作出正确的诊断，容易延误治疗，有的患者在伤后数月或数年后出现并发症时才被发现，有的在尸检时才确诊。因此，对胸腹部严重创伤的患者，医务人员应警惕有无 TDR 发生的可能。

穿透性 TDR 多由枪弹伤、刃器伤等所致。闭合性 TDR 常因胸腹部受到严重挤压或撞击而引起，常因暴力作用部位的差异，合并其他脏器损伤的情况也有所不同：①腹上区、下胸部挤压伤引起的 TDR，多合并有肋骨骨折、肝脾破裂及肠管损伤，伤情复杂而严重，是较常见的一种类型；②腰背部受挤压引起的 TDR，多位于膈顶部，常合并胸、腰椎骨折甚至截瘫；③耻区、骨盆挤压导致的 TDR，常合并有骨盆骨折、广泛的腹膜后血肿、膀胱破裂尿外渗与结肠损伤，伤情复杂，易引起感染；④多部位挤压致 TDR 多为重物挤压，如房屋倒塌、工程中塌方等，常合并颅脑、胸腹及肢体损伤。

一、临床表现及诊断

（一）临床表现

创伤性膈肌破裂的临床表现复杂，容易漏诊、误诊，其症状、体征容易被其他损伤所掩盖。创伤性膈肌破裂的临床表现，取决于创伤性膈肌破裂口的大小，进入胸腔内脏器的种类及多少，以及是否发生梗阻及绞窄等并发症。膈肌裂口较小或创伤初期无腹腔脏器疝入胸腔时，可无膈疝引起的症状，临床表现主要是合并存在的胸腹部脏器伤的相应临床表现；当腹腔脏器疝入胸腔后，出现膈疝的相应症状。常见的临床表现如下。

1. 呼吸与循环功能紊乱

主要原因有：①破裂的膈肌活动丧失，通常一侧膈肌麻痹，可以降低 26% 呼吸通气功能；②腹内脏器进入胸腔使肺受压萎陷，减少了呼吸面积，进入的腹内脏器随呼吸上下移动更进一步干扰了心肺功能；③左右胸腔内压失去平衡，特别是疝入大量腹腔脏器时，使纵隔发生移位，阻碍了心的充盈和正常的心排出量；④肺膨胀不全，肺实质内形成动静脉短路，降低肺血氧合作用，使动脉血氧分压降低，可促发或加重呼吸功能紊乱。

基于上述各种因素的影响，临床上会表现出呼吸困难、发绀、心率加快等症状，甚至出现休克。检查时可见伤侧胸部膨隆，纵隔向对侧移位，伤侧呼吸音消失；肝脾疝入胸腔时相应侧下胸部叩诊呈浊音，胃肠道疝入胸腔时，下胸部叩诊呈鼓音或过度反响，有时胸部可闻及肠鸣音或气过水声。由于大量腹腔脏器的疝入使腹部呈舟状，且有上腹、季肋部压痛，即出现所谓的 Gibson 征。

2. 完全或部分胃肠梗阻症状

由于进入胸内的胃或肠管遭受膈肌裂口的压迫，可出现一系列的胃肠梗阻症状，如腹痛、腹胀、恶心、呕吐，呕吐物呈咖啡样或血性等。

（二）诊断

创伤性膈肌破裂的诊断除了依据上述临床表现外，下列辅助检查对其诊断也有较大帮助。

1. 胸部 X 线片

早期胸部 X 线片可能正常，如有较多内脏疝入胸腔，则可见胸内有含气、液体的胃肠影或实质脏器影像。

2. 胃肠造影

疑有创伤性膈肌破裂时，可插入胃管，于 X 线透视下见胃在胸腔，即可诊断；经口服或胃管注入对比剂，亦可证实胃在左胸腔内，应用对比剂后、拍摄胸片前，应令患者保持头低位 10 分钟。

3. B 超及 CT 扫描

B 超检查可在胸部探测到肝、脾脏的块状影像，破裂部位可探测到局限性液性暗区或胃肠内容物，并能与气胸相鉴别；胸腹部 CT 扫描见胸腔内有胃肠、肝、脾等影像；伯金（Bergin）认为，100% 的左侧 TDR 和 83% 的右侧 TDR 患者通过 CT 能被正确诊断。

4. 胸或腹腔镜检查

如有条件，急诊胸或腹腔镜检查可确诊创伤性膈肌破裂，特别是腹腔内容物尚未疝入胸腔者，该检查具有重要的诊断及鉴别诊断意义，并可在电视内镜下进行膈肌修补，这项检查最好在伤后 24 小时内进行。

对于穿透伤引起的膈肌损伤，在诊断中应注意弹道入口及形状；刺伤时则应考虑武器的种类及长度，有无急腹症的表现等。须强调所有腹部外伤患者行开腹探查时，应对膈肌仔细检查，以免有损伤而被遗漏。

二、急救与专科治疗

无论创伤性膈肌破裂大小，均应进行手术，这是因为创伤性膈肌破裂往往不能自愈，每个病例都面临威胁生命的危险。治疗原则包括还纳并修补腹腔脏器，修复破裂的膈肌，重建胸腹腔的解剖关系。

（一）手术时机

创伤性膈肌破裂必须进行手术修补，但应掌握手术时机，做好术前准备并按下述原则进行。①腹腔脏器进入胸腔较多，肺被压缩萎陷，心脏、纵隔移位，严重影响呼吸、循环功能的患者，应紧急进行手术。②进入胸腔内的脏器发生嵌闭或绞窄，应立即手术，避免疝入脏器发生坏死穿孔。③如合并伤严重，须紧急处理。对无须开胸开腹的 TDR 患者则可继续严密观察，优先处理合并伤，待全身情况稳定后，及早手术。④对于一般症状不重，伤势稳定者，可继续严密观察，争取择期手术。⑤慢性期入院患者，应做好术前准备，包括胃肠道的准备，以便术中损伤胃肠道时可作修补术，而不致引起意外的并发症。⑥妊娠时，一旦确诊创伤性膈肌破裂，应立即手术，妊娠和分娩期腹内压力升高，促使更多的腹内脏器进入胸腔，甚至引起胃肠梗阻或绞窄。

（二）手术切口的选择

目前对急性期手术的径路尚有不同的意见。

1. 主张经胸切口的理由

①对于破裂膈肌（特别是右侧膈肌）的修补显露较佳；②因挤压、撞击使腹内压骤然升高而引起的创伤性膈肌破裂，且无明显腹腔内脏器伤征象时；③胸腔内脏器损伤需要剖胸者。

2. 主张经腹切口的理由

①创伤性膈肌破裂常合并需要处理的腹腔内脏损伤；②急性期进入胸内的腹腔脏器无明显粘连，易于还纳；③大多数胸内损伤患者不需要开胸处理。

如创伤性膈肌破裂早期并怀疑有腹腔脏器损伤，特别是怀疑有内脏破裂，最好采用经腹切口。对受伤时间较久，或伤后确诊早而又排除有腹内脏器损伤者，主张采用经胸切口。对同时需要处理胸及腹腔手术者，可分别做胸部及腹部切口，尽量避免用胸腹联合切口，因胸腹联合切口会切断肋弓，将降低胸廓的稳定性，对胸廓已经受伤、呼吸功能不良的患者来说是不利的。

3. 创伤性膈肌破裂的修补技术

枪弹伤或刺伤所致的创伤性膈肌破裂，将裂口边缘清创，用粗的不吸收线间断缝合。对急性闭合伤所引起的创伤性膈肌破裂，将腹腔内容物还纳入腹腔后，仔细修剪破裂的膈肌边缘，拉拢两边，在无张力情况下，用粗丝线双重间断缝合。采用双层或单层缝合均可，关键是每一针缝合都要仔细穿过全层组织（包括胸膜、膈肌和腹膜），缝针距缺损边缘约 1cm。单纯缝合修补多无困难，但在慢性期行修补手术时，可能因膈肌萎缩无法单纯缝合。此时最好采用心包、胸壁或筋膜做成的自体游离植片。

慢性期创伤性膈肌破裂，如果脾脏进入胸内，可行脾切除。经胸切口利于切除脾脏，且切除脾脏后，更有助于实施游离及还纳腹腔内脏器等操作。如发生绞窄，裂口内容物已坏死（如大网膜及肠、胃等），应将失活的组织切除，恢复胃肠道的连续性。

创伤性膈肌破裂行手术修补的患者，术前应放置胃管，充分减压，以免麻醉诱导时引起反流和误吸，进而引发吸入性肺炎；术中应首先还纳胸腔内的腹腔脏器，控制出血后，再仔细探查胸、腹腔脏器，避免漏诊，处理好胸腹腔脏器损伤，用大量生理盐水冲洗后再行膈肌修补；术后亦应持续胃肠减压，防止腹胀。积极防治肺部并发症，尽快使受压萎陷的肺复张。

4. 创伤性膈肌破裂的内镜治疗

电视内镜治疗方法具有损伤轻、视野清晰的优点，不仅能避免开胸或开腹造成的并发症，而且术后恢复快，兼具诊断和治疗的双重效能，适用于急、慢性期 TDR 患者。多数学者认为，单纯的创伤性膈肌破裂采用胸腔镜效果好，而对并发腹腔脏器损伤者，最好采用腹腔镜。其术前、术后处理与一般的剖胸、剖腹探查手术大体一致。

第五节　胸导管损伤

一、概述

胸导管是全身最长最粗的淋巴管，变异较多。正常成年人全长 30 ～ 45cm，直径约 4mm，呈灰白色，有一定的光泽和弹性。胸导管负责收集全身 3/4 淋巴液，以 0.39 ～ 1.38mL/（min • kg）的流速注入静脉，每日输送量为 1500 ～ 2500mL，在进餐、进水后，其流量、流速均可增加 20% 左右。胸导管损伤又称创伤性乳糜胸，是指胸导管及其较大分支损伤、破裂，引起胸腔内乳糜液潴留，其实质是一种淋巴内瘘。创伤及心胸、血管外科手术的广泛开展，使乳糜胸的发生率明显增加；而外伤引起的乳糜胸较少，仅占全部病例的 15% ～ 25%。最易受伤的部位为胸段，其次为颈段。

胸导管损伤常由钝性、锐性胸部创伤和手术损伤引起。

(1) 手术损伤：大多数的胸导管损伤是由于手术引起，特别是在左锁骨上区手术，如行颈淋巴清扫、前斜角肌切断、甲状腺癌根治等手术时容易发生，锁骨下或颈内静脉穿刺亦可伤及胸导管。而胸内胸导管损伤则以食管癌切除术最多见。

(2) 钝性胸部创伤：闭合伤所引起的胸导管损伤，常因脊柱突然过度后伸、高处跌落或胸部受严重挤压所引起，约 1/5 的患者合并有脊柱或后肋骨折。

(3) 穿透性胸部创伤：因胸导管细小，位置又深，周围有大血管及其他重要脏器，穿透伤引起的胸导管损伤非常罕见，一旦发生，往往伴有其他脏器和大血管损伤破裂。

二、临床表现及诊断

(一) 乳糜胸

胸导管损伤患者伤后一般不立即出现乳糜胸，早期主要表现为血胸，待血胸消除后，才发现胸腔抽出液不正常。大多在伤后 2 ～ 10 日出现，少数患者也可在 2 ～ 3 周出现。

(二) 伴随症状

大量乳糜积聚于胸腔，可压迫肺并使纵隔向健侧移位，可引起心包外心脏压塞或心脏明显移位。患者表现出胸闷、气急、心悸，甚至血压下降等症状。如未及时治疗，可因大量地丢失营养，在短期内造成全身消耗、衰竭或合并其他严重并发症而死亡。因乳糜内含大量淋巴细胞，抗感染力强，故合并感染并不多见。

(三) X 线检查

胸腔大量积液、纵隔移位、肺萎陷等征象，偶尔有心影或纵隔增宽。

(四) 胸腔引流液的性状

胸穿或闭式引流有大量乳白色奶样液体排出，但早期可为血性液体，上面飘浮一层油脂；禁食的患者，乳糜液中含脂肪甚少，有时误认为一般胸腔积液。

(五) 胸腔引流液实验室检查

进行以下检查即可明确乳糜胸的诊断，并与脓胸相鉴别：①无菌生长；②无气味；③含有大量淋巴细胞或外周血中淋巴细胞缺乏；④呈碱性反应；⑤加乙醚振荡后即变为澄清液，乳白奶样颜色消失；⑥涂片苏丹Ⅲ染色显微镜下观察，可见大量脂肪球；⑦口服亲脂肪染料，可使流出的乳糜着色，而其他渗出液则无着色。

三、急救与专科治疗

胸导管损伤导致的乳糜胸，处理较困难，易出现并发症，病死率高。一般认为，创伤性乳糜胸应首先行闭式引流，复张肺和解除呼吸困难；其次是减少乳糜的形成，经 2 ～ 3 周后多数胸导管破裂可自行愈合。如经 1 ～ 2 周观察，乳糜排出量未减少，应考虑手术治疗。

（一）非手术治疗

非手术治疗基于胸导管伤口多可自愈并能发展侧支淋巴回流，包括下列 4 个方面。

1. 支持疗法

给予高蛋白、低脂肪及高热量饮食，输血或血浆，补充丧失的体液，维持水、电解质平衡，应用维生素及抗生素等，最好采用全胃肠外营养支持治疗。

2. 生长抑素治疗

在支持治疗的同时可酌情给予生长抑素治疗，能有效地降低乳糜的生成，避免了开胸手术带来的并发症，有利于瘘口尽早愈合。

3. 排出胸腔内乳糜

常用方法是对胸腔进行连续穿刺以抽取乳糜液，也可采用胸腔闭式引流，并采取 2.45kPa（25cmH_2O）左右负压持续吸引的方法，能减少肺部并发症，有助于胸导管裂口愈合。

4. 呼吸末正压呼吸

有学者报道采用呼吸末正压呼吸作为辅助治疗，配合闭式引流和全胃肠外营养支持，使纵隔胸膜面的乳糜漏闭合。但也有部分学者认为，呼吸末正压呼吸治疗乳糜胸的临床效果值得进一步考证。

（二）手术治疗

经非手术处理后，若乳糜排出量不见减少，则应及时手术。一般根据患者全身情况及乳糜引流量决定手术时机，如果引流量大，则不应观察时间太久，3 ～ 7 日不见减少就应手术，否则大量乳糜丢失营养造成衰竭及水、电解质紊乱以致死亡。有学者提出当乳糜丢失量大，成人超过 1.5L/d，并持续 5 ～ 7 日，或儿童＞ 100mL/d 时，则应行手术治疗。

1. 术前准备

除了支持治疗、纠正水及电解质失调及输血、输液外，应尽可能将胸内积液排净，使肺膨胀、改善缺氧状态，防止手术时侧卧位时对纵隔、心压迫而引起的不良影响。近年来有学者主张术前行淋巴管造影术，这有助于对术中了解胸导管破口部位和大小。另外，术前 2 ～ 3 小时口服或胃内注入高脂肪食物，并加以亲脂肪的食物染料，如苏丹Ⅲ等，亦可于腹股沟部皮下注射染料，术中可见染色乳糜流出，有助于找到瘘口。

2. 胸导管结扎术

胸导管结扎是使通往胸腔的通路闭塞，促使胸导管上的裂口形成瘢痕，从而达到治疗目的。方法是从积液侧开胸，找出瘘口，用粗丝线在其上、下方双重结扎，继续检查，如漏液停止且无其他部位损伤时即可关胸。若为双侧乳糜胸，则选择右侧开胸，在膈上部经后纵隔，于脊柱前方，奇静脉和降主动脉之间寻找胸导管，用丝线做双重结扎。如果胸导管离断，术中仅找到远侧端，则只结扎远端即可，胸导管有完整的瓣膜可阻止乳糜反流。一般认为胸导管不同平面均可结扎而不会产生不良影响，因淋巴管容易建立侧支通道，并且能形成静脉淋巴吻合。

3. 胸导管吻合术

若胸心手术中的损伤或剖胸探查时能及时发现或找到断端，可望通过对端吻合或通过淋巴管与静脉吻合，重建胸导管解剖。

4. 局部加压包扎

对颈部乳糜瘘患者多采用局部加压包扎方法，胸导管瘘口可自行愈合，效果良好。

5. 胸腔镜治疗

乳糜胸的内镜治疗是一种安全、准确、有效的治疗方法。在胸腔镜下结扎胸导管能取得良好效果，避免了开胸探查带来的并发症；亦有学者在电视胸腔镜下因无法找到胸导管和瘘口，用纤维蛋白胶和可吸收泡沫材料置于壁层胸膜或纵隔胸膜表面，或采用化学性胸膜固定术（滑石粉处理胸膜）治疗，可取得满意效果。

6. 其他治疗

在有凝固性血胸、乳糜胸和胸膜严重粘连时，分离胸导管和结扎会面临较大困难。在此情况下，有学者表明，可向受伤区域注射 10% 的碘溶液以加速粘连的形成，或缝合淋巴管瘘的上下端组织，再用肌瓣予以加固。

第六节　常见脊柱、脊髓损伤

一、概述

（一）脊柱的解剖与生理功能

1. 脊柱解剖

脊柱是人体的中轴支柱，主要承担支持头颅、胸腹盆腔器官及上下肢的功能，人体脊柱包括 7 个颈椎、12 个胸椎、5 个腰椎、5 个骶椎及 4 个尾椎，其中骶椎和尾椎融合为骶骨和尾骨。大部分椎骨由椎体和椎弓组成，椎弓两侧有横突和上下关节突，构成滑液关节，使脊柱能进行前屈、后伸和旋转等运动。椎骨通过多种韧带和椎间盘连接，形成 24 个运动节段，支持脊柱的三维运动。脊柱内部的椎管自 L1 以上为脊髓，L2 以下为马尾神经，侧面观察脊柱有四个生理弯曲增强其弹性和支持力。脊柱的椎体和附件结构复杂，包括椎弓、椎板、关节突、横突和棘突，以及多种韧带和椎间盘，这些都是维持脊柱稳定和运动的关键部分。正常情况下，脊柱可以进行多方向的活动，任何结构的损伤都可能引起相应的临床症状。

2. 脊柱功能

脊柱的功能是支持躯干和保护脊髓，同时具备负重、运动、缓震及平衡等作用。脊柱上端承托头颅，与胸骨、肋骨构成胸廓，与髋骨组成骨盆。上肢借助肱骨、锁骨和胸骨，以及肌肉与脊柱相连，下肢借助骨盆与脊柱相连。上下肢的各种活动均通过脊柱调节，来保持身体平衡。脊柱的 4 个生理弯曲，使脊柱如同一个弹簧，能增加缓冲震荡的能力，提升姿势维持的稳固性。椎间盘也可吸收震荡，在剧烈运动或跳跃时，可防止颅骨、大脑受损伤，对保护胸腔和盆腔器官也起到重要作用。另外，脊柱具有很大的运动功能。

（二）脊髓的解剖与生理功能

1. 脊髓的保护结构

（1）硬脊膜：由致密结缔组织构成，厚而坚韧，形成一长筒状的硬脊膜囊。上方附于枕骨大孔边缘，与硬脑膜相连，向下在平第 2 骶椎高度形成一盲端，并借终丝附于尾骨。

（2）脊蛛网膜：薄、柔软、透明，无血管，包绕脊髓下端及马尾神经根，位于硬脊膜与软脊膜之间。

(3) 软脊膜：富含血管，紧贴脊髓表面，提供营养，贴合神经根，通过蛛网膜下腔与硬脊膜相连。侧面有齿状韧带，支撑脊髓。

2. 脊髓的外部形态

(1) 位置：位于椎管内，上端与延髓相连，下端细化成脊髓圆锥，转为终丝。

(2) 形态：呈扁圆柱形，颈髓横径较大，约 1cm，男性约长 45cm，女性约长 43cm。颈、腰部有神经的膨大处。

3. 脊髓血液循环系统

(1) 动脉：包括脊髓前、后动脉和节段动脉，共同形成血管链。分布于椎间孔，营养脊髓。

(2) 静脉：脊髓静脉与动脉分布一致，血液从沟静脉和软脊膜静脉丛流向椎静脉丛。

4. 脊髓淋巴系统

脊髓淋巴系统与脑蛛网膜下腔和颈淋巴结相连，脊髓无真正的淋巴管。

5. 脊髓生理功能

(1) 传导功能：分为感觉传导（内脏感觉、躯体感觉、痛觉、温觉、本体觉和触觉）和运动传导两个方面，支配内脏、躯体神经营养和反射活动。

(2) 自主神经系统：分为交感和副交感神经系统，管理内脏和心血管系统的活动。

(3) 反射活动：脊髓作为反射的初级中枢，参与由简单至复杂的反射活动，如牵张反射和屈肌反射等。

二、常见脊柱、脊髓损伤

（一）颈椎与颈髓损伤

颈椎与脊髓损伤患者，绝大多数为青壮年，现在逐渐向老龄化发展，在汽车交通伤、灾害、战争中均较常见。常伴有四肢瘫痪，后果严重，须积极抢救。

1. 概述

(1) 颈椎损伤机制：颈椎在遭受暴力冲击时，可能出现过屈、过伸、侧屈、旋转或剪切等情况，导致颈椎损伤或合并脊髓损伤。此外，当患者低头时，重物从高处落下直接打击颈部也会引起损伤。尤其在交通事故中，车辆高速行驶时突然刹车或停驶时突然启动，或因后方车辆的突然撞击，由于靠背较矮，头部缺乏支撑，乘客的头部会因惯性作用继续向前或向后摆动，导致颈部过屈和过伸，造成联合损伤。这类损伤常在 X 射线下无异常征象，但应加以重视。如果纵向暴力作用轴与头部成一直线，可导致寰椎或下颈椎爆裂骨折；侧方暴力或旋转暴力则可能引发复杂类型的骨折。

(2) 颈椎损伤分类：颈椎损伤有多种分类方法，主要根据解剖位置和损伤机制进行分类，当前以损伤机制分类为主。

① 屈曲型损伤。

上颈椎：寰椎前脱位；齿状突骨折合并寰椎前脱位；寰枢椎旋转半脱位等。

下颈椎：颈椎半脱位及单纯压缩骨折；颈椎骨折脱位可伴有或不伴有关节突交锁。

② 侧屈型损伤。钩突骨折。

③ 伸展型损伤。

上颈椎：寰椎前弓撕裂骨折；寰椎后弓骨折；枢椎椎弓骨折。

下颈椎：伸展性脱位，伸展型骨折脱位；椎板骨折。

④ 旋转型损伤。单侧小关节脱位；单侧关节突骨折。

⑤ 纵行挤压损伤。寰椎爆裂骨折（Jefferson 骨折）；其他颈椎爆裂骨折及矢状骨折。

⑥ 纵行牵拉损伤。纵行分离骨折脱位。

(3) 颈髓损伤的病理与分类：由于颈髓损伤部位高低的不同，其临床表现有明显区别，治疗也有所不同，预后也不一致。故临床将其分为上颈髓（$C_{1\sim4}$）损伤和低位颈髓（$C_{5\sim8}$）损伤。

① 上颈髓损伤：上颈髓为延髓的延续，位于枕骨大孔、寰枢椎和颈部位。除外伤引起该部位骨折脱位外，常可并发脊髓损伤。该部的先天性解剖畸形，如颅底扁平、寰枕融合、齿状发育畸形等，可造成上颈椎不稳定，轻度外伤即能引起上颈髓受压。应与上颈椎骨折脱位所致上颈髓损伤区别。严重的上颈髓损伤会由于波及呼吸中枢而引起呼吸麻痹、呼吸困难或呼吸道机械阻塞，可迅速导致死亡。如为部分损伤，则表现为四肢不全瘫痪。由于延髓受到外伤的影响，可出现延髓的血管运动障碍和其他严重的内脏功能紊乱，除此尚可出现植物性神经功能紊乱。

② 低位颈髓损伤：该部为颈膨大部，其颈髓受损，可出现四肢瘫痪。上肢常为弛缓性瘫痪，而损伤平面以下为痉挛性瘫痪。如颈膨大部以上损伤，则有膈肌麻痹；下颈髓损伤时，由于上肢主要神经未受损伤，只表现上肢的手内肌瘫痪和尺神经麻痹，其他功能尚正常，而下肢出现不同程度的瘫痪。除上述表现外，低位颈髓损伤尚有括约肌和植物性神经功能障碍。

2. 临床表现与诊断

患者颈部受伤后，局部有疼痛和功能障碍。患者有尿潴留或膀胱胀满后的充盈性尿失禁，大便秘结或失禁。如合并有颈髓损伤，常伴有四肢瘫痪，检查有感觉消失或减退的平面。对怀疑有脊髓损伤者，必须做神经系统详细检查，以明确脊髓损伤的程度和类型，为治疗和预后提供依据。

根据上述病史与临床体征，即能诊断颈椎损伤以及有无脊髓损伤。但为了确定骨折类型、程度、是否稳定，必须做X线检查。对上颈椎损伤，除拍正侧位、斜位片外，还必须拍张口位，以明确有无寰枢椎脱位和骨折。此外需做 CT 扫描和磁共振成像检查，既可了解骨折和椎管的情况，又能了解脊髓损伤情况，对指导治疗和估计疗效有所帮助。

3. 急救及专科治疗

制定颈椎损伤治疗方案时，必须明确几个问题：①颈椎损伤是稳定的还是不稳定的，有无合并脊髓损伤；②损伤的类型和程度，当然也须重视有无其他合并伤和休克。在未确定治疗前，须做好颈部制动，以防在检查、拍片等搬运中造成再损伤。

(1) 常规治疗：①无论是否伴有脊髓损伤，均按危重患者处理，包括各项急救措施的准备（气管切开或急诊插管的准备、肺功能的监护等），向上级及家属申报病危通知。②以非手术疗法为主，由于该处椎管矢状径最大，脊髓仅占矢径的 1/3（另 2/3 分别为齿状突及有效间隙），因此只要采用 Crutchfield 牵引弓或 Glission 牵引带将颈椎处于牵引状态，其椎管形态易于复原（或部分复原）即可。事实上，于外伤当时，上颈髓明显受压者多因呼吸障碍或因伤及延髓生命中枢，而在事故现场即已死亡。③因该处椎节多呈不稳状态，异常活动易引起颈髓受压，因此务必严格制动，保持局部的稳定。但在牵引下应让患者作正常的定期翻身活动，以防引起头后部及骶部等处出现压迫疮。

(2) 早期牵引与颈部制动常用的有以下 5 种方式。

① 枕颌带牵引法。该方法简单可靠，不需要复杂的装备。但是长期使用，以及牵引力量很大时伤员不舒服，适用于没有颈椎骨折脱位临时牵引。

② 颅骨牵引法（Crutchfield）。成年人的颈骨折一般情况下均以此种骨性牵引为首选。其不仅有利于骨折的复位、椎管的复原，而且便于护理及各种并发症的预防。牵引时间一般为 3 ～ 6 周。

适应证：整复颈椎骨折或脱位；或作为颈椎的外固定方式，防止脱位的发生或加重。

颅骨牵引的方法：患者剃发仰卧，床头抬高 30cm，按照牵引方向调整好头颈位置，颈部两侧用沙袋固定。在头皮上标记两条线，第一条水平线连接两耳郭最高点，经过头顶与床面平行；第二条中轴线前对准鼻梁，后对准枕骨粗隆，找出与水平线交汇的一段。消毒头皮并铺盖无菌巾，张开牵引弓的两臂，中点对准颅骨上两条线的交点，两钩与第一条线的交点即为钻孔点。局部麻醉后，用小刀在头皮上切开直至颅骨外膜，用深度为 3 ～ 4mm 的安全钻头钻透颅骨外板，钻透时有落空感。将牵引弓的两臂张开，将钩放入钻孔内，收拢牵引弓双臂并固定牢固。最后，调整牵引力线和牵引重量。

③ Halo 牵引。其适应证与颅骨牵引法（Crutchfield）相似，因其可让患者早日下床活动，尤其是 Halo-Vest 型，颇受某些患者欢迎。

④ 头 - 颈 - 胸石膏。适用于病情稳定之后期病例。此时患者可下地活动。一般持续 5 ～ 6 周。

⑤ 颈胸支架。亦用于后期病例及轻型者。

(3) 保持呼吸道通畅：对呼吸有困难者，应及早行气管切开术。

(4) 脊髓脱水疗法：凡有脊髓刺激或受压症状者，均应予以脱水疗法。除限制钠盐及钾盐外，伤后第一天即用地塞米松 10 ～ 20mg/d，分 2 次静脉滴注，3 日后递减，6 ～ 8 日后停药。同时可用 50% 葡萄糖液 40 ～ 60mL 静脉注射，每 6 小时滴注 1 次；2 次间隔切勿超过 8 小时，以防引起反跳而加重脊髓水肿反应。静脉滴注之液体以 10% 葡萄糖液为佳。

(5) 预防并发症：长期卧床情况下，易引起压疮、栓塞性静脉炎、坠积性肺炎及尿路感染等并发症，应注意预防。一般病例均应给予预防量抗生素（以广谱的青霉素及链霉素为多用）。

(6) 功能锻炼：在治疗的全过程中，均应鼓励患者做以四肢为主的功能锻炼。肌力较好者尽可能地让患者在床上做引体向上运动。

(7) 早期手术治疗：于急性期少有病例需要立即施术者。原因如下。①此处手术十分危险，除术中易引起死亡外，在搬运过程中稍有疏忽即可出现严重后果；②因颈椎不稳引起颈髓受压者，在早期均可通过牵引等而获得矫正，无须施术；③非手术疗法未获得患者满意，可于后期施术。

① 上颈椎融合术或减压融合术。上颈椎融合术适用于上颈椎不稳定损伤，如寰枢椎

脱位、齿状突骨折脱位、寰椎爆裂骨折、枢椎椎弓骨折、寰枕脱位等。减压融合术适用于上述病例合并脊髓损伤。

② 下颈椎融合术或减压融合术。下颈椎融合术适用于下颈椎不稳定，如屈曲型颈椎半脱位、无关节交锁的颈椎骨折 - 脱位、有关节交锁的颈椎骨折 - 脱位、下颈椎爆裂骨折、伸展型下颈椎骨折 - 脱位、单侧小关节交锁或骨折 - 脱位、下颈椎爆裂骨折等。对伴有低位颈髓损伤则加作减压融术。

(8) 后期治疗。指伤后 6 ～ 12 周以上者。

① 非手术疗法。主用于具有颈椎不稳症状者。视病情轻重及条件而酌情选择。

② 手术疗法。对非手术疗法无效（主要指颈椎不稳症）或骨性致压物非手术无法消除者，则需要手术治疗。

(二) 胸腰椎骨折

胸腰椎是脊柱损伤的好发部位，特别是胸腰段。胸腰椎骨折主要由交通事故，如撞车、翻车等引起，也可由高处跌落或背部屈曲时被由高处落下的重物直接打击背部而引起，常合并有脊髓损伤。

1. 概述

(1) 损伤机制：胸腰椎骨折的原因以间接暴力为主，其次为旋转暴力，再次为直接暴力，由于暴力不同，引起胸腰椎骨折的类型各异。

(2) 分类：目前对脊柱损伤分类尚无统一方法，过去各种单一分类方法各有其侧重点，如 Denis 三柱理论，是根据损伤累及的范围，将脊柱损伤分为前、中、后柱损伤三部分，该分类虽可表达脊柱受累范围及稳定性，但不能反映椎管受累情况。按胸腰椎损伤机制可分屈曲压缩性骨折、爆裂性骨折、屈曲牵张型损伤等 6 型。

① 屈曲压缩性骨折。最为常见，多见于胸腰段损伤。此类负荷伤力明显前倾而偏离脊柱轴心，使脊柱的前柱为支点，起着铰链作用。前柱遭受挤压，椎体前缘受压后呈楔形变，而后柱遭受到张力性损伤，轻者不发生断裂，重者可发生撕裂。根据 X 线检查与 CT 扫描，可分为 3 种。

a. 单纯前柱受压楔形变，一般压缩不超过 1/2，前纵韧带不断裂，中、后柱基本正常。

b. 前柱压缩同前，但后柱由于张力的继续而引起棘上和棘间韧带撕裂，因中柱正常而不同于屈曲牵开型损伤。

c. 前、后柱损伤同前，因屈曲压缩力的继续引起中柱也受压，X 线检查和 CT 扫描可见椎弓根有分离表现，但 CT 扫描椎体后壁完整，椎管内无骨碎片及椎间盘组织，此为与爆裂性骨折的不同点。这一类型一般很少有脊髓受损的症状。

② 爆裂性骨折。这类型自 CT 扫描问世后方被认识，脊柱遭受轴向或近似轴向的负荷伤力，椎体呈横向破坏，使椎体失去负重能力。X 线检查与压缩型骨折不易区别，但 CT 扫描可明确椎体的损坏程度，正位 X 线检查可见椎弓根分离与椎板纵裂，有助于诊断。根据 CT 扫描结果，可将此型分 5 种。

a. 纵向暴力使椎体的上、下椎板同时损坏，骨折块后移进入椎管，上下邻近的椎间盘可突入爆裂的椎体。

b. 暴力使椎体上板损坏，临床最多见。

c. 暴力使椎体下板损坏，临床较少见。

d. 因合并有旋转暴力，脊柱骨折旋转排列，常误诊为脱位，但椎体有爆裂型的特征，即出现椎弓根分离增宽、椎体破裂、椎板纵行骨折、骨块向椎管移位、椎体后缘高度减少等表现。

e. 因合并有侧方屈曲力，脊柱侧方弯曲，骨折线斜形通过椎体，表现出椎体分离、椎弓根间距增宽等爆裂型的特征，此外，有时合并有横突骨折。

③ 屈曲牵张型损伤。这类型损伤多见于胸腰段，常见于用安全带所造成的胸腰段骨折，故又称安全带型损伤。该型损伤是以前柱为支点，后、中柱遭受严重张力损伤，使后、中柱发生张力性破坏分离。

④ 剪切损伤。该型损伤由水平暴力造成，致使脊柱遭受损坏，脊柱向前、向后或向侧方平移，椎体的高度不变；前后纵韧带撕裂，关节突骨折，像刀切一样，故又称切片骨折，单纯这类损伤不多见，常合并其他损伤出现。

⑤ 过伸型损伤。该型以后柱为支点，暴力使前、中柱遭受张力性损伤而分开。后柱不同程度压缩，表现棘突间距减少。由于这一类型常能自行复位，在临床上常被疏忽。但由于常伴有脊髓损伤而应引起重视。

⑥ 屈曲旋转型。该型前柱遭受旋转屈曲暴力，而后、中柱遭受旋转张力性损坏，X 线检查和 CT 扫描可见一侧小关节跳跃或椎弓根骨折合并椎体间移位。因旋转是以椎体前缘为支点，前纵韧带可无断裂，但椎间盘、后纵韧带和后柱的韧带遭受旋转张力的损坏，而呈广泛性断裂。这是一种很不稳定的脊柱骨折，由于骨折移位与广泛的韧带断裂，因此常伴有严重的脊髓损伤，故应高度重视。

除以上类型的骨折外，尚有单独的横突、棘突、小关节突等骨折。因其多为稳定性骨折，又不伴脊髓损伤，故无须特殊治疗。

（3）脊髓损伤：胸腰椎脊髓损伤的病理和分类，与概述中所介绍的脊髓损伤病理和分类是一致的，故不再重复。但在腰椎损伤中由于解剖部位的特性，该段系马尾神经，损伤后表现为马尾损伤综合征，具体表现为根性不全性迟缓瘫痪。

2. 临床表现与诊断

患者受伤后局部疼痛显著，活动时疼痛加剧。即使脊髓未受损，患者也会因疼痛而避免活动。如脊髓受损，可能出现一侧或双侧下肢瘫痪、尿潴留或尿失禁、便秘或大便失禁。此外，可能合并其他内脏损伤，严重者可能出现休克。

诊断脊柱损伤并不困难，但为了了解骨折的程度和类型，指导治疗及预估疗效，需进行 X 线检查。除常规正侧位片外，必要时还需拍斜位片、点片和断层片。此外，CT 扫描可以明确骨折的程度和类型、椎管变形的情况、后缘有无骨折，以及椎管内有无骨片、椎间盘、黄韧带或血肿等，为治疗提供可靠依据。为了防止遗漏，每一断层之间的距离应在 3mm 以内。对合并脊髓损伤者，还需进行磁共振成像（MRI）检查，以明确脊髓损伤的性质和程度，为治疗提供依据并评估预后。

3. 急救及专科治疗

脊柱的稳定性对骨折治疗方式和方法的选择具有极其重要的意义。在诊断和处理胸腰段骨折时，需以脊柱是否稳定为着眼点。Denis 认为，三柱理论中有两柱或两柱以上受累即可判定为不稳定；也有学者认为脊柱骨折后的稳定性取决于椎体完整性、后部结构受损情况及脊椎排列变化，若其中两项受累即可视为不稳定。治疗时还需考虑有无合并脊髓损伤，以及其他脏器损伤和休克。

(1) 非手术治疗：对于稳定性胸腰段骨折，可采用非手术疗法。例如，单一的腰椎屈曲型压缩性骨折可卧硬板床或腰部垫枕，早期进行腰背肌功能练习，3～4周后可下床，并继续康复训练6个月。对多发性屈曲型压缩骨折应采用过伸复位法，石膏背心固定，并坚持戴石膏背心的康复训练。3～4个月后可拆除石膏背心。

(2) 手术治疗：脊柱骨折治疗的目的是实现脊柱的持久无痛性稳定。对于不稳定骨折及骨折脱位者，多数主张减压、植骨融合、内固定的手术方式，以恢复和维持正常脊柱序列，预防脊髓再损伤，便于护理和预防各种并发症。目前，前路、后路或前后联合施术及内固定方式尚无统一标准。

① 前路手术。所谓前路手术系指通过椎体前方或侧前方处理椎节病变的术式。椎体解剖部位深，技巧上要求高，操作复杂。因90%以上的致压物来自椎管前方，故前路手术可直接切除致压物，充分解除脊髓压迫，能较好恢复神经功能。前路手术适应证包括：a. 不完全脊髓损伤或有前脊髓综合征，经X线检查或CT扫描等影像学检查证明椎管前方有致压物并需切除，而后路又难以切除者；b. 椎体爆裂性骨折致前、中柱不稳者；c. 椎体高度减少50%以上，估计后路难以间接复位者；d. 陈旧性脊柱骨折合并后凸畸形或伴不全瘫者；e. 后路手术减压不彻底，椎管前方仍有致压物者。

② 后路手术。骨科传统术式，因其操作简便，深受骨科医师青睐，但对胸腰段骨折病例，因其致压物大都来自椎管前方，故选择术式时应予全面考虑。后路手术适应证：a. 损伤以后柱为主，只有经后路才能对受损组织进行处理者；b. 胸腰椎骨折合并脊髓完全性损伤，可按急诊立即施行减压、复位、内固定术，尤其伤后6小时以内来诊者；c. 进行性脊髓损伤与伤节病变不稳有关，并排除外血管因素者；d. 脊髓神经功能恢复到一定程度即停滞不前，经X线检查、CT扫描或磁共振成像检查证实椎管后方有骨性致压物者；e. 屈曲分离骨折者。

③ 手术时机。a. 伴有明显脊髓损伤者，最好于6小时内施术。由于受各方面因素的影响，临床上很难达到，即使伤后72小时以内手术，亦可减少并发症、缩短住院时间。b. 伴有明显骨折脱位者，应争取伤后1周内手术，易于使骨折及脱位还纳。超过2周则难以复位，受伤3周以上者属难以复位的陈旧性病例，受伤3个月以上者属择期手术病例。

第七节 高速枪弹伤

枪弹按初速的不同而分为低速、中速和高速3种：＜366m/s（1200ft/s）者称为低速，如一般手枪弹；在366～762m/s（1200～2500ft/s）之间者称为中速，如卡宾枪和冲锋枪弹；＞762m/s（2500ft/s）者称为高速，如目前所使用的部分步枪弹，其所致的损伤称为高速枪弹伤。

一、伤情特点

（一）瞬时空腔大组织损伤重

高速枪弹的重量轻、速度快，进入体内后易于失稳而发生翻滚。据统计，5.56mm的高速枪弹在进入人体内6～7cm后就开始翻滚，而7.62mm的普通枪弹在进入人体内

15 ～ 20cm 处才开始翻滚，人体的平均厚度仅为 14cm，故高速的 5.56mm 弹较 7.62mm 弹更易在人体内发生翻滚。一定形状的投射物在人体组织内翻滚时，作用于人体的力要比不翻滚时大 10 ～ 20 倍，即释放给组织的能量大为增加。与此同时，形成的瞬时空腔亦相应地增大，对组织损伤重。

（二）伤道出口远较入口大

如前所述，5.56mm 弹头进入体内 6 ～ 7cm 后就开始翻滚，使伤道形成扩大部。如果伤道长于 7cm，且为贯通伤时，则出口部相当于伤道的扩大部，故出口远比入口大（表 4-1）。

表 4-1　两种弹头致伤后伤道口面积比较

弹头类型	入口面积 /cm^2	出口面积 /cm^2	出口面积 / 入口面积
7.62mm 弹	0.30±0.08	0.79±0.38	2.69±1.39
5.56mm 弹（未炸裂）	0.23±0.06	4.37±3.73	22.43±20.95
5.56mm 弹（炸裂）	0.28±0.03	19.72±13.86	69.66±49.70

二、防治原则

各种野战工事均具有良好的防护效果。进攻时，戴上钢盔、利用地形地物、采取隐蔽动作，都可减少致伤机会。避弹衣也有一定的防护效果。

火器伤治疗原则对高速枪弹伤的治疗也是适用的，但须特别注意以下 3 点：①切口要充分扩大，清创要尽量彻底。高速枪弹伤的入口多较小，而深部组织损伤多较重。因此要充分暴露伤道的深部，必要时将伤口扩大，尽量充分清除坏死和失活组织、积血、血凝块和异物，消灭无效腔，以减少细菌繁殖的机会。②检查要仔细全面。高速枪弹伤时，伤道本身，由于早期损伤组织与正常组织的界限常不明显，可能清创不彻底，远离伤道的部位也可能发生不同程度的损伤。为此，要对伤道及其周围组织作仔细而全面的检查。如发现清创不彻底，还可再清创。③区别对待不同的损伤组织和脏器。不同的组织和脏器，受高速枪弹作用后，吸收和传导能量的程度有所不同。例如，肺组织弹性较大，含气较多，吸收和传导的能量较少，损伤的组织亦较少；肌肉组织易于吸收和传导动能，损伤范围较大，故常须做较广泛的切除；包裹肌肉的筋膜，由于其韧性大，对血液循环的耐受力较强，故可酌情少切。

第八节　急性放射损伤

由核辐射或其他来源电离辐射引起的损伤称为放射损伤。核武器爆炸产生的早期核辐射和放射性沾染是导致放射损伤的重要原因，平时核事故、核恐怖事件也可引发放射损伤。超过一定照射剂量，即可发生放射病。临床放疗反应，也是受到一定程度放射损伤的结果。本节主要阐述急性放射损伤。

一、急性放射损伤的主要特点

（一）按所受照射剂量不同可分型分度

照射吸收剂量用戈瑞（Gy，1Gy=1J/kg）表示，有时沿用拉德（rad，1Gy=100rad）

单位。一般受1Gy以上照射，即可发生急性放射病，小于此剂量，多数不发病，但有一定反应，称为放射反应。

核辐射损伤是全身性疾患，照射剂量不同，机体主要受损组织器官、临床表现和病理基础、防治重点以及结局等均有不同，据此可将核辐射损伤进行分型。1～10Gy照射后，以造血组织，特别是骨髓损伤为主，称为骨髓型放射病；10～50Gy照射，肠道损伤突出，称为肠型放射病；50Gy以上，中枢神经损伤突出，称为脑型放射病。不同型的剂量有一定交叉。骨髓型放射病，因所受照射剂量不同而发生的病情程度不同，又可分为轻度（1～2Gy）、中度（2～4Gy）、重度（4～6Gy）和极重度（＞6Gy）急性放射病。这些分型分度，对于诊治和卫生勤务保障具有重要意义。

（二）病程分期比较明显

很多疾病和创伤具有病程分期，而急性放射病的病程分期更为明显，尤其是骨髓型放射病。一般分为初期反应期、假愈期、极期和恢复期四个阶段。如所受剂量太大，分期可不明显或未能恢复即死亡。不同型、不同度急性放射病的病程分期综述如表4-2。在医疗实践中，从所了解的照射剂量，可推测病程的发展，也可从不同病程（相应征象）出现和持续的时间推测照射剂量。要特别指出的是，急性放射病具有假愈期，此时表面看来症状减轻或消退，但实际病理变化还在发展，如误认为真的好转而掉以轻心，不抓紧治疗或给以更大负荷，将使病情进一步加重、恶化。肠型放射病可表现有假愈期，症状有所缓解，与初期反应之间分界不明显。脑型放射病发病后一般很快即进入极期阶段。极期是病症急剧发展和危重的阶段，主要征象均于此期出现，如发生死亡，也多集中于此期间。

表4-2 急性放射病的病程分期

放射病类型	照射剂量/Gy	初期反应期		假愈期持续时间	极期开始（伤后时间）
		开始（伤后时间）	持续时间		
骨髓型					
轻度	1～2	数小时或1日后或不明显	＜1日	4～5周	25～35日或不明显
中度	2～4	3～5小时后	1～2日	＞2周	20～30日
重度	4～6	20分钟～2小时后	1～3日	1周左右	15～25日
极重度	＞6	立即或1小时内	2～3日	＜1周或不明显	＜10日
肠型	10～50	立即或1小时内		3～5日或不明显	＜7日
脑型	＞50	立即		一般不明显	＜1日

（三）临床征象比较典型，具有特殊的病理基础

以下概要分述三型放射病的主要临床征象及其病理基础。

1. 骨髓型放射病

轻度骨髓型放射病于伤后几日内可出现疲乏、头晕、失眠、食欲下降和恶心等症状。1～2日内外周血白细胞数一过性增高，而后逐渐下降，伤后淋巴细胞绝对数可降至1×10^9/L，经40～50日血常规逐渐恢复正常。

中度骨髓型放射病病程分期明显，初期有神经系统和消化道症状，如头昏、疲乏、失眠、食欲下降、恶心呕吐等，持续 1 日左右转入假愈期，此时症状减轻以至消失，但血细胞继续下降，如第 2 周白细胞数可稍高，2×10^9/L，血小板数降至 60×10^9/L。假愈期末多发生脱发。伤后 20 ～ 30 日进入极期，开始出现脱发和皮肤黏膜出血，往往是极期来临的先兆，感染发热则标志已进入极期。一般伤后 5 周开始进入恢复期，症状消退，血常规回升，毛发重生。

重度骨髓型放射病病程分期也很明显，初期除神经系统出现一般症状外，呕吐较多，并可发生腹泻。1 ～ 3 日后转入假愈期。第二周白细胞数可降至 1×10^9/L 以下，血小板数 30×10^9/L，脱发早而广泛。伤后 15 ～ 25 日进入极期。极期出血广泛而严重，局部（口腔、肠道、肺等）和全身感染严重，以致发生低温败血症，还可出现沥青便、拒食、衰竭等严重症候，代谢紊乱更显著。一般于伤后 1.5 ～ 2 个月进入恢复期，但疲乏、贫血等可持续较长时间。

极重度骨髓型放射病病情严重，发展迅速，分期不如中、重度放射病明显。伤后 1 小时内即可发生反复呕吐、腹泻，很快陷入衰竭。血常规急剧下降，高热、沥青便、频繁呕吐、腹泻、严重脱水和其他代谢紊乱等，使伤员于第 2 周末即处于十分危险的境地。恢复比较困难。恢复晚期常发生间质性肺炎和肺纤维化。

骨髓型放射病的主要病理基础是造血组织，特别是骨髓的一系列病理变化。一般认为核辐射主要扰乱和破坏血细胞的分裂增殖功能，对细胞的分化成熟影响较小。在细胞增殖周期中，G1 后期至 M 期的细胞对射线很敏感。淋巴组织比骨髓组织更敏感。骨髓各系细胞的敏感性由高到低依次为：淋巴细胞、红系（原始红、原幼红）、粒系（原始粒、早幼粒、中幼粒）、单核细胞、巨核细胞、网状细胞、吞噬细胞。如受照射后骨髓内仍保留一定数量的造血干细胞，则骨髓可望再生。如受照射剂量过大，造血干细胞丧失殆尽，则不能依靠内源性干细胞再生修复，而需外源性干细胞移植。在造血组织极度破坏下，血小板数量下降，功能降低，加之血管壁结构功能异常和凝血机制障碍，从而发生局部甚至全身出血。在造血组织破坏、白细胞数量和功能下降的基础上，特异性和非特异性免疫功能降低，从而导致局部以至全身感染。感染的细菌于早期以革兰阳性球菌为主，如微球菌、白色葡萄球菌、类白喉埃希菌、链球菌等，大多来自呼吸道的正常菌丛；极期则以革兰阴性杆菌为主，如大肠埃希菌、产气杆菌、变形杆菌、铜绿假单胞菌等，以肠道菌丛为主。在正常情况下的非致病菌于此时可成为致病菌。极期常发生两种以上细菌的混合感染，并可能形成菌丛交替现象或并发真菌感染。在造血功能破坏基础上发生的严重出血或感染，常成为致死的主要直接原因。

2. 肠型放射病

肠型放射病分期不如骨髓型明显，一般可分为初期、假缓期和极期三个阶段。目前医疗水平难以治愈，没有肯定的恢复期。肠黏膜上皮是对射线最敏感的组织之一，其中隐窝细胞比绒毛被覆细胞更为敏感。初期的最主要症状是剧烈而频繁的呕吐，有时伴有反复腹泻，多发生血水便。最初发生的病理变化见于隐窝。隐窝中具有分裂增殖能力的细胞停止分裂，很快发生变性坏死，使绒毛上皮失去细胞补给，遂发生黏膜上皮广泛坏死脱落。隐窝残留细胞如尚具有一定的 DNA 合成能力，但不能分裂，则可形成畸形细胞。肠上皮广泛坏死脱落并有畸形细胞形成，成为肠型放射病的病理学特征。上皮脱落后绒毛裸露，在肠内壁形成巨大创面，一方面大量液体渗出，混有血液，另一方面毒性物质和细菌等易经由此侵入体内。此时即发生典型的血水便，同时有严重水盐代谢障碍、毒血症等症状。肠上皮发生广泛坏死脱落的时间，大致相当于正常肠上皮更新周期（细胞从隐窝分裂增生、分化、成熟、移行至绒毛顶端脱落的时间），一旦发生这种变化，病情立即进入极期阶段，并可能很快死亡。由于肠上皮更新周期比较一致（啮齿类动物如大小鼠为 2 ～ 3 日，人为 5 ～ 6 日），因此肠型放射病的死亡时间比较集中（如鼠、狗大多集中于伤后 3.5 日，故有“3.5 日效应”之称）。肠型放射病时的造血组织损伤比骨髓型更为严重，均已丧失自身再生的能力。轻型肠型放射病经治疗延长活存时间后，可使肠上皮再生修复，但造血功能恢复仍是极其困难的，患者仍会死于造血衰竭。

3. 脑型放射病

脑型放射病分期不明显，有时可分为初期和极期两个阶段。初期主要表现为呕吐、稀便，很快可出现共济失调、眼球震颤、肌张力增强和肢体震颤等症状。出现抽搐往往标志着进入极期，此时仍有共济失调和锥体外系症状。频繁抽搐，有时发生角弓反张，随后陷于衰竭，最后意识丧失、体温降低、反射消失、昏迷，直至死亡。这些症状是由于对射线相对不敏感的脑组织（包括大脑、小脑、脑干等各部位）在全身受极大剂量射线照射后发生严重病变（主要是神经细胞变性坏死，其中以小脑颗粒细胞坏死最为突出）所致。目前医疗水平尚不能有效救治，多于几天内死亡。美军制订的“射线伤亡新标准”中，拟用 70Gy 以上大剂量射线照射，造成人员即刻永久失能，究其根源，便是由此引发严重的脑型放射病所致。

（四）中子损伤的特点

原子弹、氢弹爆炸释放的能量大部分是冲击波和光辐射，其早期核辐射中，包括 γ 射线和中子。而中子弹爆炸所释放的冲击波与光辐射能量很少，主要是核辐射中的中子，中子辐射强度约为相等当量核武器的 10 倍。使用中子弹主要是为了杀伤对方有生力量，对建筑、武器等破坏很少，因此对中子损伤的研究日益受到重视。

中子受不同剂量的照射，可引起骨髓型、肠型和脑型放射病。中子对细胞的损伤重于 γ 射线，可引起大量的 DNA 出现不可逆性损伤，还会遗留较多的晚期效应。中子对造血组织、胃肠道、性腺和眼的损伤较突出。与同剂量 γ 射线比较，血细胞下降快而数量低；腹泻、呕吐出现早而多；对性腺，特别对睾丸损伤重（有时用睾丸重量的变化作为比较不同射线生物效应的粗略指标之一）；眼晶体对中子的敏感性高于 γ 射线或 X 线，白内障发生快而多。中子引起的致死效应一般也比 γ 射线重，常出现两个死亡高峰：一是照后 5 日内，主要由胃肠道损伤所致；一是照后 5 ～ 30 日（常集中于 9 ～ 14 日），主要是造血功能障碍的结果。中子可引起较多的染色体断裂、畸变，其发生率几乎是同剂量 γ 射线的 2 倍，并有癌变、寿命缩短等晚期效应。

二、急性放射损伤的诊治

（一）急性放射损伤的诊断

1. 依据推算和实测的剂量

如能观测确定核爆炸当量和比高（通常由防化专业机构测算），就有可能推算不同距离的早期核辐射剂量，这对群体诊断有参考价值。个人剂量仪可以更直接地提供所受剂量。

2. 依据初期反应和临床表现

一般所受剂量越大，伤情越重，初期反应的早期症状也越早、越多、越重、越久。从同样条件下受照射的群体所表现出的初期反应，可以估计所受剂量（表 4-3），从典型临床表现，结合受照病史可作出诊断。

表 4-3　群体初期反应与所受剂量关系对应表

初期反应	估计所受剂量 /Gy
绝大多数无反应，少数有轻微反应和轻微血常规变化	＜1
半数以上无明显反应，多数有血常规变化	1～2
2/3 以上有初期反应，造血功能中度抑制	2～3
全部有初期反应，经 1 日即停止	3～4
全部有初期反应，除呕吐外，多发生腹泻	4～5
全部有明显初期反应，数小时内出现，持续较久，有持续呕吐和腹泻	＞5

3. 依据实验室检查

最主要的是血液学检查，可参照受照后不同时的外周血淋巴细胞绝对值和白细胞总数，推测放射病的严重程度（分度）（表 4-4）。淋巴细胞的微核率、染色体畸变率等也有参考意义。生化方面目前尚缺乏可确切用作诊断的规律性、特异性的指标。

表 4-4　淋巴细胞绝对值和白细胞总数与急性放射病分度的对应关系

分度	淋巴细胞绝对数 /（$\times10^9$/L）		白细胞总数 /（$\times10^9$/L）	
	照后 1～2 日	照后 3 日	照后 7 日	照后 10 日
极重度	0.3	0.25	1.5	1.0
重度	0.6	0.5	2.5	2.0
中度	0.9	0.75	3.5	3.0
轻度	1.2	1.0	4.5	4.0

（二）急性放射损伤的治疗

基本原则是根据不同病情的主要矛盾，确定主要治疗关键；根据病程发展阶段，狠抓早期并十分重视极期治疗；根据核辐射对机体造成广泛的损伤，应充分运用现代中西医药技术，进行综合治疗。目前对肠型、脑型放射病尚缺乏有效治疗措施，对骨髓型放射病各期的治疗原则和任务如下。

早期：使用抗放射药物和制剂，并对初期反应给予对症措施。

假愈期：预防感染，预防出血，保护造血功能。

极期：抗感染，抗出血，减轻造血损伤，维持水、电解质平衡。

恢复期：促进造血损伤的修复，加速机体的恢复。

国内外对急性放射病治疗的研究，重点放在保护和促进造血功能的“抗放”措施上。

主要通过以下 5 个途径：①输注血液、造血干细胞等，包括输血、输血液有形成分（白细胞、血小板）、输骨髓、输注来自外周血的造血干细胞等。对极重度骨髓型放射病常需进行骨髓移植，最好用人类白细胞抗原（HLA）相合的同胞供髓者。输异体血时应将血液进行体外照射（1500 ～ 2500Gy）以降低排异反应。关于应用细胞因子和骨髓移植方面，总的原则是 3Gy 以下照射主要是一般支持治疗；3 ～ 7Gy 照射早期予以造血生长因子及支持治疗，不需造血干细胞移植；超过 7Gy 照射需造血干细胞移植。近年来骨髓间充质干细胞、造血干细胞、多种造血因子组合的治疗方案在实验动物研究方面取得较好效果，为临床救治提供新的途径。②使用生物制剂，如脾、胸腺、骨髓、胎盘提取物、核酸制剂等。近几年来，细胞因子研究进展迅速，用基因工程等技术获得的 GM-CSF、G-CSF、EPO、IL-3、IL-6 等对放射损伤的防治显示了良好的效果和前景。③激素类药物，以雌激素及其衍生物为主，其中雌三醇显示较好的效果。对雌激素类，重点研究减少其雌活性副作用而保留或提高抗放效应。④化学合成药，如 2, 6- 二叔丁基 -4- 甲基苯酚在动物试验中显示可减轻肠上皮的核辐射效应，胱胺、半胱胺药物仍不失为有效的抗放剂，WR-2721［S-2-（3- 氨丙基胺基）乙基硫代磷酸］也显示一定效果。美国将现有辐射防治药物分为 3 类，辐射缓解药物用于减轻辐射损伤的严重程度，可在照前和照后短时间内服用；辐射治疗药物通常在症状出现后使用，目的是减轻辐射效应，帮助组织修复或逆转辐射长期效应；辐射防护药物用于洗消或保护身体免受放射性物质的影响，不能直接治疗急性放射病。美国 FDA 目前仅批准了 3 种辐射防护药物并进行了储备，分别是二乙三胺五乙酸（DTPA）、普鲁士蓝和碘化钾。⑤中草药。经大量筛选研究，已找到一些具有一定抗放作用的药物。由于平时很少有急性放射病患者，这些研究大多通过动物实验进行，有些在核事故及放疗患者中做过临床应用。例如，黄芪具有增强免疫系统功能的作用，其主要活性成分是黄芪皂苷，有研究显示黄芪可以减轻放射治疗引起的白细胞减少；人参富含人参皂苷，能够增强身体的整体抗应激能力，具有抗氧化特性，有助于减少辐射引起的细胞损伤。

防治出血、感染和代谢紊乱，基本原则同一般临床处理，但重要的是掌握时机、选用适当药物和使用指征。

对急性放射病的外科处理问题；单纯急性放射病时遇到的外科问题主要是处理并发症。需外科处理的常见并发症是：①肠套叠，由于肠蠕动功能失常或局部肠壁出血等因素而发生，形成急性肠梗阻；②麻痹性肠梗阻，多由于成段肠壁全层严重出血，该段肠蠕动消失所致；③压迫性肠梗阻，由于肠系膜血肿或肠壁内（常在黏膜下）血肿，压迫或阻塞肠腔；④膀胱壁严重、反复出血，在膀胱腔内形成大血肿、堵塞尿道口致急性尿闭；⑤颅内血肿；⑥其他部位出血、血肿造成压迫或堵塞症状。

当全身受不均匀照射而局部受特大剂量照射时，一方面发生全身性放射病，另一方面局部常发生放射性皮肤损伤（又称放射性皮肤烧伤）。在放射治疗肿瘤时，照射野经多次照射，也可能发生放射性皮肤损伤。这些皮肤损伤有时深达皮肤全层以至皮下组织，局部组织再生修复能力弱，血管病变而使血液循环发生障碍，因而创面常经久难愈。经多次照射，在放疗后期，照射野中心区可出现小面积的无血管区，这是放射性皮肤损伤晚期复发及迁延不愈的主要原因。对这些放射性皮肤损伤的治疗，国内研究使用复方维生素 B_{12}（水剂、霜剂及油剂），取得较好效果。水剂对皮肤、黏膜和血管内皮细胞有促进生长修复作用，油剂对小血管有解痉、改善微循环的作用，并能促进毛囊的再生。必要时要进行外科处理，适时进行植皮或皮瓣移植。外科处理和使用药物可结合进行。当然，如同时有全身放射病，应加强全身治疗。

如放射损伤复合其他创伤、外伤，如烧伤、骨折、软组织撕裂伤等，则更需相应外科处理。

放射损伤为外科处理带来的主要困难是：①手术创伤加重病情，可使极期提早来临；②极期时机体对麻醉可能发生异常反应；③极期手术容易出血，不易止血（凝血功能障碍），伤口容易并发感染（抗感染、免疫功能低下）；④极期阶段伤口愈合困难，在一般骨髓型放射病条件下，延缓愈合的主要原因是炎性反应减弱（白细胞数降低，炎细胞浸润减少，吞噬功能削弱，致细菌、坏死组织及纤维蛋白渗出物不易被清除，这又为并发感染创造条件），创面或伤口易发生感染、出血、水肿，从而使组织再生不易进行。放射复合伤的外科处理原则是应在早期进行（如伤后 24 ～ 48 小时），如对合并深度烧伤的切痂（或削痂）植皮，有时可利用放射损伤对免疫的抑制，化弊为利，延长异体皮的存活时间，较早消灭创面，度过极期，为恢复期处理创造条件。有时采取严密保痂措施，待进入恢复期再作脱痂植皮等处理。对骨折，处理后的固定时间要适当延长，加压外固定也适用于合并放射损伤的骨折治疗。在极期应仅限于进行必需的救命性手术。在作外科处理的同时，应加强保护造血、抗感染、抗出血等综合措施。

第九节　核爆炸烧伤

核爆炸烧伤包括由光辐射直接作用引起的直接烧伤（即光辐射烧伤）和由光辐射引起物体燃烧而致的间接烧伤（火焰烧伤），很多情况下是两者同时存在的。间接烧伤与平时烧伤致伤机制、临床表现和治疗原则等方面基本相同，而直接烧伤具有其自身特点。

一、光辐射烧伤的主要特点

（一）烧伤严重程度主要取决于所受光冲量的大小

光冲量是指与光辐射垂直方向每平方厘米所受的热能。人体皮肤受到 13 J/cm^2 以上光冲量，可发生Ⅰ度烧伤；受到 2 J/cm^2 以上光冲量可引起浅Ⅱ度烧伤；受到 34 J/cm^2 以上光冲量可引起深Ⅱ度烧伤；受到 46 J/cm^2 以上光冲量可引起Ⅲ度烧伤。

（二）多发生于朝向爆心的暴露部位

光辐射主要呈现直线传播（也可能发生反射），而衣帽等对光辐射有一定屏蔽作用，朝向爆心的暴露部位常发生光辐射烧伤，与身体中轴线部位相比，这些部位相对处于侧面，故有“侧面烧伤”之称。

（三）多数烧伤比较表浅，但大当量核爆炸时可发生相当数量的大面积深度烧伤

由于光辐射作用时间较短，较远地域所受光冲量较低，因此大多数伤员的烧伤比较表浅，常以Ⅱ度（尤其是浅Ⅱ度）为主。但大当量核爆炸时，火球直径大（如 5×10^6t 空爆火球直径达 3.6km），很大地域处于火球直射之下；发光时间相对较长（如 5×10^6t 空爆光辐射作用时间 24.7s）；地面和环境温度很高，衣物燃烧致间接烧伤以及受烤、烫等而

加重烧伤。有人认为核爆炸时发生大面积Ⅲ度烧伤者，必然复合其他严重损伤而当场死亡，医疗救治中遇不到这样的伤员，但这种看法不完全符合实际情况。

（四）可发生衣下烧伤

当光冲量尚不致引起衣物燃烧，但热能传及衣下皮肤，超过皮肤烧伤阈值，可发生衣下皮肤烧伤。着深色衣服者比着浅色衣服者易吸收传热，因此着深色，特别是薄料贴身衣服者易发生衣下烧伤。常发生与衣服深浅花纹相一致的深浅度相间的烧伤。

（五）常发生特殊部位烧伤

如吸入热气流、炽热尘沙和有害气体，可发生呼吸道烧伤（吸入性损伤），这与平时所见的呼吸道烧伤基本一致。

核爆炸还可引发特殊的眼底视网膜烧伤。如在核爆炸时用肉眼直视火球，光辐射经眼球晶体聚焦，使眼底视网膜上的火球成像处所受热量骤增，从而发生视网膜烧伤。在光冲量很小（0.42 J/cm^2 以下）的地方，不会发生皮肤烧伤，却可发生视网膜烧伤，由于皮肤和视网膜生理结构及光作用原理存在差异，因此视网膜发生范围比皮肤烧伤大得多（距离远 3 ～ 6 倍）。视网膜烧伤病灶区发生局灶性凝固性坏死，周围有出血、水肿（常形成水肿环），并有无菌性炎症反应。可用检眼镜直接察见视网膜烧伤病灶，作出诊断。视网膜烧伤后早期视力下降是整个视网膜功能紊乱的结果，以后对视力的影响主要限于烧伤局部的作用。愈合后可遗留瘢痕，观察精细目标时，视力仍受到一定影响。

二、核爆炸烧伤的诊治

核爆炸烧伤的临床诊断，包括烧伤深度的判定、面积的计算、病程的分期等，与平时烧伤基本相同。

在治疗方面，实验研究证明，平时治疗一般火焰烧伤的基本原则和有效方法，对核爆炸烧伤也是基本适用的。不同之处主要是：①核爆炸瞬间发生大量烧伤伤员，医疗力量和药材供应困难，平时相对严格的消毒隔离难以做到，治疗必须适应这些情况；②常需进行分级救治，现场（杀伤区）抢救任务十分繁重；③烧伤创面常有污染（爆炸引起沙石飞射、尘土飞扬造成的污染），并复合有皮肤和软组织其他创伤，处理更为复杂困难；④烧伤伤员常复合冲击伤（包括内脏损伤）和放射损伤，使伤情复杂，有些症状被掩盖，诊治困难加大。

第十节　窒息性毒剂中毒

氯气、光气、双光气、氯化苦、全氟异丁烯等曾在第一次世界大战被广泛使用。可直接作用于呼吸道引起肺组织结构变化和肺水肿，最终造成肺内气体交换障碍而产生窒息，被归类为窒息性毒剂，也称为肺损伤性毒剂。第二次世界大战后，氯气、氯化苦、全氟异丁烯不再被列为战剂。双光气在体内分解为两个分子的光气，其中毒过程也是由光气的作用所引发。本节以光气为代表，阐述窒息性毒剂中毒的相关概念及其防护原则。

一、光气的毒性和中毒机制

光气在常温下为无色气体，有烂干草或烂水果气味，沸点为 8.2℃，主要以蒸气态释放，经呼吸道吸入引起中毒。人嗅到光气气味的阈值是 2 ～ 4mg/m^3，在该浓度下停留不超过 1 小时，不致引起中毒。光气对人的 LCt_{50} 为 3200mg/（min · m^3），人员在浓度为 100mg/m^3 的光气中暴露 30 ～ 60 分钟，50% 可发生死亡（表 4-5）。人员暴露时间与光气伤害浓度的关系参见表 4-6。

表 4-5 光气浓度与毒性效应的关系

浓度 /（mg/m^3）	毒性效应
2 ～ 4	可嗅到烂水果味
19	刺激上呼吸道引起咳嗽
22	暴露 30 分钟严重中毒
50	暴露 30 ～ 60 分钟危及生命
80	暴露 1 ～ 2 分钟严重肺损伤
100	暴露 30 ～ 60 分钟 50% 死亡
5000	暴露 5 分钟，2 ～ 3 小时内全部死亡

表 4-6 人员暴露时间与光气伤害浓度的关系

暴露时间 / min	伤害浓度 /（mg/m^3）		
	2 周内痊愈	50% 死亡	100% 死亡
1	≤ 500	1500 ～ 2000	≥ 4000
5	≤ 300	800 ～ 1200	≥ 2000
15	≤ 100	400 ～ 500	≥ 600
60	≤ 50	100 ～ 150	≥ 300

肺是光气作用的主要靶器官。吸入肺内的光气、双光气能贯穿肺气血屏障的各层，并能与其中的成分发生化学反应而直接产生效应。中毒性肺水肿是光气中毒的主要病变，是中毒时各系统器官变化和临床表现的基础，是引起死亡的主要原因。目前对光气肺损伤的机制尚不明了。不少学者根据研究结果提出了诸多学说，如肺组织酰化学说、直接损伤学说、表面活性物质损伤学说、盐酸学说、神经反射学说、氧化损伤学说等。但迄今无一个学说能完整解释此类毒剂的肺损伤现象。目前看来，光气及其他窒息性气体所造成的肺损伤，可能是诸多因素综合作用的结果。

肺组织损伤是光气中毒的主要病理改变，在中毒早期可见到终末细支气管上皮细胞胞浆空泡形成。接着出现肺间质细胞外水肿及轻微的细胞内水肿。中毒 30 分钟后出现明显的细胞内水肿，甚至细胞破裂和坏死，在肺间质内可见到许多裸核，内质网几乎消失，之后可见Ⅱ型肺泡上皮细胞水肿和Ⅰ型肺泡上皮细胞破裂，肺外周部分有气肿。当间质型肺水肿加重至肺间质内水肿液的量超过肺淋巴系统的清除能力时，肺泡腔内开始出现水肿液而形成肺泡性肺水肿。

肺水肿通常在 12 ～ 24 小时内达顶峰，大量液体从血管外渗，导致有效血容量减少，引起休克。致死性中毒多在 24 ～ 48 小时内死亡。肺水肿液一般在 48 小时左右开始吸收，如不并发感染可逐渐恢复。但是，由于呼吸道黏膜屏障被损坏，在中毒后 3 ～ 5 日可出现脓性支气管炎和支气管肺炎，甚至形成肺脓肿。有时由于细支气管的早期损伤而发生细支气管上皮及其周围纤维性变。

缺氧是光气中毒关键的病理生理改变。缺氧既可使心肌营养不良，也可导致酸中毒和电解质紊乱，还可引起内脏毛细血管扩张、外周毛细血管收缩，诱发急性循环衰竭，进入休克状态。

二、光气中毒临床表现

光气中毒分为闪电型中毒、重度中毒、中度中毒和轻度中毒四个类型。闪电型中毒通常见于吸入毒剂浓度极高时，中毒后几分钟内呼吸、心跳停止，从而导致死亡；轻度中毒仅表现为咳嗽、头痛、恶心、疲劳和类似支气管炎症状，1 周内可恢复；重度中毒和中度中毒具有一定的临床过程，虽病情发展迅速而严重，若救治及时，措施得当，一般可度过危险期而得到痊愈。典型的过程可分为 4 期。

（一）刺激期

吸入光气或暴露于光气后立即出现类似重感冒的症状。出现眼痛、流泪、咳嗽、胸闷气憋、呼吸率改变、嗅觉异常或久存光气气味，咽喉部及胸骨后疼痛等；植物神经和中枢神经系统症状有头痛、头晕、乏力、不安或少言、表情淡漠、恶心、呕吐、上腹疼痛等。低浓度长时间中毒刺激症状较轻。但吸入剂量较大时，呼吸道的刺激症状明显，持续时间也较长。

（二）潜伏期

此期一般持续 2 ～ 8 小时，有时可达 24 小时以上。患者自觉良好或仅感不适，无明显体征，但病理过程仍继续发展。

（三）肺水肿期

潜伏期过后出现头痛、胸闷、呼吸浅快、脉搏加快、体温升高、咳嗽、烦躁不安；呼吸音减弱，肺底部有细湿啰音或捻发音；胸部 X 线检查有肺水肿征象。随后出现典型的肺水肿症状和体征：呼吸困难、发绀、频繁咳嗽、咳粉红色泡沫痰，严重时口鼻溢出粉红色泡沫状液体；肺部叩诊出现浊音或鼓音，肺下界降低；全肺满布干、湿啰音。病情恶化时，可发生严重窒息，循环衰竭和休克、昏迷。根据循环功能状态，此期可分为两个阶段。

1. 紫绀型窒息期

此阶段血氧含量下降，皮肤黏膜发绀、但循环功能尚能代偿。血压正常或稍高，脉搏快而有力，神志清楚，体温升高，可达 38 ～ 39℃ 。由于肺水肿使 CO_2 排出障碍，血中碳酸增高，导致呼吸性酸中毒；也可因过度换气导致 CO_2 排出过多，造成呼吸性碱中毒。

2. 苍白型窒息期

病情继续恶化，呼吸极度困难。严重时全部呼吸辅助肌均参加运动，逐渐出现循环衰竭，表现为脉细数不规则、血压下降、皮肤黏膜苍白、出冷汗、逐渐陷入昏迷状态。此时，血氧含量更低，氧化不全产物增加，导致代谢性酸中毒。

严重光气中毒的症状和体征在 24 ～ 48 小时达到高峰，如不及时救治，可在 1 ～ 3 日内死亡；中度中毒可能在5日内死亡。因此，凡吸入光气者，至少需严密观察3～4日。

（四）恢复期

中毒较轻或经过治疗者，肺水肿在中毒后2～3日开始吸收，病情随之好转，7～8日后症状和体征基本消失，2～3周可痊愈。但数周内可能有头晕、乏力、食欲不振等症状。如果发生支气管肺炎等继发性感染，则在中毒后3～5日可再次出现体温升高，肺水肿吸收缓慢，有的患者可因支气管肺炎而死亡，有的在痊愈后可遗留慢性支气管炎、肺气肿、支气管扩张和肺脓肿等病症。

三、光气中毒的诊断、预防和救治

（一）诊断

光气中毒诊断主要依据中毒史、临床特点和X线检查结果。诊断的中心任务是及早发现肺水肿。对中度以上中毒者，中毒后8小时内每2小时行X线胸片检查1次。如果8小时的胸片正常，其病情发展可能较轻。在毒区检出光气或双光气可明确诊断。光气中毒应与刺激剂、全身中毒性毒剂、路易氏剂中毒相鉴别。

（二）预防和救治

1. 预防

防毒面具或防毒口罩在有效防护时间内，对光气和双光气具有良好的防护效果。用浸有乌洛托品的口罩或毛巾掩盖口鼻有一定的防护作用。

2. 急救

在染毒区内应立即戴上防毒面具，防止继续吸入毒剂。迅速离开染毒区，摘除面具或口罩，脱去染有光气的衣物。有条件时，应尽早开始间断给氧，使用激素（泼尼松5～10mg或地塞米松0.75～1.5mg，每日3～4次）和碱性合剂（4%碳酸氢钠20mL、氨茶碱0.25g、地塞米松5mg、1%普鲁卡因2mL）早期雾化吸入10～15分钟，以减轻炎症和解除平滑肌痉挛。呼吸停止时应进行人工呼吸；心跳停止时，行心肺复苏术。

3. 治疗

窒息性毒剂中毒的临床发展很快，救治工作要根据不同阶段的病情特点，有针对性地进行处理。主要的任务是纠正缺氧，防治肺水肿，防治休克，纠正酸中毒及维持电解质平衡，控制感染等。

（1）纠正缺氧。使伤员安静休息，减少不必要的活动，必要时限制其活动以减少氧耗量。早期可吸入碱性合剂。对于有肺水肿的患者，可吸入1%二甲基硅油气雾剂，以保持呼吸道通畅。吸氧能提高动脉血氧饱和度，防止或减轻代谢障碍及各种系统功能紊乱，并切断缺氧与肺水肿的恶性循环，限制或减轻肺水肿的发展。

（2）防治肺水肿。肺水肿早期应用大剂量激素和呼吸末正压通气效果较好。其他措施还包括卧位安静休息、雾化吸入氨或者选用2%的碳酸氢钠、颈部神经封闭、静注高渗葡萄糖液等。若已经发生肺水肿，应采取针对肺水肿的措施，加大吸氧量或加压给氧，直到发绀消退、呼吸得到改善为止。可采用短程大剂量使用糖皮质激素的措施。

（3）维持呼吸功能。气管内有痰液要及时吸出或进行体位引流；有气管痉挛的要注射氨茶碱或吸入异丙肾上腺素，解除支气管痉挛；有肺水肿时可以雾化吸入消泡剂，如

10% 硅酮水溶液或 1% 二甲基硅油气雾剂。大量泡沫液体冲塞气管有窒息危险时，立即切开气管吸除液体。

(4) 限制液体摄入量。适当使用利尿剂，血液明显浓缩时，可输入葡萄糖溶液等。输液切不可过量，速度要慢，禁忌输入大量生理盐水和全血。为了减轻肺水肿，早期可肌内注射呋塞米 20mg 或利尿酸钠 25mg 加入 10% 葡萄糖溶液 30mL 缓慢静脉注射，注意剂量不宜过大，也不要在肺水肿晚期使用，以免过度利尿使血容量不足，导致休克的发生。

若发生休克，则按照临床抗休克方案进行综合救治。

第十一节　多发伤

多发伤指在同一机械因素作用下，人体同时或相继遭受两处以上解剖部位的损伤，至少有一处损伤可危及生命。多发伤在平时或战时均常见，其发生率为 29.4% ～ 31.5%。平时多由交通事故、坠落所致，战时多由于爆震伤、枪弹、弹片、钢珠弹、地雷伤等引起。

一、多发伤的临床特点

(一) 生理功能紊乱严重

多发伤常波及脑、心、肺、肝、肾、胃肠、血管等重要器官，直接导致组织器官结构及功能损害；同时，由于急性血容量减少、组织低灌流和缺氧等病理生理变化，伴随强烈的全身炎症反应和应激反应，以及脓毒症等导致的组织器官继发性损害。如果这些病理改变不能得到有效控制，可能导致多器官功能障碍综合征（MODS）。

(二) 死亡率高

死亡高峰分为 3 个阶段：①第一死亡高峰出现在受伤后数分钟内，主要死因为脑、脑干、高位颈髓的严重创伤或心脏、大动脉撕裂伤等。②第二死亡高峰出现在伤后 6 ～ 8 小时内，由于脑内、硬脑膜下及硬膜外血肿、血气胸、肝脾破裂、骨盆骨折所致大出血。如果抢救及时，大部分可避免死亡。③第三死亡高峰出现在伤后数天或数周内，主要原因是创伤后引起严重感染和器官功能衰竭。

(三) 休克发生率高

严重多发伤因损伤范围广泛且严重、失血量大，故休克发生率高。休克的主要原因是失血性休克，也可能因胸部创伤、心包压塞、心肌损伤引起心源性休克。

(四) 严重低氧血症

严重多发伤早期低氧血症发生率高达 90%。严重创伤常伴有休克，且内源性扩血管物质如前列环素（PGI2)、腺苷、组胺、缓激肽、一氧化氮（NO）等显著增加，其中 NO 为最强的扩血管物质。同时，体内释放大量的缩血管物质，如血栓素（TX）、血管紧张素、5- 羟色胺、内皮素 -1 等，其中内皮素 -1 的缩血管作用最强。从而导致血管舒缩功能障碍，一方面是短路血管大量开放并产生低阻，另一方面是微循环闭塞导致细胞营养障碍。同时，血管通透性增强，导致组织和器官水肿、单位体积血管床数量减少、氧弥散增加，从而导致或加重细胞缺氧。

（五）容易漏诊及误诊

由于严重多发伤涉及损伤部位多，加上开放性创伤与闭合性创伤同时存在，明显创伤与隐匿创伤共存，且大多数伤员伤势严重不能自诉伤情，容易发生漏诊与误诊，漏诊率一般为12%～15%。造成漏诊的主要原因有：①伤员伴有意识障碍，无法清楚描述受伤情况。②诊断时仅满足于一个部位的创伤而忽视了其他部位的创伤。③对一些表面或易于察觉的伤情易于诊断，而忽略了隐蔽和潜在的甚至更严重的创伤。④仅注意局部创伤，而对局部创伤可能引发的全身应激反应及并发症重视不够。⑤临床医师受专业领域局限，仅关注自身专科范畴内的创伤，而忽视其他部位的检查。⑥未进行必要的辅助检查。易漏诊的创伤常为颅脑外伤，漏诊胸部损伤；胸部创伤忽视腹部体征，漏诊肝脾损伤；腹部空腔脏器损伤因腹膜刺激征明显，可能漏诊胸部伤。

（六）处理矛盾多

严重多发性创伤常需手术治疗，由于创伤的严重程度、部位和涉及器官或深部组织不同，处理重点和先后次序不尽相同。某些情况下，多个部位的创伤都非常严重，处理顺序可能存在矛盾。如大的创面和活动性出血，常容易引起重视并作早期处理，而忽略了腹内实质脏器损伤。腹部创伤大出血合并休克，既需迅速扩容恢复有效血容量及组织灌流，又需立即手术止血。

（七）并发症多

严重多发伤并发症发生率高，不少伤员常因严重并发症而死亡。常见严重并发症包括休克、成人型呼吸窘迫综合征、多器官功能衰竭。同时，由于伤情严重，机体防御功能下降，加上广泛软组织损伤、坏死、严重污染、内脏破裂等均可引起严重感染。

二、多发伤的诊断

及早准确判断多发伤的伤情，早期正确处理是降低多发伤死亡率、提高救治效果的关键。

（一）详尽地了解病史

因严重多发伤伤情重，常需迅速进行抢救，故应当是急救措施、了解病史及诊断检查同时进行。通过详细询问病史，及时了解患者受伤时间、地点、原因、受伤部位，伤后有无昏迷，分析受伤机制，了解伤后现场处理的方法等，对诊断具有重要指导意义。

（二）体格检查

1. 检诊原则

早期检查多发伤的关键在于识别潜在的致命伤害，特别是确保呼吸道畅通无阻，并评估出血与休克的程度。为确保不漏查重要伤情，应在抢救后伤员情况稍有稳定时，再执行重点的特殊检查。

在检查过程中，一旦发现危急状况如窒息或大量出血，应立即进行救治，切勿因进行检查而延误救治的最佳时机。检查步骤应尽量简化，病史询问与体格检查可以同步进行。检查动作应保持谨慎与轻柔，以避免在检查过程中加剧伤情。应特别关注症状明显的区域，并细致搜索较隐蔽的损伤。例如左下胸部伤有肋骨骨折和脾破裂，其中肋骨骨折引起的疼痛较明显，而脾破裂的早期症状可能被掩盖，但后果可能更为严重。在接收多名患者时，不应忽视那些未能发声的患者，因为他们可能正遭受窒息、深度休克或处于昏迷状态，无法通过声音表达痛苦。对于一时难以明确诊断的损伤，应在对症处理中持续观察，以便尽早进行诊断。

2. 检诊程序

为了不遗漏重要伤情，急诊医师可以“CRASH PLAN”指导检查。其意义是：C—cardiac（心脏），R—respiration（呼吸），A—abdomen（腹部），S—spine（脊髓），H—head（头颅）；P—pelvis（骨盆），L—limb（四肢），A—arteries（动脉），N—nerves（神经）。熟记上述英文词，紧急情况下可在数分钟之内对上述各系统进行必要的检查。经过抢救，待伤员伤情稍稳定后再进行重点特殊检查。

（三）辅助检查

根据伤情需要，选择适当的辅助检查，对帮助诊断有重要意义。经过紧急处理，伤情允许时可做如下检查。

1. 试验穿刺

试验穿刺主要用于观察体腔内的变化，如血胸、气胸、腹腔积血、腹膜炎等，以判断内脏器官是否受损。穿刺抽出血液、气体等，通常表明内脏器官已破裂。然而，技术失误或判断错误可能会导致误判。例如，腹腔穿刺可能会刺入胀气的肠管，吸出肠内容物，被误认为肠破裂；抽出血液可能是腹膜后出血，但被认为是腹腔内脏器破裂。但是，穿刺抽吸阴性并不能完全排除脏器损伤，这可能是因为脏器损伤早期出血不多，或因血凝块堵塞针头。试验穿刺方法简便易行，无需特殊设备，因此常用于闭合性创伤。为了减少误差，除注意操作外，可通过改变穿刺点、定时再次穿刺或穿刺后置入导管来提高诊断准确性。

2. 导管术检查

导管术检查包括插入导尿管以帮助诊断尿道、膀胱等的损伤。腹腔内留置导管可以动态观察腹内出血和脏器破裂情况。某些气胸或血胸可通过胸腔闭式引流进行诊断和治疗。

3. 实验室检查

血常规和血细胞比容可提示贫血、血浓缩或感染等；尿常规可提示泌尿系统损伤和糖尿病等；血电解质和血气分析可提示体液紊乱；血尿素氮、肌酐可提示氮质血症；血清胆红质、转氨酶等可提示肝功能状况。

4. X 线透视或拍摄平片

X 线透视或拍摄平片对骨折、胸部伤、腹部伤或异物存留的诊断具有重要意义。

5. 超声检查

超声检查主要用于观察伤后体腔内有无积血积液，还可帮助观察包膜内的肝、脾损伤。必要时，可进行动态床旁超声检查以及时发现延迟性内脏破裂出血。

6. 电子计算机体层扫描（CT）

CT 扫描适用于颅脑伤，能显示颅内血肿的位置，为治疗提供参考。也可用于观察肝、脾、胰等实质器官损伤和腹腔积液，当对试验穿刺等较简便的检查结果有疑问时，可应用 CT 扫描。

7. 血管造影

血管造影用于确定血管损伤或外伤性动脉瘤、动静脉瘘。现代血管造影术的选择性和准确性较高，但此种检查对机体具有一定损伤作用。因此，血管造影用于可疑血管破裂，或在已经诊断血管破裂但需选择手术方式时（如修补、血管移植等），可通过血管栓塞对部分患者止血。

进行重点或特殊检查时应注意以下事项：①颅脑和颌面外伤常与颈椎骨折或脱位同时存在，CT扫描或X线检查时应注意检查颈椎是否有骨折和脱位；②昏迷或高位截瘫时应注意检查腹部有无损伤；③胸部外伤尤其是左侧多发性肋骨骨折及血气胸，除常规胸部X线检查外，还需进行心电图监测，注意是否有心肌挫伤、外伤性心肌梗死及心脏压塞等；④严重腹部挤压伤应检查有无膈肌损伤；⑤骨盆骨折需常规检查尿液，以排除泌尿系损伤，并行腹腔穿刺排除腹腔内脏损伤。

在进行各项特殊检查前，必须对伤情做出正确判定，避免因检查而耽误救治。多发伤诊断的重点是头、胸、腹部，这些部位内脏器官较多且均位于腔内，伤情常较重且变化快，可能迅速危及生命，通常需要进行相应检查以明确诊断。因此，检查的选择和时间安排需严格掌握。胸腹腔穿刺简便易行，对怀疑有胸腹脏伤者常作为常规检查。CT扫描对头、胸、腹部等部位脏器损伤的诊断具有重要意义。如果患者血压很低，估计失血量大，胸腔或腹腔穿刺抽出不凝血，应立即手术探查，避免因过多检查而延误抢救时机。严重多发伤在完成早期救治后，对于某些部位如骨折可追加检查，以完成全面诊断。

三、多发伤的治疗

（一）急救

多发伤常累及心、肺、肝、肾、胃肠等重要脏器及大血管，直接造成这些重要脏器功能损害，同时常由于急性大量失血引起组织低灌流状态及缺氧，伴随全身应激反应及严重生理紊乱，常迅速发生一系列并发症而危及伤员生命。因伤情发展快，救治常需争分夺秒，及时正确的早期诊治不仅可直接挽救伤员的生命，而且可减轻创伤后继发性损害，降低脏器并发症的发生率，因此，加强多发伤的早期救治对提高多发伤的救治水平非常重要。

1. 缩短院前时间

多发伤早期对机体的主要危害是呼吸障碍和因脏器或血管损伤造成大出血，可很快危及生命。因此，“黄金时间”的救治特别重要，应尽量缩短院前时间，快速完成检诊和伤情评估，为多发伤的早期救治提供很好的基础。随着通信、意外事件与灾害监测等方面的发展、空中运输的广泛应用，院前反应时间显著缩短，发达国家能控制在8分钟以内，我国近年来也发展很快，缩小了与发达国家的差距。

2. 加强院前急救及早期救治

为提高多发伤的抢救水平，降低死亡率和伤残率。务必加强急诊外科的组织管理，并在急诊科建立一支训练有素的急诊外科队伍，负责多发伤抢救的过程，到达现场后紧急对伤员实施复苏处理，对心跳呼吸停止者立即进行心肺复苏，对严重多发伤患者经现场初期急救处理后，根据伤情分类，及时迅速地运送到有条件的医院作确定性治疗。灾害事故有大批伤员时有组织和有效地进行抢救和分送，是减少死亡率的关键。当急救人员到达现场后，应迅速建立现场临时指挥部，组织协调现场抢救工作，核实并了解灾害性质，根据伤员人数以及现场动态，提出具体抢救措施；遇有大批伤员时可调动邻近的第二阶梯医疗单位人员和救护车辆来现场增援抢救；调集的医务人员，原则上要求有较丰富的临床经验和较强的应急及独立工作能力。

我国大多数医院因分科过细，医师专科性很强，专科医师虽然熟悉本专业创伤的处理要求，但对严重多发伤抢救的要求多不熟悉，对同时存在的其他系统的创伤以及全身反应、重要器官的病理生理变化等认识不足，处理有局限性。有时因伤情复杂，需请多科会诊，延误抢救时机，导致无法挽救的残废或死亡。近年来我国部分医院建立了创伤科，专门从事创伤的综合救治工作，创伤科医师不仅强调专科技术，而且注重伤员救治的整体观念，在多发伤救治过程中，可迅速完成检查及诊断，对伤情做出全面判断，并制定出救治方案，各专业之间密切配合，从而提高了多发伤的救治效率，在提高多发伤救治成功率方面发挥了积极作用。如果医院没有建立创伤科，则应加强急诊外科医师的培养训练，着重培养他们对多发伤的诊治和组织指挥能力，从而在多发伤救治中发挥主导作用。

3. 完善救治体系

近年来各级救治网络逐渐完善，分级救治更加明确，救治的组织效率提高。建立了城市三级急救医疗网，各级急救医疗机构接受急救医疗指挥部指派，对突发性灾难事故发生后的现场抢救；根据现场伤害人数、致伤原因及伤情，分别按一般、轻型、中型、大型、重大型、特大型进行分类，按类型实施急救措施。一般一级急救网络由城市一级社区医院和乡镇卫生院组成，可收治一般伤患者；二级急救网络由区、县级医院组成，可收治较重的伤患者；三级急救网络由市级医院和教学医院组成，收治病情危重且较复杂的伤患者。

根据危重伤员就近抢救的原则，许多危重伤员需要在基层医院完成早期救治。针对基层医院技术力量薄弱、条件设备差的情况，可由上级医院及时派出相关专业技术较强的医师，指导这些单位的早期急救、手术及心肺脑复苏等救治工作，以保证救治工作的质量。

4. VIP 程序

（1）V—ventilation（通气）：保证伤员气道通畅及保持正常的通气。迅速清除口咽腔凝血块、呕吐物及分泌物。鼻管给氧，昏迷伤员应及早气管插管，颌面及喉部严重损伤宜行气管切开术，有胸腔创伤发生通气障碍，应行气管切开、胸腔闭式引流。开放性气胸宜用凡士林纱布填塞胸部伤口，予以包扎，预防纵隔摆动。张力性气胸应行胸腔闭式引流。多根多处的肋骨骨折可引起反常呼吸运动，不但能减少通气和换气，而且会引起纵隔左右摆动，造成明显的呼吸、循环障碍。现场急救时先用加垫包扎法限制部分胸壁的浮动，继而用肋骨外固定或者内固定（用机械性正压呼吸），以保障呼吸和骨折愈合。

（2）I—infusion（输注）：迅速输液、输血扩充血容量，以防止休克发生或恶化。扩充血容量一般宜先输入等渗盐水或平衡液，继以浓缩红细胞或全血，因此在纠正缺氧的同时应尽快输液输血。先输入晶体液，对微循环可能比首先输入全血有利，因为创伤、休克时微循环流态改变，有红细胞聚集和血流滞缓。失血超过 1000mL，可同时从两条静脉通路分别输入晶体液和全血。监测中心静脉压和尿量等，以估计血容量多少，并可供估计心功能时参考。对于失血性休克，高渗盐水可改善血流动力学，提高生存率。临床一般在 10 ～ 15 分钟内输注 7.5% 氯化钠液 200 ～ 400mL，随后输入平衡盐液或全血。对严重休克伤员，应适当补充碳酸氢钠，以纠正酸中毒。大血管或心脏创伤及脏器破裂大出血伤员在低血压状态下，大量输液提升血压往往使失血更快更多，对抢救不利。因此对这些伤员现主张早期限制性容量复苏或延迟容量复苏，即少量输液将血压维持在低于正常但能保证脏器及组织灌流的水平，在紧急手术控制出血的基础上，加强容量复苏。

(3) P—pulsation（搏动）：监测心脏搏动，维护心泵功能。在保持正常通气，迅速扩容的情况下，如伤员血压不断下降、脉搏弱而不规则、颈静脉怒张、中心静脉压逐渐上升、心音遥远或消失，应考虑有心脏压塞，立即行心包穿刺，必要时紧急手术，切开心包，以手指堵住心肌伤口，缝合伤口或接上体外循环机后修补伤口。对心肌挫伤可选用多巴胺等药物。心跳骤停者立即行胸外心挤压。但在常温下胸外的心挤压效果有限，能推动的血至多30%，且此时多有心室颤动，应在心电图监测下行电除颤，同时用气管导管辅助呼吸，根据室颤波形选用肾上腺素、利多卡因等（静脉或心腔内）。有开胸指征者可行直接的心按摩。

（二）优先手术解决危及生命的损伤

多发伤几个部位的创伤都很严重时，对危及生命损伤的处理重点和先后次序很重要。应在及早明确诊断的基础上，根据伤情轻重及对生命的危及程度迅速制定手术方案，及时解除危及生命的损伤。如颅内血肿，尽早手术清除血肿；伴有胸腹腔大量出血时，颅脑与胸腹腔手术应同时进行。对胸部伤合并腹部伤或胸腹联合伤，应遵循胸部伤重腹部伤轻者先开胸，腹部伤重胸伤轻者，先放置胸腔闭式引流后开腹手术的治疗原则。如胸部伤和腹部伤均严重，应分两组分别开胸开腹。以下几种损伤应优先救治。

1. 脑损伤伤员的CT扫描

对于颅内血肿较大（幕上血肿超过40mL，幕下血肿超过10mL）；血肿虽不大但中线结构移位超过1cm，脑室和脑池受压显著；意识障碍逐渐加深；颅内压持续升高等情况，均应进行颅内血肿清除术。术前若已出现明显脑疝或CT扫描显示中线结构显著移位，应将硬脑膜敞开并进行去骨瓣减压。

2. 紧急剖胸手术治疗心脏及肺损伤

凡在心脏损伤危险区的胸部开放伤，同时伴有大出血、休克或疑有心脏压塞者，应立即送往手术室或在急诊室进行开胸手术。对于严重的胸部钝性伤，应高度警惕心脏破裂的可能性，通过床旁二维超声心动图检查确诊并及时手术。手术应对心脏裂口进行修补，对心脏压塞者进行心包切开术，对严重肺及支气管损伤者进行肺部分切除术。

3. 胸腹联合伤的治疗

此类损伤往往涉及胸腔和腹腔多个脏器，在诊断和治疗上较为复杂。由于膈肌破裂致膈肌的运动功能丧失，腹腔脏器如胃、脾、结肠等进入胸腔，导致肺受压萎陷和纵隔移位，引发严重呼吸和循环功能障碍。因此，一旦确诊或高度怀疑胸腹腔联合伤，应积极进行抢救手术。一般胸部伤只需进行胸腔闭式引流，如有肺支气管及血管损伤需手术处理。同时进行剖腹探查处理腹内脏器伤，并修补膈肌。

4. 连枷胸的治疗

连枷胸引起反常呼吸运动，导致呼吸功能障碍和严重低氧血症，必须及早治疗。1956年，Avery提出的“呼吸内固定法”，即采用控制性机械通气治疗连枷胸，在20世纪70年代曾广泛应用，但因机械通气易引起医源性感染、张力性气胸、胸损伤等并发症，近年来国内外更倾向于手术内固定。

5. 腹腔实质脏器及血管损伤的处理

腹腔脏器（如肝、脾等）损伤及血管损伤伴大量出血，导致失血性休克而危及生命，必须紧急手术处理。

6. 腹膜后血管损伤的处理

腹膜后较大血管损伤常迅速而严重危及伤员生命，因此大部分腹膜后血肿需要探查并清除。先阻断腹主动脉再认真探查，明确损伤血管后立即进行血管修补、血管吻合或血管移植。对于不便于进行复杂血管修补或重建的严重伤情，可暂时性腔内插管分流，待患者情况稳定后再进行确定性手术。非搏动性肾周血肿、肝后血肿或钝性盆腔血肿不应探查，可用腹腔填塞处理，随后采用血管造影及栓塞术。

（三）多发伤时各部位伤的治疗原则

1. 颅脑伤

颅内血肿应尽早手术清除。若颅脑损伤伴其他脏器损伤，应遵循不同治疗原则。

① 双重型：颅脑损伤如广泛的脑挫裂伤、颅内血肿，伴有胸腹腔大量出血，二者均需紧急手术，应同时进行。

② 颅脑伤重，合并伤轻：手术重点应放在颅脑伤，轻伤可后处理。

③ 合并伤重，颅脑伤轻：不急于手术或不需手术，先处理肝、脾破裂等严重合并伤。

2. 颈部伤

颈部的特点是狭小范围内有许多重要器官（如食管、气管、甲状腺、脊髓等）密集存在。在颈部穿刺伤时，上述器官均可能发生严重损伤，但因被肌肉及深筋膜覆盖，初步检查时极易忽视。通过 X 线片观察气管与食管有无移位，有无皮下气肿及异物等，可辅助诊断。但多数情况下，术前无法做详细检查，需紧急手术。

3. 胸部伤

呼吸功能是否良好，取决于呼吸系统和大脑的功能。呼吸系统功能包括呼吸道有无阻塞、肺实质弹性如何、膈肌和胸廓是否完整，上述任何部位损伤都可影响呼吸功能。此外，大脑功能受到抑制时，呼吸功能也必然会受影响。因此，多部位伤时的呼吸功能紊乱，应明确哪些伤对呼吸功能影响最大。严重的胸部伤，呼吸功能紊乱十分明显，除非其他部位大出血需立即止血外，应优先处理。

4. 腹部伤

多发伤中，腹部伤的发生率较高，文献报道其发生率为 29% ～ 63.9%，因此任何部位伤都要考虑有腹部伤的可能。腹部创伤因肝、脾破裂及大血管损伤致严重大出血时，应先进行剖腹探查并迅速控制出血。空腔脏器破裂，可待其他危及生命的创伤处理后再行处理。

5. 多发性骨折

目前对多发伤时多发长骨骨折处理的观点是应积极争取时间，尽早施行骨折复位内固定。Burri 报告的 1529 例多发伤中有 137 例四肢骨折，早期施行复位及内固定均取得了良好效果。多发骨折早期内固定在重症多发伤患者的处理中尤具以下优点：易于保持正常呼吸功能及肢体早期活动，可明显降低 ARDS 和脂肪栓塞综合征的发生，并便于术后护理。手术应在良好的麻醉及监护管理下分组同时进行，手术方式尽可能简单，手术时间尽可能缩短。手术过程中必须有效地维持各重要脏器血流灌注。多发伤时的骨盆骨折，虽有人主张早期结扎髂内动脉，但有合并大出血的危险，多采用保守疗法。若合并其他部位的严重损伤，则主张行早期骨折外固定，待全身情况稳定后再行内固定手术治疗。

（四）损伤控制手术在多发伤的应用

损伤控制手术（DCS）是在创伤外科重点应用的一项技术方法，主要用于严重腹部创伤患者的早期救治中。所谓损伤控制外科，就是针对严重创伤、大量失血、全身情况差、生理耐受程度低的患者，采用分阶段的方式完成手术治疗，即早期简化手术，然后复苏，待患者生理紊乱得到适当纠正，全身情况改善后再次进行确定性手术。这样可以较大限度地减少生理紊乱对患者的损害，降低患者死亡率。随着理论认识的不断深化和技术方法的不断完善，逐渐将其确定为一项规范化的操作程序。

病情非常严重的伤病员因失血、感染、失控性全身炎症反应、过度应激反应等，造成全身情况极差，对手术的耐受性很差，如果不进行充分的准备，盲目进行复杂的手术，必然加重患者的全身性损害，增加死亡率。因此外科医师在为这些患者制定治疗方案时，力求既能解决危及患者生命的病理损害，又能平稳渡过手术期。1983 年 Stone 等对 17 例严重创伤患者采用损伤控制手术措施（早期简化手术、复苏、再次确定性手术）后，12 例存活；对照组 14 例患者经常规处理（一次性确定手术）后，1 例存活。这一重要报道发表后，引起了人们极大的重视。1993 年美国腹部外科医师 Rotondo 制定了损害控制的全面规范化的分阶段操作程序，经过 30 多年的发展，已经在创伤外科得到广泛应用。损伤控制外科的观念逐渐被接受，并在严重创伤患者的救治中广泛采用。

损伤控制手术一般由三阶段组成，第一阶段的主要任务是用最简捷的方法进行剖腹探查，控制实质脏器破裂出血和空腔脏器破裂造成的污染，快速关闭腹腔而不进行确定性的重建手术；第二阶段的主要任务是在 ICU 内对患者继续进行休克复苏，最大限度地维持循环功能的稳定，恢复正常体温，纠正酸中毒和凝血功能障碍，进行机械通气支持，对患者进行再次评估以防遗漏次要或隐蔽部位的损伤；第三阶段的主要任务是在患者的生理紊乱得到纠正、生命体征恢复正常后进行再次手术，取出腹腔内的填塞物，对损伤的脏器进行确定性修复手术。

1. DCS 应用的适应证

正确判断哪些患者需要实施 DCS 至关重要。患者从受伤到进行损害控制手术的时间越短，预后也越好，因此要求在术前或手术开始后，根据患者的最初生理状况，以及在对体内损伤迅速作出伤情判断的基础上，尽快作出实施损害控制手术的决定，不要等到代谢衰竭再决定。一般认为应该在手术开始 5 分钟内作出决定。选择患者时应该综合考虑创伤类型、创伤部位，尤其是创伤引起的病理生理变化。

① 创伤类型：高能量闭合性腹部创伤、多发性腹部穿透伤。

② 伤情：严重肝损伤；胰、十二指肠损伤；手术需要很长时间；腹部大血管损伤，如肝后腔静脉损伤骨盆血肿破裂，常规方法难以止血。

③ 病理生理变化：严重的代谢性酸中毒，pH ＜ 7.30；低温，体温低于 35.5℃；复苏过程中血流动力学状态不稳，如低血压、心动过速、呼吸过速、神志改变；严重创伤性出血，估计需要大量输血（＞ 10 IU）。

2. 术前准备

此类患者因病情危重，特别强调时间观念，尽量缩短院前和急救部的时间，所有不影响伤员紧急处理的不必要的检查暂不做，术前容量复苏将加重低温、凝血障碍，胶体液也影响凝血，因此不作为主要措施，更不能因进行容量复苏而耽误手术时间，患者立即送手术室，而应在手术控制出血的基础上行强有力的复苏。

3. 简化手术

(1) 控制出血。是损伤控制外科的首要任务。进行紧急剖腹手术，腹腔填塞节省时间且止血效果确凿，填塞应该主动实施，而不应等到其他方法都试用完毕后才想起填塞，一般主张进腹后立即开始填塞，填塞腹腔 4 个象限，先右上腹、再左上腹，然后左、右下腹。在横膈裂孔用手指钝性分离，并压迫，然后用无损伤血管钳钳夹，控制主动脉。第二步确定出血的主要来源，仔细检查腹部的四个象限，用手、拭子或敷料直接压迫迅速控制出血，用几个大的敷料压迫通常能控制肝、脾、肾出血。腹部检查必须彻底，检查时采用内脏的旋转松解腹膜后结构。所有腹内及大部分腹膜后血肿需要探查并清除，不论是由于钝性伤，还是贯通伤引起的搏动性、膨胀性或稳定性血肿，均应探查。非搏动性肾周的血肿、肝后血肿或钝性盆腔血肿不应探查，可用腹腔填塞处理，随后采用血管造影栓塞术。

填塞最早也最多用于肝创伤，而且早期主要用于创面渗血的止血。但是，目前临床工作中填塞实际上几乎已经用于所有的腹腔内脏及腹膜后组织，涵盖了肝、胰腺、肾、脾、胃肠道（胃、十二指肠、小肠、结肠、直肠）、胆道系统、膀胱及输尿管、骨盆、腹膜后血管等器官、组织创伤引起的各种出血，包括动脉、静脉出血及创面渗血。填塞材料按吸收与否分为可吸收与不可吸收两种。按来源分为外来异物和自体材料两种。可吸收材料包括生物工程技术制造的敷料、粉剂、泡沫剂、海绵等；不吸收材料，如手术巾、手术单及外科敷料等；自体材料主要为网膜，可吸收材料及自体材料多用于实质脏器裂伤创面内填塞，其优点是无须再次手术拔除。手术巾、手术单及敷料是最常用的填塞材料。

实施填塞时常见的错误是过度填塞、填塞不够和填塞不当。前者增加腹腔内压，可能导致腹腔间隔室综合征。填塞不够和填塞不当均不能取得止血效果。肝局部填塞时填塞产生的压力矢量应该拟合创伤组织创面，并固定损伤器官。具体而言应该填塞创伤肝叶上下或前后。腹腔广泛填塞时应将肠管推向腹部中央，防止直接压迫肠管实质性组织、器官（如肝），骨盆贯通伤弹道出血或其他难以接近的部位，可以采用球囊导管或三腔二囊管止血，将带球囊的导管插入上述部位，向球囊内充气或液体，使其膨胀从而达到止血目的。肝贯通伤弹道出血时将三腔二囊管插入弹道，先充盈胃囊，将导管固定于肝后面，防止脱落，再充盈食管囊以压迫弹道止血。导管可经皮肤引出腹腔外面，48 ～ 72 小时后打开阀门，拔除导管，无须再次手术。

骨盆骨折膨胀性血肿及严重肝创伤出血，填塞及球囊导管均难以或仅部分止血时，可在关闭腹腔后立即进行血管栓塞，疗效可靠。

目前多数人认为复杂的血管重建技术（如血管端端吻合、血管移植）浪费时间，应该尽可能避免。建议采用简单且安全有效措施如侧面修补、结扎、暂时性腔内插管分流。大血管非离断伤且血管壁未坏死时，可暂时行侧面修补，重要动脉离断伤可暂时分流。血管结扎是最简单的措施，下腔静脉、髂静脉均可结扎。危急情况下，门静脉、肠系膜上静脉也可以考虑结扎，但是，此举可引起大量液体向第 3 间隙转移，因此，需要大量补液。髂动脉、股动脉结扎可引起严重肢体缺血，因此应该谨慎。肠系膜上动脉的胰腺上近端可以安全结扎，因为腹腔动脉及肠系膜下动脉的侧支循环可以提供足够血流。探查腹腔的四个象限以明确损伤或出血的器官组织，清除血肿，使用填塞、结扎、钳夹、气囊压迫等手段控制实质器官和血管的损伤出血，不进行复杂的重建和血管吻合手术。必要时使用分流技术控制大血管损伤出血并维持损伤血管的功能，如腔静脉或腹主动脉损伤后使用Fogarty气囊导管，在保证正常或基本正常血流的同时控制破裂部位的出血。

(2) 控制污染。一旦出血得到控制，重点应转向肠内容物溢出引起的污染。肠管单个穿孔可单层连续缝合修补，复杂肠管损伤应采用纱布条结扎，或闭合器关闭远、近端的方法，避免常规切除吻合。若出现广泛的小肠损伤或结肠损伤，需要进行切除及初期吻合，但操作费时，且在全身性低灌流情况下，吻合口愈合易受到危害，难以判断切除缘。在此情况下，特别有结肠损伤或多发小肠损伤时，应切除失活的肠管，关闭末端，留于腹腔待二期吻合。在腹部开放的情况下，几乎不可能控制肠内容物的溢出，不行回肠造口术或结肠造口术。

十二指肠、胆道、胰腺损伤可置管外引流，并加填塞，幽门、胰腺颈、近端空肠可用闭合器缝合，胆总管可以结扎，胆道可经胆囊造口引流，乳头部创伤并严重出血且填塞不能止血时，可行胰十二指肠切除，但不重建。即使在再次手术时，消化道重建仍然不包括胰腺空肠吻合。因为此时手术，出现吻合口瘘的概率太大。输尿管损伤不宜直接缝合，代以插管引流，导管近端直达肾，远端经腹壁另戳口引出。完全离断的输尿管远端无须结扎，因为膀胱壁内输尿管段可以防止尿液反流。紧急情况下，输尿管损伤可不作任何处理，任由尿液流入腹腔。膀胱损伤也可置管引流，经尿道或耻骨上均可。膀胱广泛损伤时，可行双侧输尿管插管，使尿液改道，以后再次手术修补膀胱。

胰腺损伤很少需要并允许行确定的手术，未累及胰管的轻度损伤不需要处理；如果可能，损伤处可放置密闭型抽吸引流；但如已施行腹腔填塞且腹腔开放，则不引流。如胰远端损伤（AAST Ⅲ），且存在广泛的组织破坏（包括胰管破坏），可行快速远端胰切除术。严重的胰十二指肠损伤（AAST Ⅴ）几乎都合并周围结构受累，患者不能承受复杂手术（如胰管十二指肠切除术），应当仅行清创术清除。小的十二指肠损伤可行单层缝合修补；但大的十二指肠损伤应当行清创术清除，缝合暂时关闭断面，待二期处理。

当腹腔的出血和污染得到控制后，暂时关闭腹腔。因为需要早期再次手术，故常规关腹既无必要，又浪费时间，但是为了防止体液、体热丢失，腹腔应该关闭。暂时关闭腹腔的方法有如下5种：①塑料单覆盖，负压吸引法；②敷料填塞覆盖法；③单纯皮肤缝合法；④修复材料缝合法；⑤单纯筋膜缝合法。前两种方法不能防止体液、体热丢失，最后一种方法可能造成筋膜坏死。因而，以单纯皮肤缝合法及修复材料缝合法常用，如无明显张力时，皮肤可以巾钳钳夹或单层连续缝合；组织严重水肿，张力明显时，应以修复材料填补切口缺损。修复材料分为不吸收材料和可吸收材料两种。前者如橡胶、聚丙烯、聚四氟乙烯，后者如聚乙二醇酸、聚泌乳素。关腹除了遵循无张力缝合原则外，还应该保护内脏免受侵蚀。关腹前应该尽可能用网膜或对肠管无侵蚀作用的薄膜覆盖肠管表面，防止修复材料侵蚀肠管引起的肠瘘。

4. ICU复苏

上述简化手术完成后，患者送回ICU，由复苏小组在ICU内对患者继续进行复苏，直至恢复正常的生理状态。可以用血流导向肺动脉漂浮导管指导复苏，以纠正器官低灌注和组织氧合不足，以及血浆乳酸水平的正常作为复苏的终点。机体复温可以采用复温毯，增加室内温度，加温输液、输血，机械通气的加温湿化，放置胸腔引流管行热生理盐水胸腔灌洗的方法，必要时采用建立动脉 - 静脉或静脉 - 静脉体外通路复温等方法。复温应该一直持续到体温正常，没有凝血功能异常的临床表现，各项凝血指标恢复正常。积极输入新鲜冰冻血浆和血小板是纠正凝血障碍的关键。另外，患者常需要通气支持，如有必要，可以让患者短暂恢复意识以便进行神经系统检查后给予镇静剂和肌肉松弛剂。

这个阶段一般为 24 ～ 48 小时，复苏常需要浓缩红细胞和新鲜冰冻血浆，复苏的同时还需对伤情进行评估，进行必要的辅助检查，找出可能在初期评估和术中漏诊的隐匿性损伤并计划好下一阶段的手术方案。

5. 确定性手术

如果患者的代谢性酸中毒、低温、凝血功能障碍得到纠正，生命体征平稳，则分期治疗进入第三阶段。这一阶段的任务是对患者行确定性手术，手术在 24 ～ 48 小时内进行。手术时先取出填塞止血敷料，彻底冲洗腹腔并进行彻底探查以防遗漏损伤，检查初期手术时处理的损伤脏器的情况，对仍然存在的活动性出血进行彻底止血，然后对损伤的器官组织进行确定性处理，包括实质脏器的修补、切除或部分切除，空腔器官损伤修补或切除吻合，血管损伤的修复等。术中要注意液体的继续补充，如果患者出现生命体征不稳定或内环境紊乱，则需要重复损害控制的分期治疗程序。手术顺利结束后，需要认真评估腹壁的张力情况，如果张力较高，简单缝合皮肤或者保持腹腔开放即可结束手术，遗留问题等待下一步的处理。如果在腹压增高、腹壁紧张的情况下强行关腹，则患者有可能出现腹内高压甚至腹腔间隔室综合征，导致气道压力增高、心输出量降低、尿量减少甚至急性呼吸衰竭的发生。

（五）合理容量复苏

（1）在创伤出血未有效控制的情况下，大量液体复苏可增加血液丢失，引起稀释性凝血功能障碍，及组织氧供减少导致代谢性酸中毒等，不仅不能改善患者的病情，反而会加重创伤的病理损害。因此患者在接受损伤控制手术前，容量复苏不作为主要抢救措施，采用延迟性复苏或低压复苏，即维持收缩压 80 ～ 90mmHg，能满足重要脏器基本灌注的较低水平，在控制出血的基础上再加强液体复苏。

（2）近年来应用小容量高渗盐水（HS）或高渗盐水 / 右旋糖酐（或羟基淀粉）复合液（又称晶 - 胶复合液）治疗失血性休克取得较好效果，称为小容量复苏（MVR）。与快速输入乳酸林格氏液相比，用 3% ～ 10% HS 或晶 - 胶复合液治疗失血性休克，可在小容量（1 ～ 6mL/kg）输入时更快速、有效改善微循环，增加心输出量，尤其适用于紧急情况下现场和转运过程中的失血性休克患者。同时，也发现 MVR 治疗有明显的降颅内压（ICP）作用。对存在颅脑损伤的患者，可以很快升高平均动脉压而不加剧脑水肿。

（3）液体复苏纠正血容量不足及无氧代谢、恢复器官灌注仍然是严重创伤患者处理的基础，但过度液体复苏的患者发生器官衰竭及死亡率显著增高。合理的复苏应当仔细地保持器官灌注和组织氧合之间的平衡，以避免可能导致器官功能障碍及衰竭的过量复苏。

（4）加强复温。低温对机体的危害非常大，低温使血红蛋白对氧的亲和力增加，不利于组织对氧的摄取，抑制凝血因子活性，使血小板含量下降，聚集和释放功能降低，从而导致肝产生凝血因子减少，引起心肌缺血和心律失常等。因此及时恢复体温很重要，除一般性复温措施外，容量复苏中对输入液体加温是最重要的复温措施。

（六）纠正凝血障碍

创伤造成组织因子活化，进而引发全身炎症反应，两者共同导致凝血级联活化，使血液呈高凝状态，大量血小板和凝血因子被消耗，从而转变为低凝状态，而输入大量的晶体液、胶体液及不含凝血因子或血小板的血液制品，会造成严重的血液稀释等，使患者伤后很快发生严重的凝血障碍。凝血紊乱时血液不能自凝，手术控制出血后继续出血，加重失血休克，加重凝血紊乱和代谢性酸中毒，并产生恶性循环。因此，及时纠正凝血障碍对接受损伤控制手术患者至关重要。在控制出血的基础上，尽早补充血液制品及凝血因子，第一个24小时输浓缩红细胞、新鲜冰冻血浆及血小板各10 IU，要求相关指标达到以下要求：凝血酶原时间＜15秒，血小板＞10×10^{10}，纤维蛋白原＜1g/L时输冷沉淀，使纤维蛋白原达到1g/L。积极输入新鲜冰冻血浆和血小板是纠正凝血障碍的关键，低温条件下，即使补充凝血因子也难以纠正凝血功能障碍，因此应及时纠正低温，DCS的患者应该输新鲜血液，血液产品浓缩红细胞、血浆和血小板的比例应为1 ∶ 1∶1。重组活化因子Ⅶ（rF Ⅶ a）对创伤患者凝血紊乱的纠正具有较好效果，如果给予10 IU浓缩红细胞、10 IU血小板、10 IU新鲜冰冻血浆、10个单位的冷沉淀后，尽管采用了所有的方法纠正凝血功能紊乱，出血仍继续，这时应按照100μg/kg剂量给予rF Ⅶ a，必要时可给予更高剂量或重复使用。

第五章　常用危重急症抢救技术

第一节　机械通气技术

一、机械通气概述

机械通气是ICU日常工作中非常重要且不断变化的部分，是当患者的自然通气和（或）氧合功能难以维持时，通过呼吸机的使用，来维持气道通畅、改善通气和氧合、防止机体缺氧和CO_2蓄积，助力患者克服基础疾病所致的呼吸功能衰竭，为进一步治疗基础疾病创造条件的一种方式。同时，随着医学的发展，机械通气通过提高氧输送、强化肺保护、改善内环境等途径，已成为治疗多器官功能障碍综合征的重要治疗手段。

（一）分类

1. 机械通气的分类

机械通气根据器械连接气道方式的不同分为“有创”和“无创”两种通气类型。

（1）无创机械通气。

① 定义：无须插管或气管切开（非侵入性）的辅助正压通气的方法。

② 连接方式：鼻罩、口鼻罩及头盔式。

（2）有创机械通气。

① 定义：需要通过插管或气管切开（侵入性）方式连接呼吸机或球囊进行辅助呼吸的方法。

② 连接方式：口咽通气管、喉罩、气管插管及气管切开。

2. 呼吸机的分类

简单来说，呼吸机是一个机器，一个按照既定程序可以精准调控，传输和直接应用能量来完成有效工作的系统。它由能量输入、控制结构（包括能量的传输或转换）及输出（压力、容积和流量波形）所组成。

呼吸机可以有以下分类。

（1）依工作动力不同，分为手动、气动（以压缩气体为动力）及电动（以电为动力）三种。

（2）依使用压力方式不同，分为正压通气和负压通气两种。

（3）依调控方式不同，分为简单控制和微电脑控制两种。

（二）正压通气的生理效应

1. 对呼吸功能的影响

（1）对呼吸肌的影响：机械通气一方面全部或部分替代呼吸肌做功，使呼吸肌得以放松、休息，另一方面通过纠正低氧和CO_2潴留，改善呼吸肌的做功环境。

（2）对呼吸动力学的影响：机械通气的主要目的是通过提供一定的驱动压以克服呼

吸机管路和呼吸系统的阻力，把一定潮气量的气源按一定频率送入肺内。驱动压和对比关系决定潮气量，用运动方程式表示为：$p=VT/C+F\times R$，其中 p 为压力，VT 为潮气量，C 为顺应性，R 为阻力，F 为流速。

（3）对肺气容积的影响：机械通气通过改善顺应性、降低气道阻力和对气道、肺泡的机械性扩张作用，增加肺气容积。

（4）对气体分布的影响：

① 时间常数（TC）。$TC=R\times C$，决定气体在肺内的分布，正常为 0.4 秒。

② 自主呼吸参与的程度。自主呼吸的主动参与，使外周肺组织扩张较控制通气显著，加之膈肌的主动下移可使肺门以下的肺叶扩张，让更多的气体进入下肺区，从而改善气体的分布。

（5）对肺血流和通气 / 血流比值（V/Q）的影响：正压通气能改善低氧和 CO_2 潴留，缓解肺血管痉挛，降低无效腔通气，改善 V/Q。

（6）对弥散功能的影响：弥散功能与膜弥散能力、肺血管床容积、气体与血红蛋白的结合速率有关。正压通气通过减轻肺水肿和增加功能残气量使膜弥散能力增加，但回心血量减少，使肺血管床容积下降，弥散降低。

2. 对循环系统的影响（心肺交互作用）

正压通气通过对肺容积、胸膜腔内压和呼吸功耗的影响而影响循环系统的功能。

（三）适应证及禁忌证

1. 适应证

根据机械通气的生理效应，机械通气的适应证可参考以下情况。

（1）呼吸衰竭一般治疗方法无效。

（2）呼吸形式严重异常。

① 呼吸频率＞ 35 次 / 分或＜ 8 次 / 分。

② 呼吸节律异常或自主呼吸微弱或消失。

（3）气道完整性或保护能力缺失。

（4）呼吸衰竭伴有严重意识障碍。

（5）严重通气障碍或氧合障碍。

① 氧疗后 PaO_2 ＜ 50mmHg。

② $PaCO_2$ 进行性升高，pH 动态下降。

（6）严重肺水肿。

（7）严重感染，心功能不全等需要保证一定氧供。

2. 禁忌证和相对禁忌证

（1）气胸及纵隔气肿未行引流。

（2）肺大疱。

（3）低血容量性休克补充血容量。

（4）严重肺出血。

（5）缺血性心脏病及充血性心力衰竭。

（6）当危及生命需要抢救时，无绝对禁忌证。

（四）基本模式

1. 控制通气（CMV）

CMV 指呼吸机完全取代患者的自主呼吸，并提供全部通气量的工作方式。根据送气方式的不同，CMV 可分为容量控制通气和压力控制通气两种类型。应用 CMV 时，不允许患者进行自主呼吸，否则会造成患者与呼吸机的拮抗，所以有时需应用镇静剂或麻醉剂来抑制自主呼吸。

2. 辅助控制通气（ACMV）

ACMV 指在预设频率规定的时限内（60 秒 / 预设频率），患者吸气用力达到触发灵敏度或达到预设频率规定的时限，呼吸机给予预设参数的通气。与 CMV 相比，患者可触发吸气，减少与呼吸机发生拮抗的可能性。根据送气的方式不同，ACMV 可以分为压力控制通气（PCV）和容量控制通气（VCV）两种类型。

3. 间歇指令通气（IMV）/ 同步间歇指令通气（SIMV）

IMV/SIMV 指呼吸机以预设频率所规定的间隔（60 秒 / 预设频率）给予患者预设参数的指令通气，两次指令通气之间允许患者自主呼吸。SIMV 允许患者自主呼吸，每隔预定时间，由患者自主呼吸的吸气负压触发呼吸机，给予一次同步正压通气。临床上主要是在撤机时应用 SIMV，作为控制通气到完全自主呼吸之间的过渡。

4. 压力支持通气（PSV）

PSV 指在自主呼吸期间，患者吸气相一开始，呼吸机即开始送气并使气道压迅速上升到预置的压力值，并将气道压维持在这一水平。当自主吸气流速降低到最高吸气流速的一定百分比（一般为 25% 左右）时，送气停止，患者开始呼气。PSV 同步性能良好，通气时气道峰压和平均气道压较低，可减少气压伤等机械通气引起的并发症。

5. 持续气道正压（CPAP）

气道压在吸气相和呼气相都保持一定的正压水平即为 CPAP。当患者吸气使气道压低于 CPAP 水平时，呼吸机通过持续气流或按需气流供气，使气道压维持在 CPAP 水平。它与呼气末正压（PEEP）不同之处在于前者是通过对持续气流的调节而获得动态的、相对稳定的持续气道正压，而后者是通过在呼气末使用附加阻力装置获得一个静态的、随自主呼吸强弱波动的呼气末正压。CPAP 的生理学效应与 PEEP 基本相似。

6. 气道压力释放通气（APRV）

APRV 是在 CPAP 气路的基础上以一定的频率释放压力，压力释放水平和时间长短可调。在压力释放期间，肺部将被动地排气，相当于呼气，这样可以排出更多的 CO_2。当短暂的压力释放结束后，气道压力又恢复到原有 CPAP 水平，这相当于吸气过程。因此，APRV 较 CPAP 增加了肺泡通气，而与 CMV+PEEP 相比，APRV 显著降低了气道峰压。

7. 压力调节容量控制通气（PRVCV）

在使用 PCV 时，随着气道阻力和胸肺顺应性的改变，必须人为地调整压力控制水平才能保证一定的 *VT*。在使用 PRVCV 时，呼吸机通过连续监测呼吸力学状况的变化，根据预置 *VT* 自动对压力控制水平进行调整，使实际 *VT* 与预置 *VT* 相等。

8. 双相间隙正压气道（BIPAP）通气

BIPAP 为一种双水平 CPAP 的通气模式，自主呼吸在双相压力水平均可自由存在。高水平 CPAP 和低水平 CPAP 按一定频率进行切换，两者所占时间比例可调。该模式允许自主呼吸与控制通气并存，能实现从 PCV 到 CPAP 的逐渐过渡，较广泛的临床应用，较好的人机协调能力。BIPAP 的实际效果与 APRV 相同。事实上，如果在 BIPAP 中使低水平 CPAP 所占时间很短，即相当于 APRV。

9. 神经调节辅助通气（NAVA）

NAVA 的工作原理是在存在自主呼吸的情况下，通过监测膈肌电活动（Edi）的信号来感知患者的实际通气需要，提供合适的通气支持。NAVA 触发灵敏度主要是基于在最小值的基础上增加量来确定，即呼吸中枢发放到膈肌的冲动开始增加的同时，呼吸机给予通气辅助。NAVA 按照 Edi 的一定比例给予通气辅助，也就是以呼吸中枢驱动的一定比例给予通气辅助。NAVA 作为一种新的机械通气模式，在中枢反馈调节机制的干预下，操作者可以在不了解患者通气需求的情况下调节呼吸机参数并能满足其生理需要。

二、机械通气的适应证

机械通气的临床应用逐渐增多，不仅可以应用于呼吸衰竭的治疗和外科手术的支持，还可用于慢性神经肌肉疾病、慢性心功能不全和呼吸系统疾病的康复。然而，无论是对于术后患者还是重症患者来说，机械通气不是一项简单且安全的干预措施。人们越来越多地认识到机械通气可能会引起肺损伤，最常见的是呼吸机相关性肺损伤（VILI）和被称为呼吸机相关性膈肌功能障碍（VIDD）的呼吸肌损伤，甚至仅短期使用呼吸机的术后患者也可能面临 VILI 的风险。这涉及机械通气适应证的把握。

随着对呼吸生理认识的不断深入，机械通气的理论和策略发生了重大变化，其适应证也逐渐变化。总的来说，各种原因引起的急性呼吸衰竭或慢性呼吸衰竭急性加重，经保守治疗后效果不佳且病情仍继续发展者、呼吸停止等，均为机械通气的适应证。

（一）心肺复苏

各种原因导致急性呼吸心搏骤停，如窒息、电击、溺水、急性心肌梗死、心室颤动或心室扑动，经短时人工呼吸和心脏按压急救后，应根据条件迅速进行机械通气。

（二）呼吸衰竭

任何原因导致的呼吸动力不足，如颅内高压、脑干损害、吉兰 - 巴雷综合征、运动神经元病、重症肌无力；或通气阻力增加，如慢性阻塞性肺疾病（COPD）、支气管哮喘、严重的胸廓畸形或胸廓损伤、急性呼吸窘迫综合征（ARDS）、急性肺水肿，皆可导致呼吸衰竭，经保守治疗无效后应及早进行机械通气。

（三）特殊目的的机械通气

（1）预防性机械通气：呼吸功能减退的患者做胸部、心脏或腹部手术，出现严重感染或创伤，慢性肺功能损伤并发畸形感染，估计短时间内可能发生呼吸衰竭，可预防性应用无创机械通气；若手术后需保证呼吸道引流通畅，则宜建立人工气道。

（2）康复治疗：多采用无创机械通气，主要用于 COPD 等慢性肺功能减退的呼吸系统疾病、慢性心功能不全、慢性神经肌肉功能障碍性疾病。

（3）分侧肺通气：多用于手术患者，也可用于双肺病变严重不均、双侧呼吸动力学明显不一致的患者。

（4）其他：麻醉中保证镇静和肌松剂的安全使用；减少全身和心肌的氧耗；过度通

气降低颅内压；促进肺泡复张，预防肺不张。

（四）其他

机械通气包括有创正压机械通气（IPPV）和无创机械通气（NPPV）。IPPV 和 NPPV 各有相应的适应证，在人工机械通气治疗中起到相互补充的作用。IPPV 指经人工气道（气管插管、气切套管）进行的机械通气。

经口气管插管适应证如下。

(1) 严重低氧血症或高碳酸血症，或其他原因需较长时间机械通气，又不考虑气管切开。

(2) 不能自主清除上呼吸道分泌物、胃内反流物或出血，有误吸危险。

(3) 下呼吸道分泌物过多或出血，且自主清除能力较差。

(4) 存在上呼吸道损伤、狭窄、阻塞，气管食管瘘等严重影响正常呼吸情况。

(5) 患者突然出现呼吸停止，需紧急建立人工气道进行机械通气。

气管切开术适应证如下。

(1) 预期或需要较长时间机械通气治疗。

(2) 上呼吸道梗阻所致呼吸困难，如双侧声带麻痹、有颈部手术史、颈部放疗史。

(3) 反复误吸或下呼吸道分泌较多，且患者气道清除能力差。

(4) 减少通气无效腔，利于机械通气支持。

(5) 因喉部疾病致狭窄或阻塞而无法气管插管。

(6) 头颈部大手术或严重创伤需行预防性气管切开，以保证呼吸道通畅。

(7) 高位颈椎损伤。

NPPV 即仅使用面罩或鼻罩而无须气管切开或气管插管便可实施正压机械通气的一种通气模式，主要用于呼吸衰竭的早期和慢性呼吸衰竭，亦可应用于辅助有创机械通气的早期拔管等。NPPV 的应用是否成功在很大程度上取决于对适应证和禁忌证的掌握是否正确。

可考虑实施 NPPV 的情况如下。

(1) 患者必须是神志清楚且能配合治疗（COPD 患者例外）。

(2) 无须紧急气管插管来清除气道内分泌物。

(3) 无颜面部外伤。

(4) 近期无胃肠道手术。

(5) 无消化道出血。

(6) 无吞咽功能异常。

(7) 血流动力学稳定，心率、心律规整。

(8) 鼻罩 / 面罩同患者脸型匹配。

NPPV 适应证如下。

(1) 阻塞性睡眠呼吸暂停低通气综合征（OSAS）以及肥胖低通气综合征。NPPV 已成为 OSAS 的主要治疗手段。

(2) COPD 所致呼吸衰竭。是临床上除 OSAS 外应用最成熟的疾病，已作为轻中度患者的一线治疗手段。原则上重度，特别是昏迷患者，只要 NPPV 适当就可迅速纠正高碳酸血症和低氧血症，随着患者神志和呼吸肌疲劳的改善，咳嗽反射也相应改善，病情逐渐好转，因此NPPV可以用于重症患者。

(3) 危重支气管哮喘。其气道阻力和内源性PEEP比较高，患者比较难以接受面罩机械通气，需经简易呼吸器治疗好转后，再过渡至面罩机械通气。

(4) 急性呼吸窘迫综合征（ARDS）。研究表明，非感染因素诱发的ARDS（如手术、骨折等），短时通气后可迅速改善低氧，并较快脱离呼吸机，可选择NPPV。

(5) 肺间质纤维化。应首选FMMV，具体应用方法与ARDS相似，但避免通气压力过高，否则容易导致低氧血症进一步加重。

(6) 肺外疾病。如中枢性低通气、神经肌肉和胸廓病变等诱发的呼吸衰竭，原则上应首选面罩流量通气（FMMV），但多数患者常存在神志异常或咳嗽无力，呼吸道分泌物引流不畅，此时则应选择人工气道机械通气（ETMV）。

(7) 心源性肺水肿。应首选FMMV。研究表明，适当机械通气不仅可降低左心室后负荷，还能维持适当的前负荷，增加左心室射血量，改善冠状动脉供血，且患者多神志清，自主呼吸能力强，通气时间短。

(8) 有创机械通气脱机前的过渡。

(9) 免疫功能低下的患者。免疫功能低下并发的肺部感染越来越多见，不少患者最终发展为呼吸衰竭，需应用机械通气辅助呼吸。但插管后患者的预后极差，死亡率在60%以上，气管插管及机械通气引起的并发症如呼吸机相关性肺炎、败血症常是致命的重要原因。无创机械通气能够迅速纠正致命的血气异常及代谢紊乱，为病因治疗（如抗感染）争取时间，从而避免气管插管及相关并发症，成为免疫功能低下患者呼吸衰竭时可选择的通气手段。

(10) 其他。胸部或上腹部手术的患者，若有明显心、肺功能损伤，且高龄、肥胖，术前应用NPPV做适应性通气，术后做支持性通气，可减少呼吸衰竭和ETMV。

三、机械通气的禁忌证

机械通气是利用机械装置来代替、控制或改变自主呼吸运动的一种通气方式，经过多年来医学理论的发展及呼吸机技术的进步，涉及气体交换、呼吸做功、肺损伤、胸腔内器官压力及容积环境、循环功能等，可产生多方面影响的重要干预措施。

机械通气禁忌证选择可分两方面：一是必须进行机械通气，通气时应采用适当通气方式及呼吸工作参数；二是自主呼吸尚能维持基本通气，尽量不采用机械通气。

在出现致命性通气和氧合障碍时，严格讲没有绝对机械通气禁忌证，但对于一些特殊情况，如在大咯血急性期，张力性气胸、肺大疱未适当处理前应慎用；双侧肺呼吸动力学参数严重不均者，应尽量采用双侧肺通气；低血容量或低血压的患者以及颅脑损伤、颅内高压的患者在适当处理前，应严格掌握机械通气指征，否则会使原发疾病加重，造成严重不良后果。如下情况列为机械通气相对禁忌证。

（一）伴有肺大疱的呼衰患者

由于机械通气为正压通气，因此易造成肺大疱破裂引起气胸、纵隔气肿等并发症。

（二）张力性气胸及纵隔气肿未行引流者

原则上有气胸患者只要自主呼吸能维护基本通气，临床症状不很严重，则不进行机械通气，如果必须进行机械通气，在机械通气前必须行闭式引流尤其是张力性气胸、纵隔气肿，否则机械通气会加重气胸，造成适得其反的结果。

（三）大咯血或严重误吸引起窒息

大咯血或误吸引起窒息，原则上不宜立即进行机械通气，因为机械通气会将血块或误吸物质压入小气道引起阻塞性肺不张，应先吸出血液或误吸物后再进行机械通气。

（四）急性心肌梗死

过去认为急性心肌梗死禁忌机械通气，现在认为心梗伴有肺水肿、呼吸衰竭，在治疗原发病基础上可进行机械通气，可采用低压通气并注意病情变化。

（五）左心衰竭

过去认为急性左心衰竭禁忌机械通气，现在认为急性左心衰竭时机械通气采用适当压力可有利于左心衰竭纠正。

（六）低血压休克

原则上低血压休克未纠正前应列为禁忌，正压通气可使胸腔负压减小，导致回心血量进一步下降，加重休克症状，当必须进行机械通气时，应采取低压通气及应用升压药维持血压。

（七）活动性肺结核

活动性肺结核的病灶范围不大时可进行机械通气，如合并咯血、肺大疱或多次气胸应慎用，如果必须进行机械通气，可参照上述几种情况处理。

（八）其他

1. 有创正压机械通气

有创正压机械通气人工气道的建立包括“经口气管插管”“经鼻气管插管”，在临床应用时需根据实际情况加以选择。经口气管插管的关键在于声门的暴露，在声门无法暴露的情况下，容易失败或出现较多并发症。禁忌证或相对禁忌证包括：①张口困难或口腔空间小，无法经口插管；②无法后仰（如疑有颈椎骨折）。

经鼻气管插管，较易固定，舒适性优于经口气管插管，患者较易耐受，但管径较小，导致呼吸功增加，不利于气道及鼻窦分泌物的引流。经鼻气管插管禁忌证或相对禁忌证包括：①紧急抢救，特别是院前急救；②鼻或颌面骨折；③凝血功能障碍；④鼻或鼻咽部梗阻，如鼻中隔偏曲、息肉、囊肿、脓肿、水肿、异物、血肿等；⑤颅底骨折。

经口气管插管减少了医院获得性鼻窦炎的发生，而医院获得性鼻窦炎与呼吸机相关性肺炎的发病有着密切关系。因此，在排除禁忌证的前提下，应优先选择经口气管插管。但是，在经鼻气管插管技术操作熟练的单位，或者患者不适于经口气管插管时，仍可以考虑先行经鼻气管插管。

2. 无创正压机械通气

无创正压机械通气（NPPV）是指无须建立人工气道的正压通气，常通过鼻、面罩等方法连接患者。临床研究证明，在合适的病例中，NPPV 可以减少急性呼吸衰竭的气管插管或气管切开的需要以及相应的并发症，改善预后；减少慢性呼吸衰竭呼吸机的依赖，减少患者的痛苦和医疗费用，提高生活的质量。NPPV 不可避免地存在或多或少的漏气，使得通气支持不能达到与有创正压机械通气相同的水平，临床主要应用于意识状态较好的轻、中度的呼吸衰竭，或自主呼吸功能有所恢复，从有创正压机械通气撤离的呼吸衰竭患者，其禁忌证及相对禁忌证包括：①患者意识障碍，呼吸微弱或无自主呼吸；②患者完全不配合；③患者伴有或疑有气胸或纵隔气胸时，需严密观察患者，有肺大疱的患者可视作相对禁忌证；④对鼻、面罩材料有过敏史的患者，有可能引起全身过敏反应，而抵消通气治疗所带来的益处；⑤患者咳嗽无力，无法自行清除气道分泌物；⑥鼻出血；⑦严重呼吸衰竭，必须立即插管者；⑧正压通气导致低血压；⑨急性鼻窦炎及中耳炎。

机械通气只是一种脏器功能的支持手段，其临床价值在于为诊治导致呼吸衰竭的原发病争取时间，对原发病本身并无治疗作用。对于导致呼吸衰竭的原发病不可治疗或终末期（如晚期肿瘤，严重多脏器衰竭）患者来说，即使接受机械通气治疗，其预后也很差，加之机械通气本身具有较强的副作用，且需要支付高昂的医疗费用，故在决定给患者应用机械通气前应慎重考虑。

四、呼吸机与患者的连接方式

机械通气是一种重要的脏器功能支持手段，其最主要的临床应用价值在于纠正任何原因导致的缺氧及 CO_2 潴留，为原发病的诊治争取时间。但是在机械通气时选择合适的连接方式，有时会成为危重病救治过程中一个关键的环节，而机械通气连接方式的不同点在于建立何种方式的人工气道。

（一）人工气道

人工气道是指为了保证气道通畅而在生理气道和其他气源之间建立的有效连接，可分为上人工气道（如口咽通气道及鼻咽通气道）和下人工气道（如气管插管及气管切开）两种类型 。

（二）有创与无创正压通气

根据人工气道建立方式的不同，呼吸机与患者的连接方式也不同，由此机械通气可分为有创和无创正压机械通气两种类型。有创正压通气是指通过气管内插管或气管切开管与呼吸机相连接，因为在气管插管或气管切开过程中可能会出现不同程度的出血、感染等，给患者造成损伤，严重者可能直接造成死亡，故称作有创；无创正压通气是指通过鼻罩或面罩等方法连接患者，无须建立人工气道的正压通气，一般不会对患者造成损伤。

（三）机械通气时各种连接方式的特点

1. 气管插管

气管插管分为经口气管插管及经鼻气管插管。适应证包括上呼吸道梗阻，气道保护机制受损、气道分泌物潴留及实施机械通气。两者的区别在于：经口气管插管操作较容易，更适于各种抢救场合，同时因管径较粗，吸痰比较方便，通气时阻力较小，但容易出现滑脱、移位而需要固定，口腔护理工作也不方便，患者舒适度欠佳，插管过程中还容易出现牙齿脱落及口咽部损伤。经鼻插管患者较易耐受，口腔护理方便，留置时间较长，但操作不易掌握，有时需要纤维支气管镜引导，不适合急救，同时容易出现鼻出血、鼻窦炎及鼻骨折等并发症，而且由于管径较小，气道阻力较大，不利于通气，吸痰不方便。气管插管的并发症较多，常见的有心动过速、心动过缓或心脏骤停、喉痉挛、支气管痉挛，以及紧急插管过程中因使用镇静剂而易出现的血压下降等。

2. 气管切开

与气管插管相比，气管切开管长度短，管径粗，有利于吸痰，明显减小解剖无效腔，可减少呼吸功的消耗，解放患者口腔，有利于口腔护理，便于患者进食、饮水，固定方便，提高患者舒适度因而利于耐受，可保留较长时间。但气管切开管是一种非生理通道，丧失了气道对吸入气体的过滤和加温、加湿作用，下呼吸道感染的机会增加，同时气管切开手术时可能损伤邻近组织，有发生出血、皮下气肿、气胸及气道狭窄等风险。

3. 鼻、面罩

鼻、面罩的优点是非侵入性，使用方便，操作快捷，容易掌握，不影响进食和饮水，患者较舒适，容易耐受。面罩脱卸方便，便于医患交流，减轻患者心理负担。但是，面罩容易出现面部压迫性损伤，同时患者若配合欠佳容易出现胃肠胀气，可能因患者呕吐而出现窒息。其主要的禁忌证为心搏呼吸停止，昏迷或自主呼吸微弱，呼吸循环不稳定，频繁呕吐及误吸危险性高，消化道出血或穿孔，面部畸形或损伤，上呼吸道梗阻，不配合者，严重低氧血症，近期面、颈部，或口腔、食管或上腹部手术等。

（四）机械通气连接方式的选择

选择合适的呼吸机连接方式需要综合考虑多种因素。

1. 病情紧急程度

病情紧急，如窒息患者，须采用最简便而有效的通气方法，一般选择经口气管插管。如病情更紧急，随时可能导致患者死亡，则先用面罩加压给氧，同时做经口气管插管准备，缺氧有所缓解后再行气管插管。

2. 估计呼吸机应用的时间

应用呼吸机时间短暂，如数小时之内，一般选择面罩通气。如果面罩通气效果不佳，或需要更长时间机械通气治疗，则采用经口气管插管。如果通气时间预计超过一周，则选择气管切开。

3. 是否需要间断或持续使用机械通气

某些慢性疾病如睡眠呼吸暂停综合征，可能需要间断、反复接受呼吸机治疗，选择面罩通气即可，不应选择气管切开等。

4. 气道分泌物多

气道分泌物多时，为了便于吸出分泌物和气道湿化，首选气管插管。

5. 意识状态及配合程度

清醒、能配合的患者，估计接受呼吸机治疗时间短，呼吸道痰液不多，或昏迷程度轻且短时间内可能清醒的患者，选择面罩通气；反之，昏迷、不合作者，应考虑气管插管。

6. 气道梗阻部位

建立的人工气道必须超过梗阻部位，喉部梗阻，则需选择气管插管或气管切开以超过喉部梗阻部位。

7. 患者体位情况

如为重症哮喘、急性左心衰竭患者，不能平卧，气管插管及气管切开无法操作，首选面罩通气。

（五）机械通气连接方式的更换

1. 面罩通气改为有创机械通气

面罩通气时如出现如下情况则要考虑气管插管或气管切开：意识水平逐渐下降；气道痰液逐渐增多，有窒息的危险；存在严重胃肠胀气或明显恶心呕吐或消化道大量呕血或呼吸道咯血者，有造成反流误吸的危险；面部压迫性损伤患者难以忍耐面罩的挤压；休克或呼吸衰竭等病情经面罩通气 2 小时后不能改善者。

2. 由气管插管改为气管切开

病情严重，短期内不能脱机而需要长时间机械通气；气管插管下痰液引流不畅。

3. 由有创机械通气改为面罩通气

病情明显改善，但仍需要呼吸支持，如 COPD 患者肺部感染得到有效控制后，痰液引流不是主要问题，但呼吸肌疲劳仍较明显，仍需要通气支持，此时可考虑拔出气管插管改面罩通气，既能改善通气又能减少长时间气管插管所致并发症。

五、无创正压通气

无创正压通气（NPPV）包括双水平气道正压通气（BiPAP）和持续气道正压通气（CPAP）等气道内正压通气模式。NPPV 可以避免人工气道产生的不良反应和并发症（气道损伤、呼吸机相关性肺炎等），但同时不具有人工气道的一些作用（如气道引流）与优势（如良好的气道密封性等）。

（一）适应证和禁忌证

1. 适应证

原则上具有呼吸功能不全的表现，并且无使用 NPPV 的禁忌证均可试用 NPPV。

患者出现较为严重的呼吸困难，辅助呼吸肌的动用，而常规氧疗方法（鼻导管和面罩）不能维持满意氧合或氧合障碍有恶化趋势时，应及时使用 NPPV。NPPV 并发症较少，可随时停用、间断使用，故可以早期试用。但患者必须具备使用 NPPV 的基本条件：较好的意识状态、咳痰能力、自主呼吸能力、血流动力学状况和良好的配合 NPPV 的能力。

2. 禁忌证

意识障碍，呼吸微弱或停止，无力排痰，严重的脏器功能不全（上消化道大出血、血流动力学不稳定等），未经引流的气胸或纵隔气肿，严重腹胀，上气道或颌面部损伤、术后、畸形，严重低氧血症（$PaO_2 < 45mmHg$），严重酸中毒（$pH \leqslant 7.20$），不能配合 NPPV 或面罩不适等。

(二) 应用场景

在医学领域，ABC 分类通常用于急救中的优先级判断，即 Airway(气道)、Breathing(呼吸)、Circulation (循环)。NPPV 可应用于以下场景。

(1) NPPV 可作为急性加重期 COPD 和急性心源性肺水肿患者的一线治疗手段 [A 级]。

(2) 对于免疫功能受损合并呼吸衰竭患者，建议早期首先试用 NPPV，可以减少气管插管率和病死率 [A 级]。

(3) 胸部创伤的患者予以足够的局部镇痛和高流量吸氧后，如仍存在低氧血症且没有其他并发症和无创机械通气的禁忌证者，应选用 NPPV 治疗 [B 级]。

(4) NPPV 可防治术后呼吸衰竭，在 COPD 或充血性心力衰竭患者行肺切除术后的作用尤为明显 [B 级]，但不建议用于上呼吸道、食管、胃和小肠术后的呼吸功能不全的患者。

(5) 建议在合适的病例中，可以应用 NPPV 辅助早期撤机拔管，尤其是在 COPD 合并高碳酸性呼吸衰竭的患者［A 级］，此策略的应用需要掌握其应用指征，注意密切监护和做好再插管的准备。在非 COPD 患者中，NPPV 辅助撤机拔管策略的有效性依据尚不足［C 级］，指征也不明确，不宜常规应用，尤其是不适合用于气管插管操作难度大的患者。

（6）对于不同类型的急性呼吸衰竭，NPPV 使用的支持证据不同。对于急性加重期 COPD、急性心源性肺水肿（ACPE）和免疫抑制患者，已有较多的研究表明，较早地应用 NPPV 可降低这类患者的气管插管率和住院病死率。对于支气管哮喘持续状态、术后可能发生呼吸衰竭和拒绝插管者，仅有为数不多的研究表明 NPPV 可能对这些患者有效，部分患者有避免气管插管的可能，临床可以试用，但不作为一线治疗手段。而对于肺炎和 ARDS 患者，目前支持证据很有限，对于病情相对较轻者才可试验性使用，但必须严密观察，一旦病情恶化，立即采取气管插管行有创机械通气治疗，以免延误病情。

（三）呼吸机的选择

要求能提供双相的压力控制 / 压力支持，其提供的吸气压力可达到 20 ～ 30cmH_2O，能够提供满足患者吸气需求的高流量气体（60 ～ 100L/min），具备一些基本的报警功能。若用于Ⅰ型呼吸衰竭，要求能提供较高的吸氧浓度（＞ 50%）和更高的流速需求。

（四）连接方式

应准备不同大小型号的鼻罩和口鼻面罩以供不同患者使用。鼻罩和口鼻面罩都能成功地用于急性呼吸衰竭的患者，在应用 NPPV 的初始阶段，应首先考虑应用口鼻面罩。患者病情改善 24 小时后，若还需较长时间应用 NPPV，则可更换为鼻罩。

（五）通气模式与参数调节

持续气道正压通气（CPAP）和双水平气道正压通气（BiPAP）是最为常用的两种通气模式，以后者最为常用。BiPAP 有两种工作方式：自主呼吸通气模式（S 模式，相当于 PSV+PEEP）和后备控制通气模式（T 模式，相当于 PCV+PEEP）因此，BiPAP 的参数设置包括吸气压（IPAP）、呼气压（EPAP）及后备控制通气频率。当自主呼吸间隔时间低于设定值（由后备频率决定）时，即处于 S 模式；当自主呼吸间隔时间超过设定值时，由 S 模式转向 T 模式，设备会启动 PCV 作为背景通气。急性心源性肺水肿患者首选 CPAP，如果存在高碳酸血症或呼吸困难不缓解可考虑换用 BiPAP。

CPAP 常用值：6 ～ 10cmH_2O。

BiPAP 参数调节原则：IPAP/EPAP 均从较低水平开始，待患者耐受后再逐渐上调，直到达到满意的通气和氧合水平，或调至患者可能耐受的最高水平。

（六）NPPV 转换为有创机械通气的时机

应用 NPPV 1 ～ 2 小时，病情不能改善应转为有创机械通气。

在应用 NPPV 过程中如何及时、准确地判断 NPPV 的效果，对于是继续应用 NPPV，还是转换为有创机械通气来说具有重要意义：一方面可以提高 NPPV 的有效性；另一方面可避免延迟气管插管，从而提高 NPPV 的安全性。对于能够成功应用 NPPV 的患者的特征可能是：基础病情较轻，应用 NPPV 后血气能快速明显改善，呼吸频率下降。而可能失败的相关因素为：较高的急性生理与慢性健康状况评分Ⅱ（IAPACHE Ⅱ评分），意识障碍或昏迷，对 NPPV 的初始治疗反应不明显，胸片提示肺炎，呼吸道分泌物很多，高龄，满口缺齿，营养不良等。

六、常见并发症的识别与处理

机械通气是重要的生命支持手段之一，但也会带来一些并发症，甚至是致命的。合理应用机械通气将有助于减少甚至避免并发症的产生。因此，了解机械通气的并发症，具有重要的临床意义。机械通气的并发症包括：人工气道相关的并发症、正压通气相关的并发症、机械通气对肺外器官功能的影响及镇静与肌松相关的并发症等。下面重点介绍正压通气相关并发症的识别与处理。

（一）呼吸机相关肺损伤

呼吸机相关肺损伤指机械通气对正常肺组织造成的损伤或使已损伤的肺组织进一步加重。呼吸机相关肺损伤包括气压伤、容积伤、萎陷伤和生物伤。气压伤是由于气道压力过高导致肺泡破裂，临床表现因程度不同表现为肺间质气肿、皮下气肿、纵隔气肿、心包积气、气胸等，一旦发生张力性气胸，可危及患者生命，必须立即处理。容积伤是指过大的吸气末容积对肺泡上皮和血管内皮的损伤，临床表现为气压伤和高通透性肺水肿。萎陷伤是指肺泡周期性开放和塌陷产生的剪切力引起的肺损伤。生物伤即以上机械及生物因素使肺泡上皮和血管内皮损伤，激活炎症反应导致的肺损伤，其对呼吸机相关肺损伤的发展和预后产生重要影响。以上不同类型的呼吸机相关肺损伤相互联系、相互影响，不同原因呼吸衰竭患者可产生程度不同的损伤。

为了避免和减少呼吸机相关肺损伤的发生，机械通气应避免高潮气量和高平台压，吸气末平台压不超过 35cmH_2O，以避免气压伤、容积伤，同时设定合适呼气末正压，以预防萎陷伤。

（二）呼吸机相关肺炎

呼吸机相关肺炎是指机械通气 48 小时后发生的医院获得性肺炎。文献报道大约 28%的机械通气患者发生呼吸机相关肺炎。气管内插管或气管切开导致声门的关闭功能丧失，机械通气患者胃肠内容物反流误吸是发生医院获得性肺炎的主要原因，一旦发生，会明显延长住院时间，增加住院费用，显著增加病死率。

明确呼吸机相关肺炎的危险因素，有助于预防呼吸机相关肺炎的发生。一般认为高龄、高 APACHE Ⅱ评分，急慢性肺部疾病、格拉斯哥昏迷评分（Glasgow 评分）＜ 9 分、长时间机械通气、误吸、过度镇静、平卧位等均为呼吸机相关肺炎的高危因素。因此，机械通气患者没有体位改变的禁忌证，应予半卧位，避免镇静时间过长和程度过深，避免误吸，尽早撤机，以减少呼吸机相关肺炎的发生。

（三）氧中毒

氧中毒即长时间地吸入高浓度氧导致的肺损伤。所谓高浓度，一般指吸入氧浓度（FiO_2）＞ 60%，因为目前尚无 FiO_2（50%）引起肺损伤的证据，即 FiO_2（50%）是安全的。FiO_2 越高，肺损伤越重。至于“长时间”的定义，目前尚无明确的规定，有人发现正常人连续吸入纯氧 6 小时就可以出现咳嗽、胸痛等症状，FiO_2 ＞ 60% 持续 24 ～ 48 小时可以引起与氧中毒相同的肺部病理改变，所以，所谓长时间应该超过 48 小时。但当患者病情严重必须吸高浓度氧时，应避免长时间吸入，FiO_2 尽量不超过 60%。

（四）呼吸机相关的膈肌功能不全

1% ～ 5% 的机械通气患者存在撤机困难。撤机困难的原因很多，其中，膈肌的无力和疲劳是重要的原因之一。

呼吸机相关的膈肌功能不全特指在长时间机械通气过程中膈肌收缩能力下降。动物实验证明，机械通气可以导致膈肌功能不全，临床上由于存在多种因素（休克、全身性感染、营养不良、电解质紊乱、神经肌肉疾病、药物等）可以导致膈肌功能不全，而缺乏机械通气对患者膈肌功能影响的直接证据。因此，临床诊断呼吸机相关的膈肌功能不全很困难。

保留自主呼吸可以保护膈肌功能。研究表明，实施控制通气时，膈肌肌电图显示肌肉活动减少，并且具有时间依赖性，随着时间延长，损伤明显加重，而保留自主呼吸部分可以减轻呼吸机相关的膈肌功能不全。

机械通气患者使用肌松剂和大剂量糖皮质激素可以导致明显肌病，患者肌肉活检显示肌纤维萎缩、坏死和结构破坏，以及肌纤维中空泡形成。因此，机械通气患者应尽量避免使用肌松剂和糖皮质激素，以免加重膈肌功能不全。

总之，呼吸机相关的膈肌功能不全导致撤机困难，延长了机械通气和住院时间。机械通气患者尽可能保留自主呼吸，加强呼吸肌锻炼，以增加肌肉的强度和耐力。同时，加强营养支持可以增强或改善呼吸肌功能。

第二节　血流动力学监测

一、动脉置管与有创血压监测技术

（一）动脉导管置管技术

1. 适应证

（1）血流动力学不稳定或有潜在危险。

（2）重症疾病、复杂大手术的术中和术后监护。

（3）需低温或控制性降压时。

（4）需反复取动脉血样。

（5）需用血管活性药进行血压调控。

（6）呼吸心跳停止后复苏。

2. 禁忌证

相对禁忌证为严重凝血功能障碍、穿刺部位血管病变和局部皮肤感染，但并非绝对禁忌证。

3. 操作步骤

（1）部位：常用桡动脉、股动脉、腋动脉、肱动脉、足背动脉，其中首选桡动脉，其次为股动脉。

（2）置管方法：以经皮桡动脉穿刺置管法为例。

用物准备。①动脉套管针，根据患者血管粗细选择 12 号或 16 号普通针头，5mL 注射器、无菌手套、无菌治疗巾及 1% 普鲁卡因或利多卡因。②动脉测压装置。③常规无菌消毒盘。④其他用物，如小夹板及胶布等。

患者准备。①向患者解释操作目的和意义，以取得配合。②检查尺动脉侧支循环情况，Allen 试验阴性者，可行桡动脉置管。③前臂与手部常规备皮，范围约 2cm×10cm，以桡动脉穿刺处为中心。

穿刺与置管。①患者取平卧位，前臂伸直，掌心向上并固定，腕部垫一小枕手背屈曲 60°。②摸清桡动脉搏动，常规消毒皮肤，术者戴无菌手套，铺无菌巾，在桡动脉搏动最明显远端，用 1% 普鲁卡因浸润局部麻醉桡动脉两侧，以免穿刺时引起桡动脉痉挛。③在腕褶痕上方 1cm 处摸清桡动脉后，用粗针头穿透皮肤做一引针孔。④用带有注射器的套管针从引针孔处进针，套管针与皮肤成 30° 角，与桡动脉走行平行进针，当针头穿过桡动脉壁时有突破坚韧组织的脱空感，并有血液呈搏动状涌出，证明穿刺成功，此时，将套管针放低，与皮肤成 10° 角，向前推进 2mm，使外套管的圆锥口全部进入血管腔内，再固定针芯，将外套管送入桡动脉内并推至所需深度，接着拔出针芯。⑤将外套管连接测压装置，将压力传感器置于无菌治疗巾中防止污染（每 24 小时进行局部消毒并更换治疗巾 1 次）。⑥固定穿刺针，必要时用小夹板固定手腕部。

4. 并发症及防治方法

（1）远端肢体缺血：引起远端肢体缺血的主要原因是血栓形成，其他原因（如血管痉挛及局部长时间包扎过紧等）也可引起。血栓的形成与血管壁损伤、导管太硬太粗及置管时间过长等因素有关，应加强预防。具体措施如下。

① 桡动脉置管前需做 Allen 试验，判断尺动脉是否有足够的血液供应。

② 穿刺动作应轻柔稳准，避免反复穿刺造成血管壁损伤，必要时行直视下桡动脉穿刺置管。

③ 选择适当的穿刺针，切勿针头太粗及反复使用。

④ 密切观察术侧远端手指的颜色与温度，当发现有缺血征象如肤色苍白、发凉及有疼痛感等异常变化，应及时拔管。

⑤ 固定置管肢体时，切勿行环形包扎或包扎过紧。

（2）局部出血：穿刺失败及拔管后要有效地压迫止血，尤其对应用抗凝药的患者，压迫时间应在 5 分钟以上，并用宽胶布加压覆盖；必要时局部用绷带加压包扎，30 分钟后予以解除。

（3）感染：动脉置管后可并发局部感染，严重者也可引起血液感染，应积极预防。

① 所需物品必须经灭菌处理，置管操作应在严格无菌技术下进行。

② 加强临床监测，每日监测体温 4 次，查血常规 1 次。如患者出现高热寒战，应及时寻找感染源，必要时取创面物培养或做血培养以协助诊断，并合理应用抗生素。

③ 置管时间一般不应超过 7 日，一旦发现感染迹象应立即拔除导管。

（二）有创血压监测管理

1. 适应证

适用于休克、重症疾病、严重周围血管收缩、进行大手术或有生命危险的手术患者的术中和术后监护，存在其他高危情况的患者。

2. 禁忌证

同动脉导管置管技术。

3. 操作步骤

(1) 将动脉导管、压力换能器、压力连接管、连续冲洗系统及电子监护仪组成测压系统。

(2) 矫正零点：将传感器位置固定于心脏位置水平，传感器与大气相通，当屏幕上压力线为直线、显示值为 0 即为零点。

(3) 持续测压：使传感器与动脉测压管相通即可进行持续测压。

4. 动脉血压波形

正常动脉压力波分为升支、降支和重搏波。升支表示心室快速射血进入主动脉，至顶峰为收缩压，正常值为 100 ～ 140mmHg；降支表示血液经大动脉流向外周；当心室内压力低于主动脉时，主动脉瓣关闭与大动脉弹性回缩同时形成重搏波。之后动脉内压力继续下降至最低点，为舒张压，正常值为 60 ～ 90mmHg。从主动脉到周围动脉，随着动脉管径和血管弹性的降低，动脉压力波形也随之变化，表现为升支逐渐陡峭，波幅逐渐增加，因此股动脉的收缩压要比主动脉高，下肢动脉的收缩压要比上肢高，舒张压所受的影响较小。一般认为，足背动脉的收缩压较桡动脉高约 10mmHg，舒张压低约 10mmHg。

5. 注意事项

(1) 测压时注意事项

① 直接测压与间接测压之间有一定的差异，一般认为直接测压的数值较间接测压高 5 ～ 20mmHg。

② 不同部位存在动脉压差，仰卧时，从主动脉到远心端的周围动脉，收缩压依次升高，而舒张压依次降低。

③ 肝素稀释液冲洗测压管道，可防止凝血的发生。

④ 校对零点，换能器的高度应与心脏在同一水平；采用换能器测压，应定期对测压仪校验。

(2) 监测注意事项：注意压力及各波形变化，严密观察心律变化，注意心律失常的出现，及时准确地记录生命体征。如发生异常，准确判断患者的病情变化，及时报告医师，减少各类并发症的发生。

6. 规范护理

(1) 严防动脉内血栓形成：以肝素盐水持续冲洗测压管道。此外，尚需做好以下 4 点。

① 每次经测压管路抽取动脉血后，应立即用肝素盐水进行快速冲洗，防止凝血。

② 管路内如有血块堵塞时应及时抽出，切勿将血块推入血管，以防发生动脉栓塞。

③ 动脉置管时间与血栓形成呈正相关，患者循环功能稳定后，应及早拔除动脉导管。

④ 防止管路漏液。测压管路的各个接头应连接紧密，加压装置内的肝素生理盐水袋漏液时应及时更换，各三通应保持良好性能，确保肝素盐水的滴入。

(2) 保持测压管道通畅

① 妥善固定套管、延长管及测压肢体，防止导管受压或扭曲。

② 应使三通开关保持在正确的方向。

(3) 严格执行无菌技术操作

① 穿刺部位每 24 小时用安尔碘消毒及更换敷料一次，用无菌透明贴膜覆盖，防止污

染。局部污染时按上述方法及时处理。

② 从动脉测压管路内抽血化验时，导管接头处应用安尔碘严密消毒，严防污染。

③ 测压管路系统应始终保持无菌状态。

④ 在调试零点、取血等操作过程中严防气体进入桡动脉内，防止气栓形成。

⑤ 警惕穿刺针及测压管脱落，穿刺针与测压管均应固定牢固，在患者躁动时，应严防被其自行拔出。

二、中心静脉导管留置与中心静脉压监测技术

（一）中心静脉导管留置技术

1. 适应证

（1）严重创伤、各种休克、心肺脑复苏等危重患者抢救。

（2）需要大量快速补充血容量（快速输血、输液）和液体复苏。

（3）需长期静脉输注对外周血管有刺激的特殊药物（如高渗液体、化疗药物、血管活性药物或全肠外营养、移植骨髓细胞液输注等）。

（4）围手术期需建立快速静脉输液通路。

（5）心脏疾病需介入检查和治疗、安置临时心脏起搏器。

（6）需监测中心静脉压（CVP）、放置 Swan-Ganz 漂浮导管监测血流动力学。

（7）连续性血液净化治疗。

（8）外周静脉输液困难、易有深静脉栓塞、需反复多次采取静脉血液标本。

2. 禁忌证

（1）穿刺部位皮肤及深部组织有局部损伤、肿胀、感染。

（2）穿刺部位皮下及深部组织有肿块（如淋巴结、血管瘤、血肿或其他增大组织）。

（3）凝血功能障碍。

（4）锁骨外伤及局部感染。

（5）穿刺侧有明显肺气肿者或已有气胸但未做闭式引流者。

（6）患者极度烦躁、兴奋、不合作，各种原因不能平卧。

3. 操作步骤

（1）颈内静脉操作方法

解剖结构：颈内静脉起始于颅底颈静脉孔，与颈内动脉、颈总动脉、迷走神经在颈部的颈动脉鞘内走行。在颈部，颈内静脉的走行解剖上分为 3 段，颈部上段的颈内静脉位于颈内动脉的后外侧、胸锁乳突肌的内侧，其浅表层被胸锁乳突肌覆盖。中段在胸锁乳突肌下端的两个头（锁骨头、胸骨头）与锁骨上缘所形成的三角区内，走行在颈内动脉的前外侧，此段动、静脉互相不重叠，颈内静脉的走行较表浅，是穿刺置管操作最常选用的较安全区域。下段的颈内静脉在颈动脉鞘内下行至胸锁关节后方，与锁骨下静脉汇合成头静脉，颈总动脉走行在后上方，该段颈内静脉的口径较大，也是临床穿刺置管操作的低位进路。

置管器械和材料的配置：①中心静脉留置管一根（有单腔、双腔、三腔、四腔、五腔供选择）、穿刺针（普通型或侧管型）、扩张器、带护鞘形引导钢丝、转换管。②洞巾 1 块、手术尖刀片 1 把、5mL 注射器 1 支、缝针和缝线。③ 1% 普鲁卡因或利多卡因、12500U/L 肝素生理盐水 50 ～ 100mL、输液管和肝素帽、纱布。

操作步骤：经皮颈内静脉穿刺置管术在左、右两侧颈内静脉都可进行。在颈部皮肤表面见到胸锁乳突肌胸骨头、锁骨头、锁骨上缘所构成的三角形是最明显和重要的解剖标记。进针点在此三角形顶点及以上的称为高位进路穿刺技术；在三角形顶点以下的称为低位进路穿刺技术。依据颈部皮肤表面进针点与胸锁乳突肌之间的位置关系可分为前路、后路和中央三种进路穿刺置管技术。选择皮肤表面进针点在胸锁乳突肌前缘（内侧缘）称为前路穿刺置管技术，在胸锁乳突肌后缘（外侧缘）称为后路穿刺置管技术，进针点在胸锁乳突肌胸骨头、锁骨头和锁骨上缘所构成的三角形区域内称为中央进路穿刺置管技术。临床较常应用的是高位前路、高位中央进路、高位后路、低位中央进路和低位后路穿刺置管技术。

① 高位前路穿刺置管。患者仰卧位，肩背部可用薄毯略垫，头转向对侧，使颈部穿刺区域充分暴露。穿刺进针点在甲状软骨上缘水平，颈外静脉与胸锁乳突肌前缘中点（内侧缘）交叉点，可触及颈总动脉搏动最强处的外侧约 0.5cm。以该点为中心常规消毒、铺洞巾，局部麻醉。术者左手食指在穿刺进针点触及颈总动脉搏动，并将其向内轻轻推拨，穿刺针尖进针方向指向同侧乳头，针轴与皮肤冠状面成 30° ～ 40° 夹角缓慢进针，并轻轻回抽注射器保持低负压，进针 3.5 ～ 6.0cm，穿刺针可进入颈内静脉，有失阻感或顺利抽出暗红色血液，即停止进针。在中空针腔内插入 J 形引导钢丝，见引导钢丝刻度标记显示穿出针尖有 4.0 ～ 6.0cm，提示 J 形引导钢丝前端已顺利进入颈内静脉，在颈部穿刺点皮肤表面用纱布轻轻压住已穿出针尖的 J 形引导钢丝前端，顺着 J 形引导钢丝尾端方向退出 J 形引导钢丝外护鞘和穿刺针，经 J 形引导钢丝滑入扩皮管，予轻缓旋转前行进行扩张皮下组织后退出，再经 J 形引导钢丝置入中心静脉导管，留置深度一般为 12.0 ～ 18.0cm，然后退出 J 形引导钢丝。在置入的中心静脉导管抽取暗红色静脉回血顺畅，提示该中心静脉置管已置入颈内静脉。用带双翼固定夹将中心静脉导管包夹后，缝合固定在皮肤上防止留置导管滑出。

② 高位中央进路穿刺置管。患者仰卧位，肩背部可用薄毯略垫，头转向对侧使颈部穿刺区域充分暴露。穿刺进针点在胸锁乳突肌胸骨头、锁骨头、锁骨上缘所构成的三角形顶点。以该点为中心常规消毒、铺洞巾、局部麻醉。术者左手食指在穿刺进针点触及颈内动脉搏动，并将其向内轻轻推拨，穿刺针尖进针方向指向同侧乳头，针轴与皮肤冠状面成 30° ～ 40° 夹角缓慢进针，并轻轻回抽注射器保持低负压，进针 2.0 ～ 4.5cm，穿刺针可进入颈内静脉，有失阻感或顺利抽出暗红色血液，即停止进针。确认穿刺针已进入颈内静脉，后续置管步骤与上述相同。

③ 高位后路穿刺置管。患者体位、头颈部暴露区域同前。穿刺进针点是颈外静脉与胸锁乳突肌后缘（外侧缘）的交叉点上缘。以该点为中心常规消毒、铺洞巾、局部麻醉。穿刺针尖进针方向指向胸骨上切迹，针轴与皮肤冠状面成 20° ～ 30° 夹角，与矢状面成 20° 夹角，缓慢进针过程中轻轻回抽注射器保持低负压，进针 4.0 ～ 6.5cm，穿刺针可进入颈内静脉，能顺利抽出暗红色血液，即停止进针。确认穿刺针已进入颈内静脉，后续置管步骤与上述相同。

④ 低位中央进路穿刺置管。患者仰卧位，肩背部可用薄毯略垫，头转向对侧 30° ～ 50° 使颈部穿刺区域充分暴露。穿刺进针点定位在胸锁乳突肌胸骨头、锁骨头和锁骨上缘所构成的三角形顶点下方。以该点为中心常规消毒、铺洞巾、局部麻醉。术者左手

食指在穿刺进针点可触及颈内动脉搏动，并将其向内轻轻推拨，穿刺针尖进针方向指向同侧乳头，针轴与皮肤冠状面成30°～40°夹角缓慢进针，并轻轻回抽注射器保持低负压，进针2.0～4.0cm，穿刺针可进入颈内静脉，能顺利抽出暗红色血液，即停止进针。确认穿刺针已进入颈内静脉，后续置管步骤与上述相同。

⑤ 低位后路穿刺置管。患者体位、头颈部暴露区域同前。穿刺进针点在胸锁乳突肌外侧缘中、下1/3交叉点或定位于胸锁乳突肌后缘锁骨上2～3横指。以该点为中心常规消毒、铺洞巾、局部麻醉。穿刺针尖进针方向指向胸骨上切迹或同侧胸锁关节的后面，针轴与皮肤冠状面成20°夹角，与矢状面成45°夹角，穿刺针在胸锁乳突肌的深层缓慢进针过程中，轻轻回抽注射器保持低负压，进针3.0～4.0cm，穿刺针可进入颈内静脉，能顺利抽出暗红色血液，即停止进针。确认穿刺针已进入颈内静脉，后续置管步骤与上述相同。

（2）锁骨下静脉穿刺插管方法

① 穿刺部位。锁骨下静脉位于锁骨后下方，其后上方有锁骨下动脉伴行。锁骨下静脉是腋静脉的直接延续，由第一肋骨外缘向内，经过前斜角肌的前方，至胸锁关节的后方，与颈内静脉汇合成无名静脉，左右无名静脉汇合成上腔静脉入右心房，穿刺部位为锁骨上和锁骨下。

锁骨上。锁骨上缘与胸锁乳突肌锁骨头外缘形成夹角，该角平分线上距顶点0.5～1.0cm处为进针点，穿刺方向为同侧胸锁骨节或对侧乳头。穿刺针与皮肤成15°夹角，进针1.5～2.0cm即进入锁骨下静脉。

锁骨下。锁骨中、内1/3交界处的锁骨下1.0cm为穿刺点，穿刺方向指向同侧胸锁关节。穿刺过程中保持注射器适度负压，并尽量使穿刺针与胸壁平行，一般进针3.0～5.0cm即达到锁骨下静脉。已有学者提出改良的定位方法，从肱骨大结节向内2.0cm与锁骨下1.5～2.0cm的连线，为穿刺进针点，穿刺针指向锁骨中、内1/3处，针与皮肤的冠状面夹角＜30°，可以减少并发症、提高成功率。也有单位通过B超定位来提高成功率，但仍以传统锁骨下定位操作为主。

② 用品及准备。清洁盘、小切开包、穿刺针（普通型或侧管型）、扩张管J形引导钢丝、消毒方巾4块、洞巾1块、5mL注射器1支、缝针、缝线、1%甲紫、1%普鲁卡因或利多卡因1支、12500U/L肝素盐水1瓶、输液设备或肝素帽。

③ 步骤

a. 经锁骨上穿刺术。

患者取仰卧位，头低肩高，头转向对侧，显露胸锁乳突肌外形，用1%甲紫划出胸锁乳突肌锁骨头外侧缘与锁骨上缘所形成的夹角，该角平分线距顶点0.5cm左右为穿刺点。

常规消毒皮肤，铺消毒巾。

用1%普鲁卡因或利多卡因于事先标记的进针点做皮内与皮下浸润麻醉，针尖指向胸锁关节，进针角度与皮肤成15°，进针过程保持注射器内为负压（试穿的目的是探测进针方向、角度与深度），一般进针1.5～2.0cm可达锁骨下静脉。

按试穿位置和角度进行穿刺锁骨下静脉，见暗红色回血后固定穿刺针，导入导引钢丝，退出穿刺针，在引导钢丝周围用尖刀片做一0.5cm的切口，沿导引钢丝插入扩张管，扩张皮肤及皮下组织，退出扩张管，沿导引钢丝送入静脉留置导管，置入长度为15.0cm左右，退出导引钢丝，然后用装有肝素盐水的注射器回抽，回血顺畅代表位置良好，可进行输液等治疗。

用双翼固定器缝针固定导管，局部消毒后用透明敷料固定。

b. 经锁骨下穿刺术。

体位及准备同上。

取锁骨中点与内 1/3 之间、锁骨下缘 1.0cm 处为穿刺点。

普鲁卡因或利多卡因局部浸润麻醉，在选定的穿刺点处进针（针尖指向锁骨内侧端，与胸骨纵轴约成 40°，与皮肤成 15°），紧贴锁骨下缘，保持注射器负压，一般进针 4.0 ～ 5.0cm 可抽出暗红色血液，提示进入锁骨下静脉，导入导引钢丝，后续步骤同锁骨上穿刺法。

4. 并发症及防治方法

（1）局部血肿：置管后应严密观察穿刺点局部是否有血肿、渗血，若有可用沙袋压迫止血。若局部渗血较多，血肿明显增大，应立即拔除静脉留置管，并予压迫止血，同时警惕气管受压。

（2）气胸：较常见的并发症，穿刺后患者出现呼吸困难、发绀、同侧呼吸音减低，需高度怀疑气胸可能，应立即拍摄胸片加以证实，以便及时行胸腔抽气减压或闭式引流等处理；对于机械通气患者，如条件许可，考虑 PEEP 减小到 0，或减小通气的正压。

（3）血胸：穿刺过程中若将锁骨下动静脉壁、胸膜撕裂或穿透，血液可经破口流入胸腔，形成血胸。此时，患者可表现为呼吸困难、胸痛和发绀，胸片、B 超有助于诊断。临床一旦出现肺受压症状，应立即拔出静脉导管，并行胸腔穿刺引流或闭式引流术。

（4）深静脉堵塞：导管留置后，每天用 2.0 ～ 3.0mL 肝素生理盐水冲洗留置导管，若不能通畅地回抽到静脉血或出现输液不畅，可能是留置导管腔内有凝血块、沉积物附着，或导管打折、移位，应予拔除留置管。

（5）空气栓塞：患者吸气时胸腔内呈负压，行中心静脉置管时，需要在拔出导引钢丝时闭合导管腔，以免气体进入血管内，这种情况在低血容量患者中尤应警惕。

（6）导管相关局部感染：颈内静脉置管后，每天常规用碘伏消毒留置管周围皮肤，更换无菌贴膜一次。若发现留置导管周围局部皮肤红、肿、压痛、渗液，伴发热，提示有导管相关局部感染发生，应予及时更换覆盖导管部位的敷料，加强局部消毒护理。若导管相关局部感染较严重，必须立即拔除颈内静脉留置导管，渗液和拔除的颈内静脉留置导管做培养、药敏检查，并依据培养和药敏结果，选择药物进行局部和全身的抗感染治疗。

（7）导管相关性血液感染：患者在颈内静脉置管后或使用该留置管输液中，出现畏寒、寒战、高热、血压下降等临床表现，应立即拔除该颈内静脉留置导管，同时做留置导管培养和血培养，若两个培养结果均是相同的病原体，应考虑是导管相关性血液感染。依据培养和药敏结果，选择药物进行全身性抗感染治疗。

（8）淋巴管损伤：锁骨下静脉与颈内静脉汇合形成静脉角，此处右侧有胸导管，左有淋巴管，而淋巴管较大，有误穿风险；穿刺时如回抽出清亮的淋巴液，应拔出导管，如发生乳糜胸，应及时行胸腔闭式引流术。

（9）神经损伤：穿刺点靠近锁骨中点外侧时，可能损伤臂丛神经。穿刺方向宜指向胸锁关节上缘，如患者发生同侧上肢麻木或有触电样感，应立即拔出穿刺针或导管。

（10）大血管和心脏穿孔：少见的严重并发症，主要表现为血胸、纵隔血肿和心脏压塞，一旦发生，后果十分严重，原因多与穿刺角度过大、穿刺过深或导管过硬等有关。留置中心静脉导管的患者若突然出现发绀、面颈部静脉怒张、恶心、胸骨后和上腹疼痛、不安和呼吸困难，进而出现贝克（Beck）三联征时，都提示心脏压塞可能，应立即采取如下措施，①立即终止静脉输液。②降低输液容器高度至低于患者心脏的水平，以利用重力吸出心包腔或纵隔内的积血或液体，然后慢慢地拔出导管。③必要时行心包穿刺减压或开胸手术治疗。

（11）针头、导丝、导管误入血管：在规范操作时，一般不会出现此类并发症。操作不当可导致针头、导丝、导管等断裂，误入血管，需尽快定位（如借助胸片、造影）后行手术取出异物。

（二）中心静脉压监测管理

1. 适应证

（1）大手术中大量液体的输入或血液丢失。

（2）血管内容积的评估，特别是在尿排泄减少或肾功能衰竭时。

（3）作为指导输液量和速度的参考指标，特别是在感染性休克或液体复苏时。

（4）严重创伤。

（5）静脉使用对血管有刺激的药物。

（6）快速液体输入。

（7）经颈内静脉紧急起搏、插入肺动脉导管和血液滤过导管。

（8）静脉血频繁取样。

（9）区别循环功能障碍是否由低血容量所致。

2. 禁忌证

（1）绝对禁忌证

① 上腔静脉综合征。

② 插入位置感染。

（2）相对禁忌证

① 凝血病。

② 新近插入的起搏器导线。

③ 颈动脉疾病。

④ 新近的颈内静脉套管插入术。

⑤ 相反横向膈肌的功能障碍。

⑥ 甲状腺巨大或先前颈外科手术。

3. 操作步骤

（1）仪器测量法：仪器测量法作为监测 CVP 的标准方法，测量准确，操作简单，能连续性观察 CVP 变化。在置管成功后，通过压力连接管和三通开关，使导管尾端与输液装置和压力换能器、多功能监护仪相连，压力换能器应与右心房处于同一水平，传感器与大气相通，当屏幕上压力线为直线、显示值为 0 即为零点。传感器与动脉测压管相通即可进行持续测压。

（2）传统标尺 CVP 测量法：传统标尺法测量复杂，准备用物多，不能连续性观察 CVP 变化，而且耗时费力，干扰因素多，目前该法已很少使用。临床上常用装置是由 T

形管或三通管分别连接患者的中心静脉导管，测压计的玻璃（或塑料）测压管和静脉输液系统。测压计垂直地固定在输液架上并可随意地升降调节高度，零点通常在第 4 肋间腋中线右心房水平。阻断输液器一端，即可测 CVP。

4. 中心静脉压波形

中心静脉压由 4 部分组成：①右心室充盈压；②静脉内壁压即静脉内血容量；③静脉外壁压，即静脉收缩压和张力；④静脉毛细血管压。因此，CVP 的大小与血容量、静脉张力和右心功能有关。心动周期中的血压波动可引起右心房周期性压力和容积变化，CVP 的正常波形主要包括 3 个正向波（a 波、c 波与 v 波），2 个负向波（x 波与 y 波）。a 波代表右心房收缩，出现在 P 波后；c 波代表三尖瓣关闭，右室等容收缩，出现在 QRS 波群内；v 波由右房主动充盈和右室收缩时三尖瓣向右房突出形成，出现在 T 波之后；x 波反映右心房舒张时容量减少；y 波反映三尖瓣开放，右心房排空。

5. 规范护理

(1) 以平卧位测压为宜，患者体位改变时，测压前应该重新校对零点，保证测压零点（压力换能器）的位置与患者腋中线第 4 肋间平行。

(2) 使用呼吸机正压通气，如 PEEP 治疗，吸气压＞ 25cmH$_2$O 时胸膜腔内压增加，影响 CVP 值，测压时可暂时脱开呼吸机；但重症患者（如重度 ARDS）需酌情考虑脱机对病情的影响。

(3) 咳嗽、吸痰、呕吐、躁动、抽搐均影响 CVP 值，应在安静后 10 ～ 15 分钟测量。

(4) 疑有管腔堵塞时不能强行冲注，只能拔除，以防血块栓塞。

(5) 只能通过液面下降测压，不可让静脉血回入测压管使液面上升来测压，以免影响测量值。另外，应确保管道系统连接紧密，以防进气，测压时护士不要离开，因为当 CVP 为负值时，很容易吸入空气。

(6) 防感染：测压管每日更换、定期更换压力传感器，有污染时随时换。

三、漂浮导管留置监测技术

(一) 适应证

Swan-Ganz 导管适用于对血流动力学指标、组织氧合功能的监测。所以，一般来说，对任何原因引起的血流动力学不稳定及氧合功能改变，或存在可能引起这些改变的危险因素的情况，为了明确诊断和指导治疗，都有指征应用 Swan-Ganz 导管。

(二) 禁忌证

随着临床对血流动力学监测需求的变化和技术水平的提高，应用 Swan-Ganz 导管的禁忌证也在不断改变。Swan-Ganz 导管的绝对禁忌证是在导管经过的通道上有严重的解剖畸形，导管无法通过或导管本身即可使原发疾病加重，如严重右心室流出道梗阻、严重肺动脉瓣或三尖瓣狭窄、肺动脉严重畸形、法洛四联症等。

有下列情况时应慎用 Swan-Ganz 导管。

(1) 肝素过敏。

(2) 完全性左束支传导阻滞。

(3) 严重出血倾向或凝血障碍，或溶栓或应用大剂量肝素抗凝。

(4) 心脏及大血管内有附壁血栓。

(5) 严重的肺动脉高压。

(6) 严重心律失常，尤其是室性心律失常。

(7) 近期置起搏导管者，施行肺动脉导管（PAC）插管或拔管时不慎，可使起搏导线脱落。

(三) 操作步骤

1. 插管途径的选择

静脉途径包括锁骨下静脉、颈内静脉及股静脉。以动脉为标志很容易定位，股静脉位于股动脉内侧，颈内静脉位于颈动脉的外侧。应注意到达右心房的距离、导管是否容易通过、是否容易调整导管位置、操作者的熟练程度、患者的耐受程度、体表固定是否容易，以及局部受污染的可能性。一般右颈内静脉是插入漂浮导管的最佳途径。

2. 导管的插入

根据压力波形，床旁插入 Swan-Ganz 导管是危重患者最常用的方法。

首先，应用 Seldinger 方法将外套管插入静脉内，然后把 Swan-Ganz 导管经外套管小心送至中心静脉内，这时，监测仪上可准确显示导管远端开口处的压力变化波形，根据压力波形的变化判断导管顶端的位置。中心静脉压力波形可受到咳嗽或呼吸的影响，表现为压力基线的波动。导管进入右心房后，压力显示则出现典型的心房压力波形，表现为 a 波、c 波与 v 波，这时，应将气囊充气 1.0mL，并继续向前送入导管。对于一部分患者来说，由于三尖瓣的病理性或生理性因素，可能会导致充气的气囊通过困难，在这种情况下，可在导管顶端通过三尖瓣后再立即将气囊充气。一旦导管的顶端通过三尖瓣，压力波形突然出现明显改变：收缩压明显升高，舒张压不变或略有下降，脉压明显增大，压力曲线的上升支带有顿挫。这种波形提示导管的顶端已经进入右心室，这时应在确保气囊充气的条件下，迅速而轻柔地送入导管，让导管在气囊的引导下随血流反折向上经过右心室流出道，到达肺动脉。进入肺动脉后，压力波形的收缩压基本保持不变，舒张压明显升高，大于右心室舒张压，平均压升高，压力曲线的下降支出现顿挫。这时继续向前缓慢进入导管，即可嵌入肺小动脉分支，可以发现压力波形再次发生改变，出现收缩压下降，舒张压下降，脉压明显减小，平均压力低于肺动脉平均压，如果无干扰波形，可分辨出 a、c、v 波形，这种波形为典型的肺动脉嵌顿压力波形。出现这种波形后应停止继续移动导管，立即放开气囊。

导管已达满意嵌入部位的标准是：①冲洗导管后，呈现典型的肺动脉压力波形；②气囊充气后出现 PAWP 波形，放气后又再现 PA 波形；③ PAWP 低于或等于 PADP，如果放开气囊后肺动脉嵌顿压力波形不能立即转变为肺动脉压力波形，或气囊充气不到 0.6mL 即出现肺动脉嵌顿压力波形，则提示导管位置过深；如果气囊充气 1.2mL 以上才出现肺动脉嵌顿压力波形，则提示导管位置过浅，可据此对导管的位置做适当调整。

当为一些插管困难的患者置管或在条件允许的情况下，也可以选择在 X 线透视引导下置入 Swan-Ganz 导管。导管的顶端进入左肺动脉同样可以进行正常的血流动力学指标的测量，但导管的位置不易固定。因此，Swan-Ganz 导管进入右侧肺动脉是更好的选择。

(四) 并发症及防治方法

(1) 静脉穿刺并发症：空气栓塞、动脉损伤、局部血肿、神经损伤、气胸等。

(2) 送入导管时的并发症：心律失常、导管打结、导管与心内结构打结、扩张套管脱节、PA 痉挛等。

⑶ 保留导管时的并发症：气囊破裂导致异常波形、用热稀释方法测量心输出量（CO）时发生心动过缓、心脏瓣膜损伤、导管折断、深静脉血栓形成、心内膜炎、导管移位、PA 穿孔、肺栓塞、全身性感染、导管与心脏嵌顿、收缩期杂音、血小板减少、导管行程上发生血栓、动静脉瘘形成等。

⑷ 心律失常：主要发生在插管的过程中，多由于导管顶端刺激右心室壁所致。保留导管期间，由于导管位置的变化，可增加导管对心脏的刺激，诱发心律失常。防治方面应注意插管手法轻柔、迅速。导管顶端进入右心室后应立即将气囊充气，以减少导管顶端对心室的刺激。如果出现心律失常，应立即将导管退出少许，心律失常一般可以消失。如果室性心律失常仍然存在，可经静脉给予利多卡因 1 ～ 2mg/kg。为急性心肌梗死或其他心律失常高危患者插入 PAC 时，应预先准备好相应的抢救装备。如果原有完全性左束支传导阻滞，应事先安装临时起搏器或选用带有起搏功能的改良型 PAC。

⑸ 导管打结：X 线检查是诊断导管打结的最好方法。如果在调整导管时遇到阻力，应首先想到导管打结的可能。插管时应注意避免一次将导管插入过多，注意导管的插入深度应与压力波形所提示的部位相吻合，如果已经超过预计深度 10cm，仍然未出现相应的压力波形，应将导管退回至原位重新置入。

⑹ PA 破裂：常发生于高龄、低温和肺动脉高压患者。主要原因为导管插入过深，以致导管的顶端进入 PA 较小的分支。此时，如果给气囊充气或快速注入液体，则易造成 PA 破裂；若导管较长时间嵌顿，气囊或导管顶端持续压迫动脉壁，也可造成 PA 破裂。因此，不能过度充气，测量 PAWP 的时间应尽量缩短。

⑺ 气囊破裂。

⑻ 肺栓塞：主要原因为导管相关性深静脉血栓形成、右心内原有的附壁血栓脱落、导管对 PA 的直接损伤和导管长时间在 PA 内嵌顿。每次气囊充气时间不能持续超过 30 秒，PAC 的气囊内不能注入液体。有时，即使气囊未被充气，导管也可能在血流的作用下嵌顿于 PA 的远端。

⑼ 感染：可发生在局部穿刺点和切口处，也能引起细菌性心内膜炎和导管相关性感染。

四、脉波指示剂连续心输出量监测技术

脉波指示剂连续心输出量监测技术（PiCCO）是一种将热稀释技术和脉波轮廓分析技术结合起来的微创血流动力学监测方法。

（一）适应证

PiCCO 监测适用于任何原因引起的血流动力学不稳定，或存在可能引起这些改变的危险因素，或存在可能引起血管外肺水增加的危险因素。凡是需要监测心血管功能和循环容量状态的患者，包括休克、急性呼吸窘迫综合征（ARDS）、急性心功能不全、肺动脉高压、严重创伤等，都有行 PiCCO 监测的指征。

（二）禁忌证

⑴ 血管穿刺禁忌证：严重的周围血管病变，如大动脉炎、动脉狭窄、穿刺处的感染、凝血功能障碍。

（2）心肺结构异常导致 PiCCO 监测的参数不准确：肺叶切除、大面积肺栓塞、胸内巨大占位性病变、严重气胸、严重心律失常、体温或血压短时间内相差过大、心脏压塞、心内分流等。

（三）操作步骤

（1）应用 Seldinger 法插入上腔静脉导管。

（2）应用 Seldinger 法于大动脉（股动脉）插入 PiCCO 动脉导管。

（3）连接地线和电源线。

（4）温度探头与中心静脉导管连接。

（5）准备好压力传感器套装，并将其与 PiCCO 机器连接。

（6）连接动脉压力延伸管。

（7）打开机器电源开关。

（8）输入患者参数。

（9）换能器压力“调零”，并将换能器参考点置于腋中线第 4 肋间心房水平。

（10）准备好合适的注射溶液，注射速度应快速、均匀，注射时间以 5 秒为佳，从中心静脉导管注射，PiCCO 监测仪通过热稀释法测量心输出量（建议测量 3 次），取平均值。

（11）切换到脉搏轮廓测量法的显示页。

（四）规范护理

1. 导管护理

导管的护理一般应注意以下 6 点。

（1）PiCCO 监测系统包括静脉导管和动脉导管。首先，要妥善固定导管，防止脱出，各接口要连接紧密，避免因脱开导致漏血以及进气引起空气栓塞。其次，严格无菌操作，置管处敷料 24 小时更换 1 次，有潮湿或被污染应立即更换，建议用 0.5% 的碘伏消毒置管处及导管周围皮肤，用透明贴膜覆盖，便于观察。导管末端连接处用无菌纱布包裹，每次更换贴膜时观察穿刺点周围有无红、肿、热、痛等炎性反应。最后就是保持管路通畅。

（2）动脉导管的维护：保证持续压力套装的压力维持 300mmHg（399kPa），使血液不会倒流至导管内，并每隔 2 小时用生理盐水冲洗导管 1 次，每日更换冲洗液。随时观察导管内有无回血，压力表指示是否在绿区。

（3）中心静脉导管的维护：严格按照规定进行肝素封管和及时更换输液瓶，保持导管通畅。测中心静脉压的主腔也要保证持续压力套装的压力维持在 300mmHg（399kPa），并每隔 2 小时用生理盐水冲洗导管 1 次，每日更换冲洗液。一般 PiCCO 导管留置时间可达 7 日，若患者出现高热、寒战，应立即拔除导管，并留导管尖端做细菌培养。

（4）测量开始，经深静脉注入一定量的低温生理盐水，生理盐水的注射量取决于患者的体重及血管外肺水（EVLW）的多少，如果 EVLW 升高，注射的量需要增加。临床上，通常每次注射 15 ～ 30mL 生理盐水，生理盐水的最佳温度应低于 8℃ 。

（5）以相同的速度和压力在 5 分钟内完成 3 次注射，3 次注射的速度和压力变化必须＜ 20%。

（6）每 8 小时需要进行一次校正，或者根据患者病情变化随时校正。

2. 穿刺部位的护理

股动脉导管置入侧肢体应适当制动，尽量保持伸直，必要时以约束带行保护性约束。

翻身时应保持置入侧下肢与身体成一直线，且翻身不宜超过40°，避免因下肢屈曲影响监测结果；妥善固定导管，防止患者翻身或躁动时导管扭曲、移动和滑脱。

3. 并发症观察和护理

密切观察患者双足背动脉搏动、皮肤温度及血液供应情况，测量腿围，特别是置PiCCO导管侧下肢情况，观察有无肢体肿胀和静脉回流受阻等下肢静脉栓塞的表现，发现异常应立即拔除导管。

4. 拔管护理

动脉导管拔除后需对穿刺点及周围区域压迫止血，时间20～30分钟，并用无菌敷料覆盖。拔管24小时内应注意局部有无渗血及血肿。

第三节　战创伤急救技术

一、通气术

气道发生了阻塞，在数分钟内伤员即会因窒息、缺氧而死亡，抢救时必须迅速地除去各种阻塞原因，这种使气道通畅的方法称通气术。

（一）气道阻塞原因及判断

1. 原因

(1) 颌、面、颏、咽、喉、口腔和颈部火器伤后，血液、血凝块、骨碎片、弹片、碎牙、软组织碎块、呕出物及分泌物甚至泥土等堵塞气道。

(2) 重型颅脑损伤或火器伤后，伤员深度昏迷。下颌及舌根后坠，口腔分泌物堵塞气道。

(3) 吸入性损伤：呼吸道与头面部火焰烧伤，喉及气道黏膜水肿。

(4) 肺部爆震伤。

(5) 气管外压迫：颏部、颈部软组织火器伤，颈部血管伤出血、血肿、组织炎症性水肿、骨折片及软组织移位压迫气管。

(6) 颈部气管、食管伤：血液、分泌物及食物吸入气管致气管内异物堵塞，引起窒息。

2. 判断

(1) 有受伤病史，并可见头面颈部某处有创伤。

(2) 面色及口唇因缺氧致发绀、呼吸困难、痰鸣或气道阻塞呼吸急促声。

(3) 检查：伤员呈痛苦貌，烦躁不安，四肢舞动，或口腔部有创伤所导致的血液、血凝块、组织碎屑堵塞等情况；脉快而弱；如为颅脑伤者，则深度昏迷，脉慢而沉，呼吸受阻而有鼾声；如为呼吸受阻后时间较长、窒息者，且未及时救治，先呼吸停止，后心跳停搏。

（二）通气方法

阵地急救和各级救护站急救，对有气道阻塞伤员，救护人员必须果断作出决定，以最简单、最迅速的方式予以通气，以解除梗阻，挽救生命。通气术有以下5种。

1. 手指掏出术

适用于口腔内气道阻塞，多为血凝块、泥土、分泌物等阻塞，用手指从口腔掏出。有条件时用吸引管吸净口内液体，止血，待气道通畅、呼吸正常后将舌牵出固定，或用咽通气管、鼻咽导管放入口腔后固定，将伤员置于侧卧或俯卧位才能后送。

2. 托下颌角术

适用于颅脑损伤深昏迷或火器伤后舌根后坠者。伤员突然发生窒息，急救时将伤员取仰卧位，急救者用双手托起伤员两侧下颌角，即可解除呼吸道阻塞，此时一般会声音转为正常，但如仍有呼吸异常声，迅速用手指掰开上下颌，掏出或吸出口内分泌物或血液、血凝块。呼吸通畅后改俯卧位。

3. 环甲膜穿刺或切开术

适用于窒息伤员，情况特别紧急，或上述 2 项措施不见效者。将伤员仰卧，头向后，充分挺出颈部，急救者站在伤员右侧，右手拇指及食指固定伤员环状软骨，右手持 1 ～ 3 根粗针头刺入环甲膜，使空气经针头出入，以此解除窒息缺氧状况，但此措施进入之氧气不足以维持正常人体需氧量，仍应尽快改用手术刀将环甲膜切开，该操作即为环甲膜切开术。用尖刀片或其他锐利刀片横向切开甲状软骨和环状软骨间皮肤，约长 3cm，露出环甲膜，切开环甲膜 1cm，用刀柄或止血钳撑开切口，用导尿管吸净气道内血液及分泌物，使气道完全通畅后放入气管导管或橡胶管并固定后再后送。至团救护所后，应改作正规气管切开术。

4. 气管插管术

在团、师救护所处理气道阻塞伤员时，有条件应先将口腔内分泌物吸净后作气管插管术，插入带气囊的气管导管，气囊充气以闭塞周围间隙，控制呼吸交换量和避免口腔分泌物沿管壁入肺引起误吸。

5. 气管切开术

此手术是彻底解除上呼吸道梗阻和清除下呼吸道分泌物的一项救命性手术。一般应在团救护所及更高级别救护站进行，凡已作前几项通气术后的伤员，在团救护所均应仔细复诊，需要时改行正规气管切开术。

二、止血

战创伤所致的外出血或内出血都较多，出血的急救止血法有多种，但主要可分为手术止血和非手术止血两种，外出血如四肢损伤所致的出血，大多数可用加压包扎临时止血，内出血如腹腔内肝、脾、血管损伤所致的出血，大多数要采用手术方式才能有效止血。战创伤急救时可根据伤情选择不同的止血方法。

（一）出血的分类

1. 根据出血部位

（1）外出血：血液从伤口流出，见到出血。

（2）内出血：血液流入体腔或组织间隙，如颅内出血、胸腔内出血、腹腔内出血、皮肤瘀斑等。

2. 根据出血的时间

（1）原发性出血：伤后当即出血。

（2）继发性出血：在原发性出血停止后，经过一定时间，再发生出血。

3. 根据出血的血管

(1) 动脉出血：血液为鲜红色，自近心端喷射出来，一般失血量较大。

(2) 静脉出血：血液为暗红色，自远心端缓慢流出。

(3) 毛细血管出血：血液为浅红色，由创面渗出，看不见大的出血点。根据创面大小，失血量有所不同。

(二) 出血的临床表现

1. 局部表现

外出血容易发现，可见伤口有明显的血液流出。根据伤后地面积血的多少、服装浸湿的程度和伤员全身情况可初步判断出血量。内出血除局部有外伤史外，有时难以发现，尤其在出血的早期，故在伤后要多次检查头、胸、腹及四肢等易受伤的部位，必要时行胸膜腔穿刺术、腹腔穿刺术或超声检查，以明确有无活动性内出血，避免耽误救治的时间。

2. 全身症状

根据出血的量、速度、部位的不同而有不同临床表现。重者可发生休克，表现为面色苍白、四肢厥冷、出冷汗、脉细速、血压下降、口渴、无尿、神志不清，甚至死亡。

(三) 止血的方法

1. 直接按压止血法

(1) 直接压迫出血点止血：在出血的部位或其近心端用手指压迫止血，减少机体血液的丢失。这是最简单的止血方法，但还要更换其他方法以彻底止血。

(2) 直接压迫动脉止血：根据动脉的走行及分布情况，用力将中等或较大的动脉压在骨的浅面，以阻断血液，达到临时止血的目的。直接压迫动脉能减少出血量，但很难达到完全止血的目的，主要用于短时间的控制大出血，须尽快改用手术止血。

① 颈总动脉压迫止血。用于头、颈、面部出血止血。在环状软骨外侧即胸锁乳突肌中点处，用手指用力向后按压，可将颈总动脉压在第六颈椎横突上，达到止血的目的。但不能两侧同时压迫，以免发生全脑缺血。

② 颞浅动脉压迫止血。用于头顶、额部和颞部出血。用拇指在伤侧耳前对着下颌关节，用力压迫颞浅动脉。

③ 面动脉和耳后动脉压迫止血。用于面部和一侧耳后出血。用拇指压迫双侧下颌角前约 3cm 的凹陷处的面动脉。两侧面动脉在面部有很多分支相互吻合，因此要同时压迫双侧面动脉。一侧耳后出血可压迫同侧的耳后动脉。

④ 锁骨下动脉压迫止血。用于上臂出血。用拇指压迫同侧锁骨上窝中部的锁骨下动脉，向下、向后按压锁骨下动脉。

⑤ 腋动脉压迫止血。用于上肢止血。在腋窝部将搏动的腋动脉压向肱骨。

⑥ 肱动脉压迫止血。用于前臂和手部外伤出血时的止血。在上臂的中部肱二头肌的内侧压迫肱动脉。

⑦ 桡动脉和尺动脉压迫止血。手部出血，可在手腕两侧同时压迫桡动脉及尺动脉。

⑧ 手指出血。可按压掌动脉及指动脉以止血。

⑨ 股动脉压迫止血。用于大腿出血的止血。用拇指、单手或双手的手掌根部在腹股沟韧带中点的稍下方，将股动脉压在耻骨上进行止血。

⑩ 动脉或胫前、胫后动脉压迫止血。用于小腿或足部出血的止血。在腘窝中部压迫

腘动脉。在踝关节的前方压迫胫前动脉以及在踝关节后方压迫胫后动脉。

⑪ 腹主动脉压迫止血。用于整个下肢大出血。可在下腹正中用力压迫腹主动脉。

2. 钳夹止血法

用止血钳直接钳夹出血点或损伤出血的血管，是最有效、最彻底、损伤最小的止血方法，有条件者尽早选用此方法止血。应避免盲目钳夹，此时有可能损伤并行的血管、神经或其他重要组织。钳夹后在搬运过程中还存在松脱或撕裂大血管的风险，造成出血加重的可能。因此，钳夹止血法必须在直视下准确实施并进行有效的固定。

3. 止血带止血法

止血带能有效地控制四肢较大的动脉出血，用止血带在出血部位的近心端，将整个肢体用力环扎以完全阻断肢体血流，达到止血的目的，有时采用绞带止血法。主要用于暂时难以控制的四肢大血管损伤所致的出血。应严格记录并应尽量少用或短时间内使用，以免造成明显的肢体缺血，严重者可能会出现肢体坏死。

使用止血带时的注意事项有以下 8 点：①扎止血带的部位应在伤口的近心端，尽量靠近伤口。②前臂和小腿不宜扎止血带，因前臂有尺骨和桡骨、小腿有胫骨和腓骨，骨间有血管通过，所以止血效果较差。上臂扎止血带时，不可扎在下 1/3 处，以免损伤桡神经。③在扎止血带处须先用三角巾、毛巾、布块等垫好，以免损伤皮肤。决不可使用非弹性的绳索、电线，甚至是铁丝等。④扎止血带时，不可过紧或过松，以远端动脉消失为宜。⑤使用止血带的伤员应有明显标记，证明伤情，并记录使用止血带和阻断血流的时间，以便别人了解情况，按时放松止血带，防止因长时间阻断血流而致肢体缺血坏死。⑥扎止血带的时间越短越好，一般不宜超过 1 小时，最长不得超过 2 小时。应每隔 1 小时放松止血带 1 次。放松止血带期间，可用指压法临时止血。放松止血带 1 ～ 2 分钟，再在稍高的平面上扎止血带，不可在同一部位反复缚扎。⑦在松止血带时，应缓慢地松开，并观察是否有活动性出血并给予相应的处理。⑧需要施行断肢（指）再植者不应使用止血带，有动脉硬化症、糖尿病、慢性肾病等的患者应慎用止血带。

4. 压迫包扎止血法

将大块敷料、无菌纱布、三角巾、干净毛巾等覆盖在伤口处，然后用绷带或布条适当加压包扎固定即可止血。常用于伤口创面的渗血。伤口内有骨折块或异物时不宜使用。

5. 填塞止血法

对于深部伤口出血要用大块纱布条、绷带等敷料填充其中，外面再加压包扎，以防止血液沿组织间隙渗漏。注意不要将伤裂的皮肤组织、脏物一起塞进去，所用的填塞物一定要尽量无菌或干净，并且应使用大块的敷料，以便既能保障止血效果，又能避免在随后的处理时遗漏填塞物在伤口内。此法的缺点是止血不彻底，并且可能增加感染的机会。

6. 加垫屈肢止血法

该止血法适用于单纯加压包扎止血无效和无骨折的四肢出血。前臂出血时，在肘窝加垫、屈肘；上臂出血时，在腋窝内加垫，上臂紧靠胸壁；小腿出血时，在腘窝加垫，屈膝；膝或大腿出血时，在大腿根部加垫屈髋，然后用三角巾或绷带将位置固定。采用此法时伤员比较痛苦，不宜作为止血的首选，有骨折时忌用此法。

7. 药物止血法

该止血法是将出血部位抬高，用凝血酶止血纱布、吸收性明胶海绵、纤维蛋白海绵、三七粉、云南白药等敷在出血处。

三、包扎

包扎的目的是保护伤口、减少污染、固定敷料、帮助止血。常用的材料是绷带、三角巾和多头带，无论何种包扎，均要求包扎人员动作迅速，包扎的松紧度适宜，以免影响血液循环和防止敷料的脱落或移动，注意保持肢体的功能位置并尽量做到无菌操作。

（一）绷带包扎法

绷带包扎法是基础包扎方法，用途广泛。包扎时要掌握好“三点一走行”，即绷带的起点、止血点、着力点（多在伤处）和行走方向的顺序，以达到既牢固又不能太紧。包扎伤臂或伤腿时，要尽量设法暴露手指尖或脚趾尖，以便观察血液循环。由于绷带用于胸、腹、臀、会阴等部位效果不好，容易滑脱，所以绷带包扎法一般用于四肢和头部伤。

1. 绷带包扎的原则

绷带包扎的原则有：①包扎部位必须清洁干燥。皮肤皱褶处如腋下、乳下、腹股沟等，用棉垫纱布间隔，骨隆突处用棉垫保护。②包扎时，使伤员处于舒适体位，需抬高肢体时，要给以适当的扶托物。包扎后，应确保肢体处于功能位置。③根据包扎部位，选用宽度适宜的绷带，避免用潮湿绷带，以免绷带干后收缩过紧，从而妨碍血运。潮湿绷带还会刺激皮肤发生湿疹，易于细菌滋生而导致伤口感染。④一般从远心端向近心端包扎。绷带起端在伤口下部，自下而上地包扎。以免影响血液循环而发生充血、肿胀。⑤包扎开始，要先环形两周固定。以后每周压力要均匀，松紧要适当，如果太松容易脱落，过紧则影响血运。⑥绷带每周应遮盖前周绷带宽度的 1/3 ～ 1/2，以充分固定。绷带的回返及交叉，应当成一直线，互相重叠，不要使皮肤露在外面。⑦包扎完毕，用胶布固定或撕开带尾打结固定。固定的打结处，应放在肢体的外侧面，忌固定在伤口上、骨隆突处或易于受压部位。⑧解除绷带时，先解开固定结，然后以两手互相传递松解。紧急时或绷带已被伤口分泌物浸透时，可用剪刀剪开。

2. 绷带包扎的基本方法

（1）环形包扎法：环形缠绕，下周将上周绷带完全遮盖，用于绷扎开始与结束时固定带端以及包扎额、颈、腕等处（图 5-1）。

（2）蛇形包扎法（斜绷法）：斜行延伸，各周互不遮盖，用于需要由一处迅速伸至另一处时，或做简单的固定（图 5-2）。

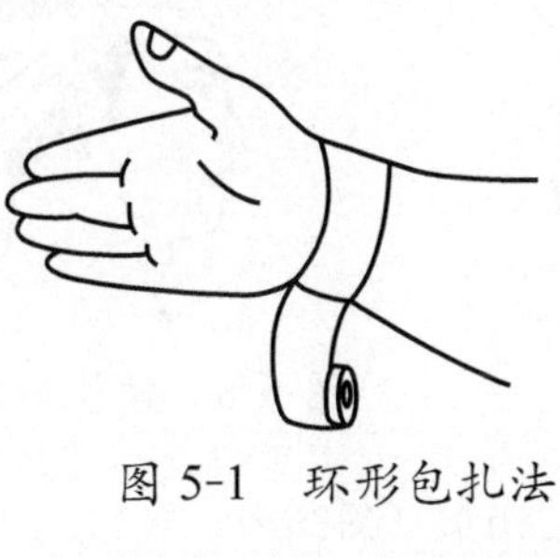

图 5-1　环形包扎法

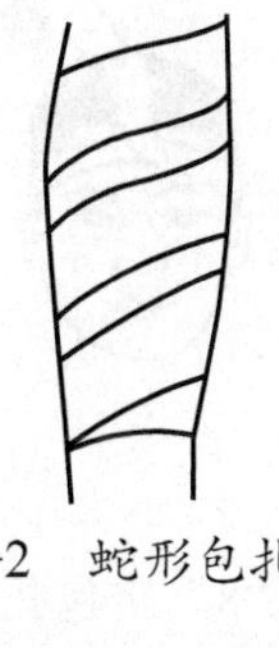

图 5-2　蛇形包扎法

（3）螺旋形包扎法：先环形包扎数圈，然后将绷带稍微倾斜螺旋向上缠绕，每周遮盖上周的 1/3 ～ 1/2。用于包扎直径基本相同的部位，如上臂、手指、躯干、大腿等（图 5-3）。

（4）螺旋反折包扎法：先环形包扎数圈，再行螺旋形包扎，至直径变大的部位时，一手拇指按住绷带上面，另一手将绷带自此点反折向下，此时绷带上缘变成下缘，后圈覆盖前圈的 1/3 ～ 2/3。用于直径大小不等的部位，如前臂、小腿等，使绷带更贴合（图 5-4）。

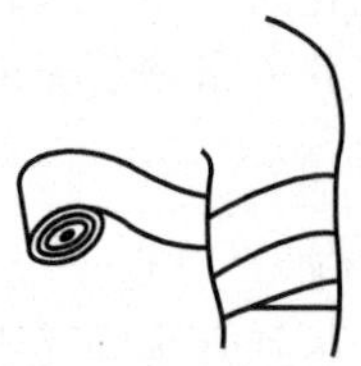

图 5-3　螺旋形包扎法

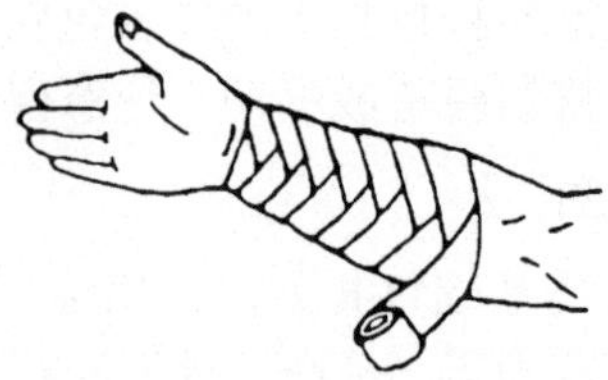

图 5-4　螺旋反折包扎法

（5）“8”字形包扎法：在关节上下将绷带一圈向上、一圈向下作“8”字形来回缠绕，适用于四肢各关节处的包扎。目前主要用于锁骨骨折的包扎和固定（图 5-5）。

（6）回返包扎法：先在近心端环形缠绕数圈固定，然后向远心端斜向缠绕覆盖伤口，接着往近心端折返，完成包扎后在近心端再环形缠绕固定。大都用于包扎指端、头部或截肢残端等（图 5-6）。

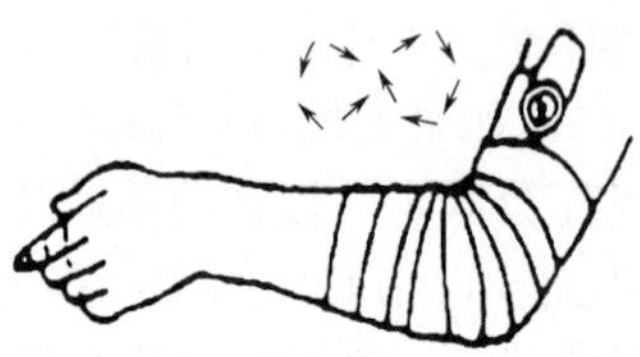

图 5-5　“8”字形包扎法

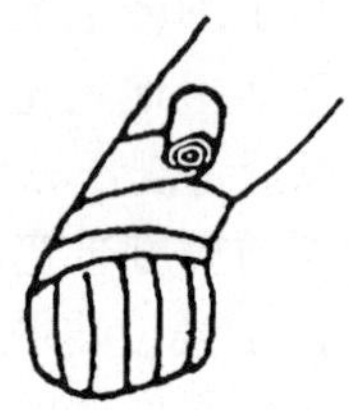

图 5-6　回返包扎法

3. 各部位的包扎法

（1）帽式包扎法：头顶部受伤时采用回返包扎法。开始包扎或最后绷带固定的位置，前面须与眉平，后面在枕骨下方（图 5-7）。

（2）额枕部包扎法：从额头一侧开始，先环形包扎额头，然后绷带斜跨头顶至枕部，环绕枕后再返回额头另一侧（图 5-8）。

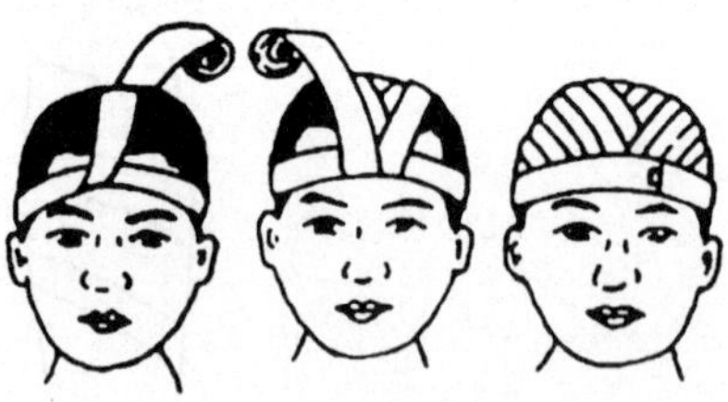

图 5-7　帽式包扎法

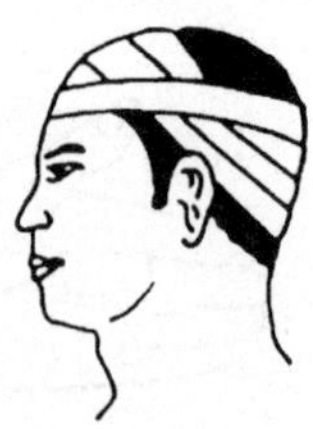

图 5-8　额枕部包扎法

（3）颈后“8”字包扎法：用于颈后有伤口的伤员（图 5-9）。

（4）眼部“8”字包扎法：包括单眼及双眼的包扎（图 5-10）。

（5）耳部“8”字包扎法：如图 5-11 所示。

（6）下颌“8”字包扎法：如图 5-12 所示。

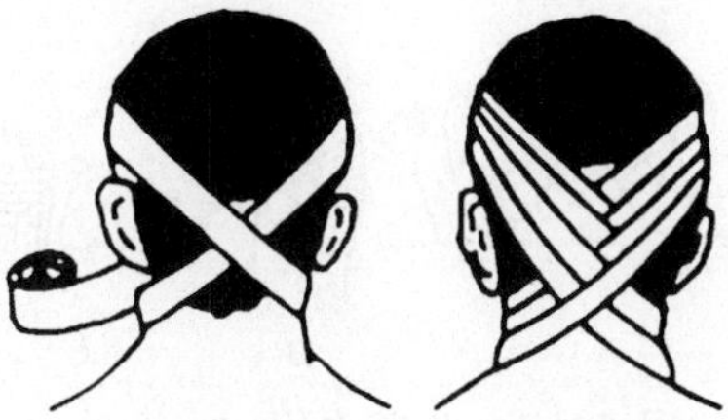

图 5-9　颈后“8”字包扎法

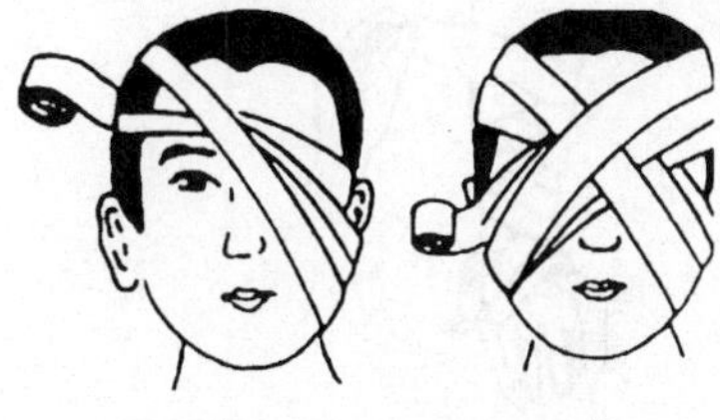

图 5-10　眼部“8”字包扎法

A—单眼包扎法；B—双眼包扎法

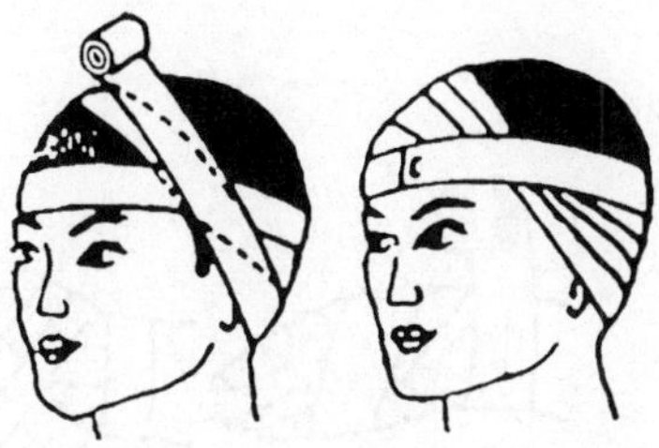

图 5-11　耳部“8”字包扎法

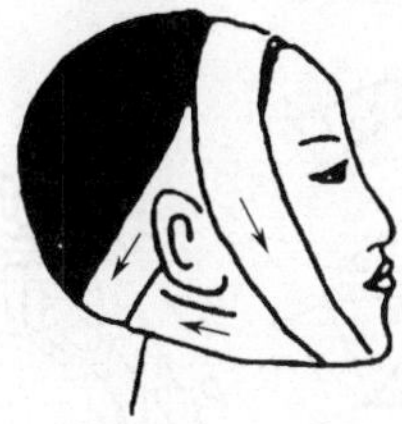

图 5-12　下颌“8”字包扎法

(7) 肩部“8”字包扎法：如图 5-13 所示。

(8) 腋部“8”字包扎法：如图 5-14 所示。

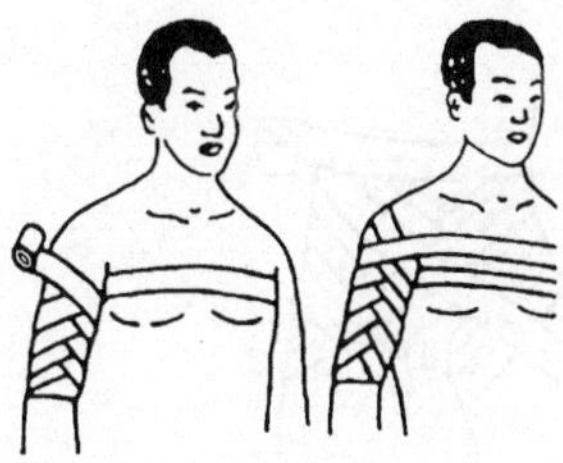

图 5-13　肩部“8”字包扎法

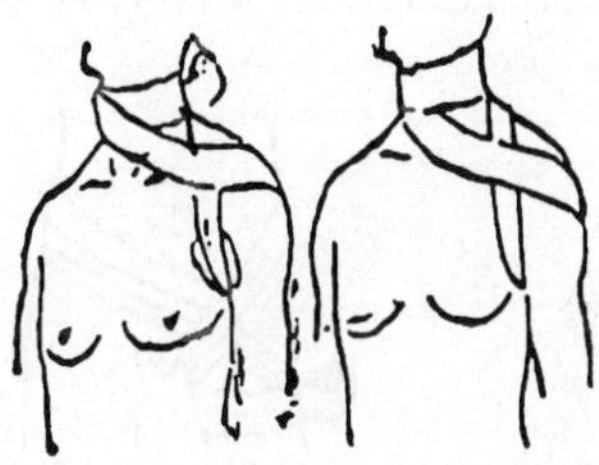

图 5-14　腋部“8”字包扎法

(9) 乳部悬吊包扎法：如图 5-15 所示。

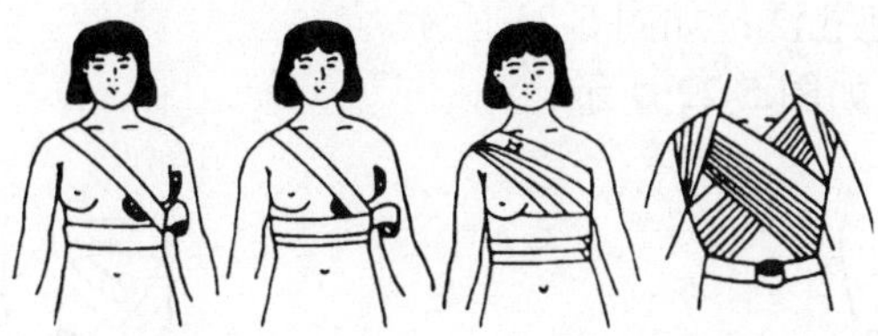

图 5-15　乳部悬吊包扎法

A—单乳包扎法；B—双乳包扎法

(10) 前臂“8”字包扎法：如图 5-16 所示。

(11) 关节包扎法：包括肘关节、膝关节、足跟的包扎（图 5-17）。

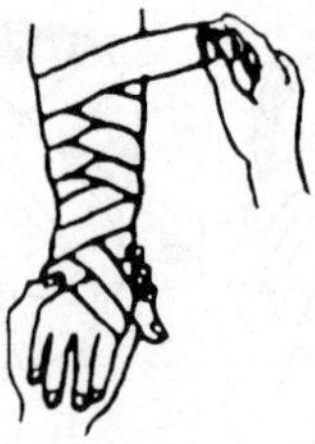

图 5-16　前臂“8”字包扎法

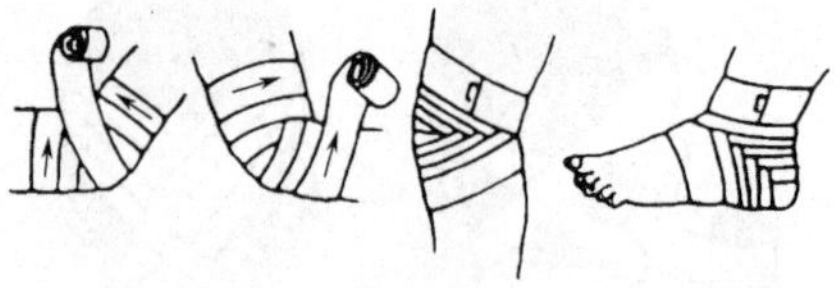

A　B　C

图 5-17　关节包扎法

A—肘关节包扎法；B—膝关节包扎法；C—足跟包扎法

（12）单指包扎法及拇指“8”字包扎法：如图 5-18 所示。

（13）手的包扎法：如图 5-19 所示。

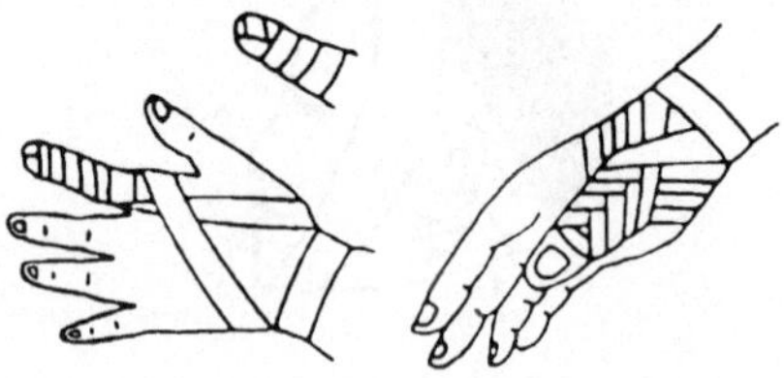

A　B

图 5-18　单指包扎法及拇指“8”字包扎法

A—单指包扎法；B—拇指包扎法

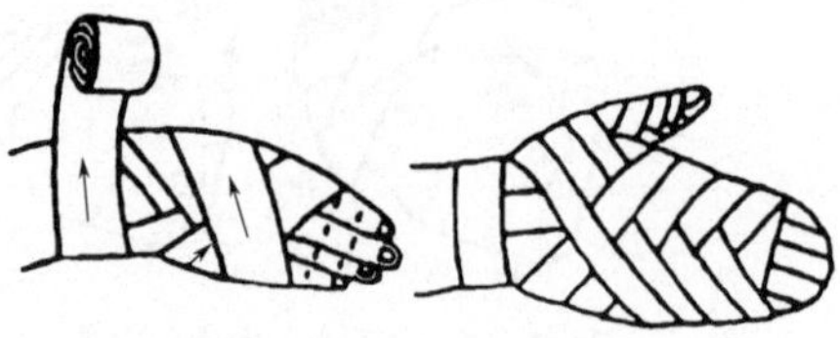

A　B

图 5-19　手的包扎法

A—麦穗包扎法；B—无指手套式包扎法

（14）腹股沟包扎法：如图 5-20 所示。

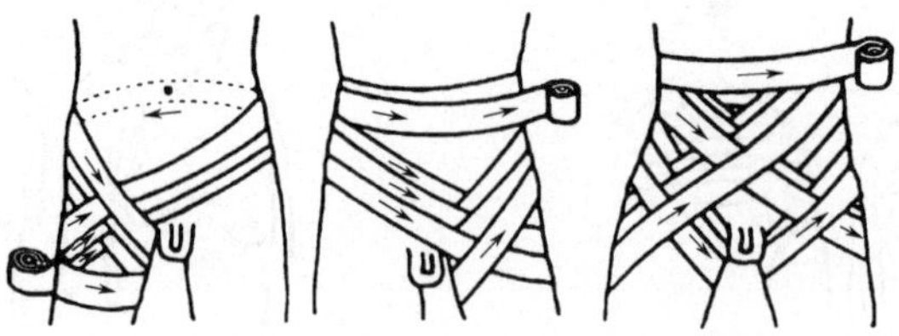

A　B

图 5-20　腹股沟包扎法

A—单侧；B—双侧

（15）小腿“8”字包扎法：如图 5-21 所示。

（16）足部包扎法：如图 5-22 所示。

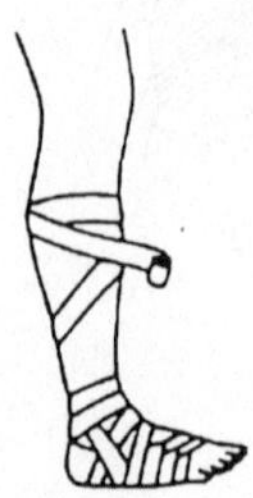

图 5-21　小腿“8”字包扎法

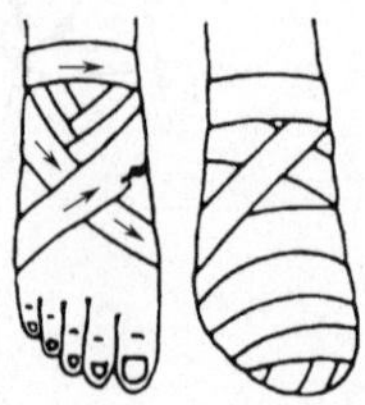

A　B

图 5-22　足部包扎法

A—单侧；B—双侧

（二）三角巾包扎法

三角巾制作简单、方便，主要分为普通三角巾、带形三角巾、燕尾式三角巾三类，包扎时操作简捷，几乎能适应全身各个部位。目前军用的急救包，体积小（仅一块普通肥皂大小），能防水，其内包括一块无菌普通三角巾和加厚的无菌敷料，建议推广使用。

1. 三角巾的头面部包扎法

（1）三角巾风帽式包扎法：用于包扎头顶部和两侧面、枕部的外伤。先将消毒纱布覆盖在伤口上，将三角巾顶角打结放在前额正中，在底边的中点打结放在枕部，然后两手拉住两底角向下颌包住并交叉，再绕到颈后的枕部打结（图 5-23）。

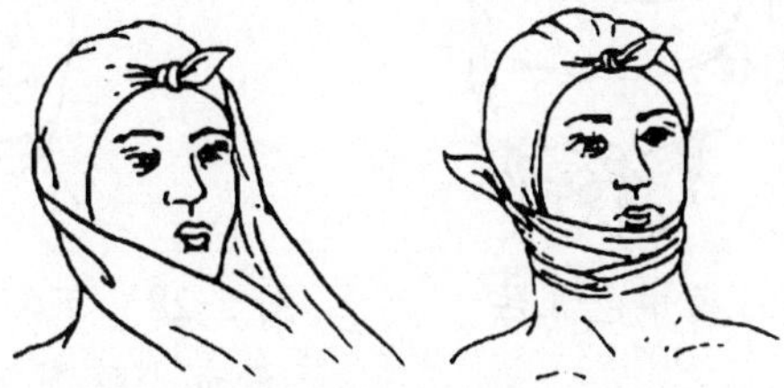

图 5-23　三角巾风帽式包扎法

（2）三角巾帽式包扎法：先用无菌纱布覆盖伤口，然后把三角巾底边的正中点放在伤员眉间上部，顶角经头顶拉到脑后枕部，再将两底角在枕部交叉返回到额部中央打结，最后拉紧顶角并反折塞在枕部三角巾交叉处（图 5-24）。

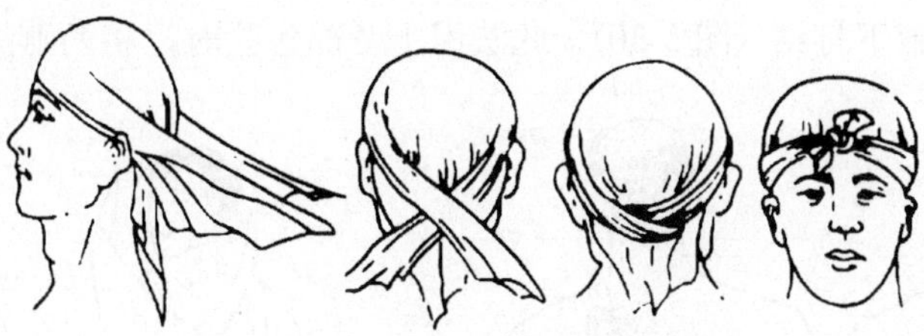

图 5-24　三角巾帽式包扎法

（3）三角巾面具式包扎法：适用于颜面部较大范围的伤口，如面部烧伤或较广泛的软组织伤。方法是把三角巾一折为二，顶角打结放在头顶正中，两手拉住底角罩住面部，然后两底角拉向枕部交叉，最后在前额部打结。在眼、鼻和口处提起三角巾剪成小孔（图 5-25）。

（4）单眼三角巾包扎法：将三角巾折成带状，其上 1/3 处盖住伤眼，下 2/3 从耳下端绕经枕部向健侧耳上额部并压上上端带巾，再绕经伤侧耳上、枕部至健侧耳上与带巾另一端在健耳上打结固定（图 5-26）。

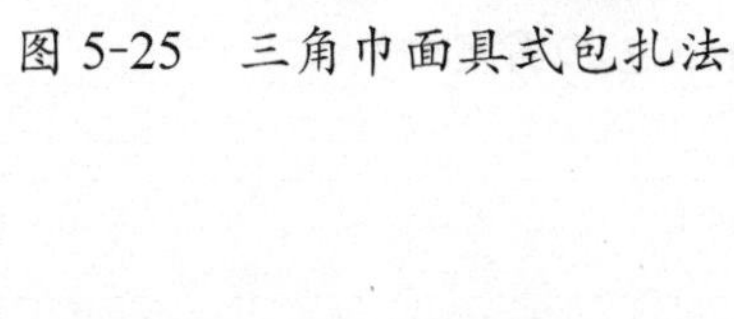

图 5-25　三角巾面具式包扎法

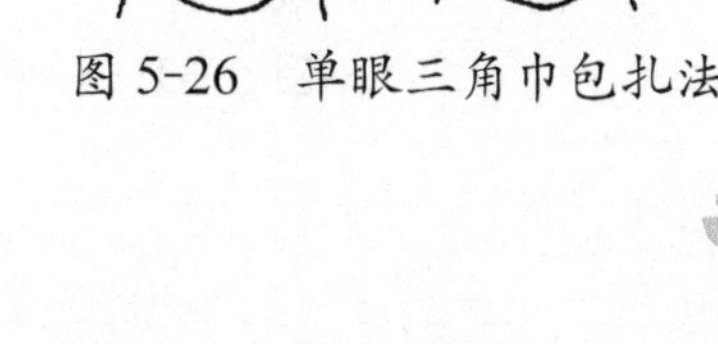

图 5-26　单眼三角巾包扎法

（5）双眼三角巾包扎法：将无菌纱布覆盖在伤眼上，用带形三角巾从头后部拉向前从眼部交叉，再绕向枕下部打结固定（图 5-27）。

（6）下颌、耳部、前额或颞部小范围伤口三角巾包扎法：先将无菌纱布覆盖在伤部，将带形三角巾放在下颌处，两手持带巾两底角经双耳分别向上提，长的一端绕头顶与短的一端在颞部交叉，然后将短端经枕部、对侧耳上至颞侧与长端打结固定（图 5-28）。

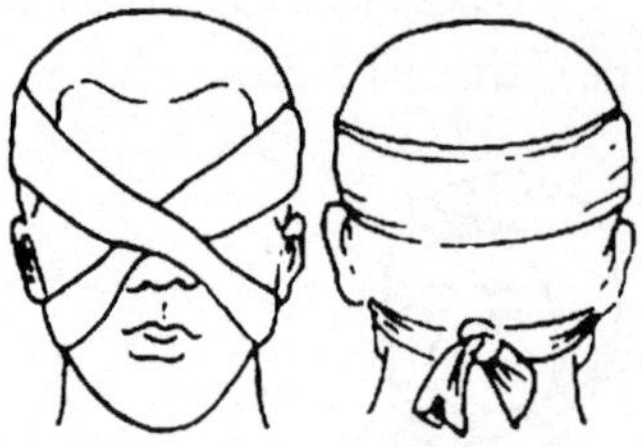

图 5-27 双眼三角巾包扎法

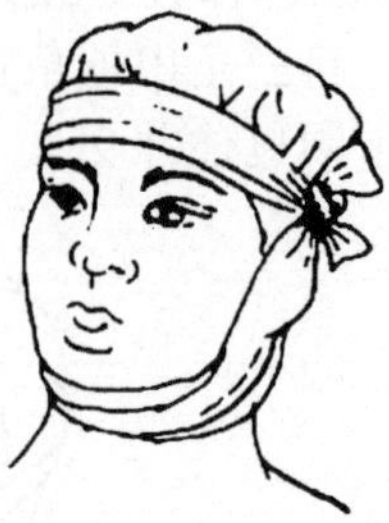

图 5-28 下颌、耳部、前额或颞部小范围伤口三角巾包扎法

2. 三角巾的胸背部包扎法

（1）单胸包扎法：将三角巾底边横放在胸部，顶角超过伤肩，并垂向背部；两底角在背后打结，再将顶角带子与之相接。采用此法包扎背部时，应在胸部打结（图 5-29）。

（2）双胸包扎法：将巾打成燕尾状，两燕尾向上，平放胸部；两燕尾在颈后打结；将顶角带子拉向对侧腋下打结（图 5-30）。此法用于背部包扎时，将两燕尾拉向颈前打结。

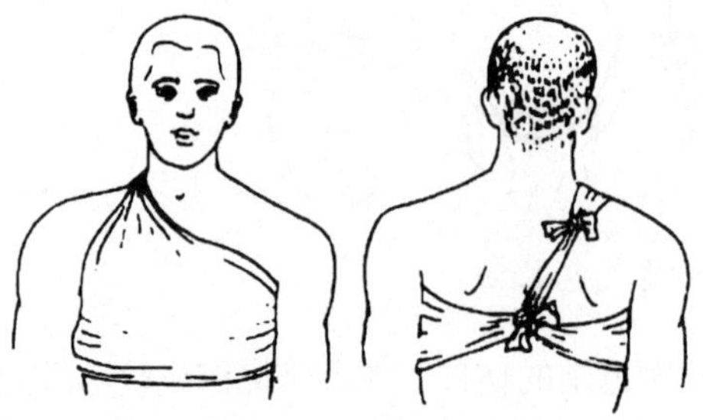

图 5-29 单胸包扎法

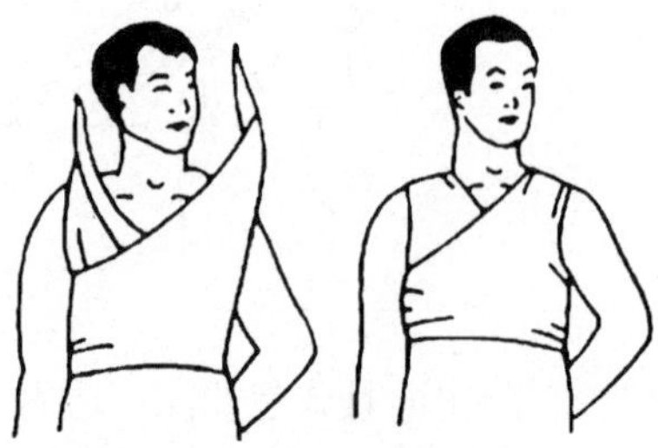

图 5-30 双胸包扎法

（3）锁骨骨折三角巾包扎固定法：用 2 条带形三角巾分别包绕 2 个肩关节，在后背打结固定，再将三角巾的底角向背后拉紧，在两肩过度后张的情况下，在背后打结（图 5-31）。

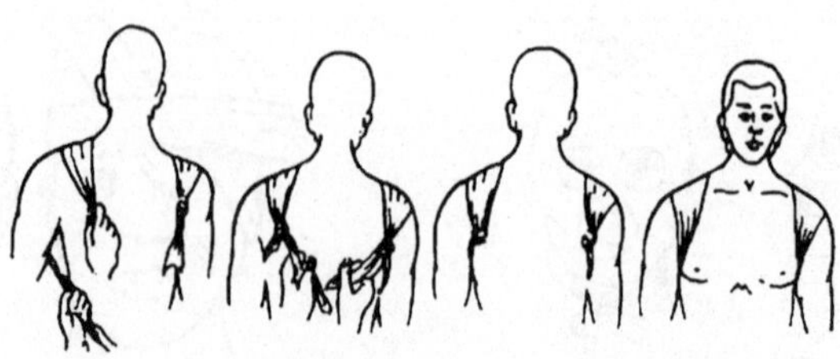

图 5-31 锁骨骨折三角巾包扎固定法

3. 三角巾的上肢包扎法

先将三角巾平铺于伤员胸前，顶角对着肘关节稍外侧，与肘部平行，屈曲伤肢，并压住三角巾，然后将三角巾下端提起，两端绕到颈后打结。顶角反折用别针扣住（图 5-32）。

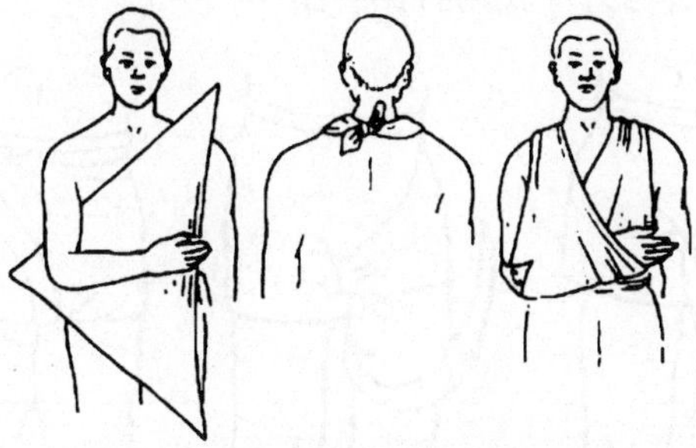

图 5-32 三角巾的上肢包扎法

4. 三角巾的肩部包扎法

先将三角巾放在伤侧肩上，顶角朝下，两底角拉至对侧腋下打结，然后急救者一手持三角巾中点，另一手持顶角，将三角巾提起拉紧，再将三角巾底边中点由前向下、向肩后包绕，最后顶角与三角巾底边中点于腋窝处打结固定（图 5-33）。

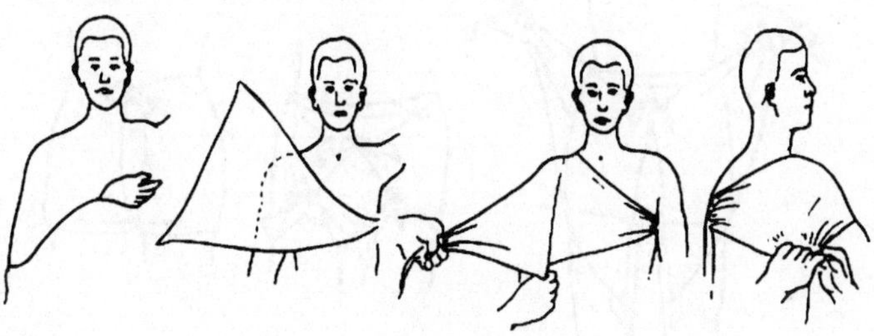

图 5-33 三角巾的肩部包扎法

5. 三角巾的腋窝包扎法

先在伤侧腋窝下垫上消毒纱布，带巾中间压住敷料，并将带巾两端向上提，于肩部交叉，并经胸背部斜向对侧腋下打结。

6. 三角巾的下腹及会阴部包扎法

将三角巾底边包绕腰部打结，顶角兜住会阴部在臀部打结固定。或将 2 条三角巾顶角打结，连接结放在患者腰部正中，上面两端围腰打结，下面两端分别缠绕两大腿根部并与相对底边打结（图 5-34）。

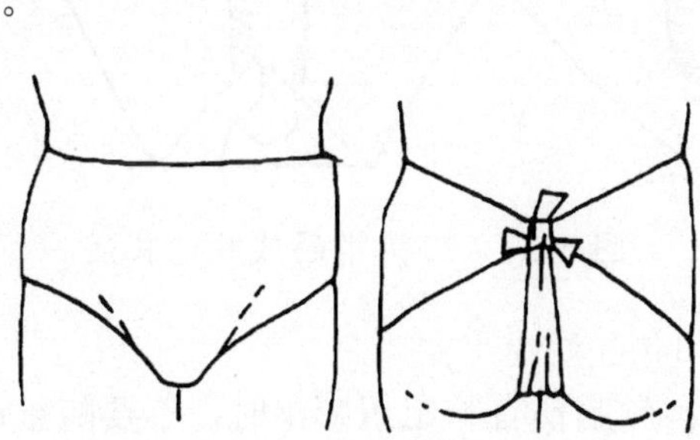

图 5-34 三角巾的下腹及会阴部包扎法

7. 三角巾的臀部包扎法

（1）单臀包扎法：将三角巾斜放在臀部，顶角接近臀裂上方；三角巾一底角朝下靠近腿间，另一底角朝上横过腹部并靠近的对侧髋前处；用顶角带子在患侧大腿根部绕一周并打结；将底角拉至对侧髋上与另一底角打结（图 5-35）。

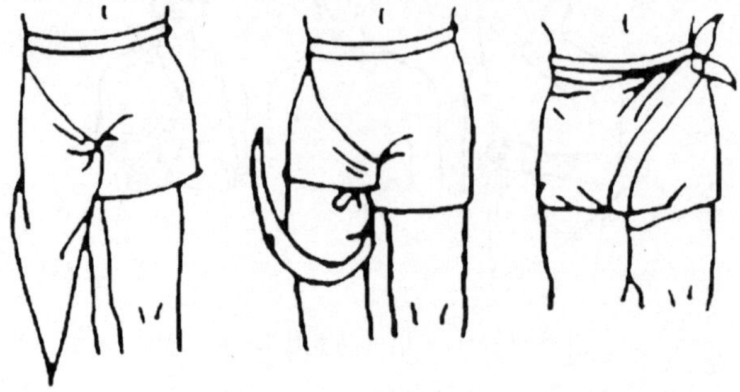

图 5-35　单臀包扎法

（2）双臀包扎法：将 2 条三角巾顶角结在一起，放腰部正中；2 个向上的角围腰在腹部打结；2 个向下的角分别包绕两臀，并在大腿内侧相对处打纽扣结（图 5-36）。

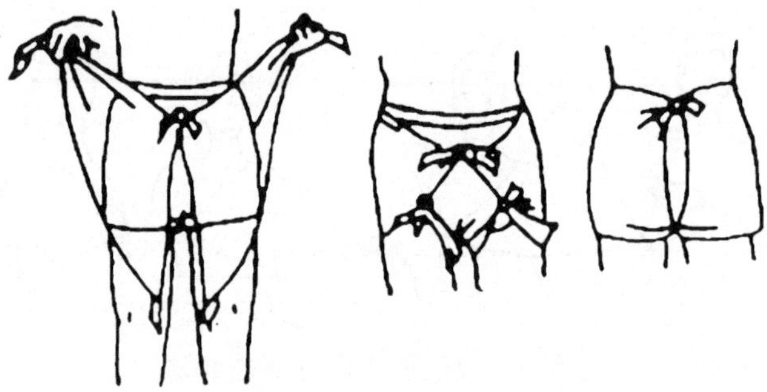

图 5-36　双臀包扎法

8. 三角巾的残肢包扎法

残肢先用无菌纱布包裹，将三角巾铺平，残肢放在三角巾上，使其对着顶角，并将顶角反折覆盖残肢，再将三角巾底角交叉，绕肢打结（图 5-37）。

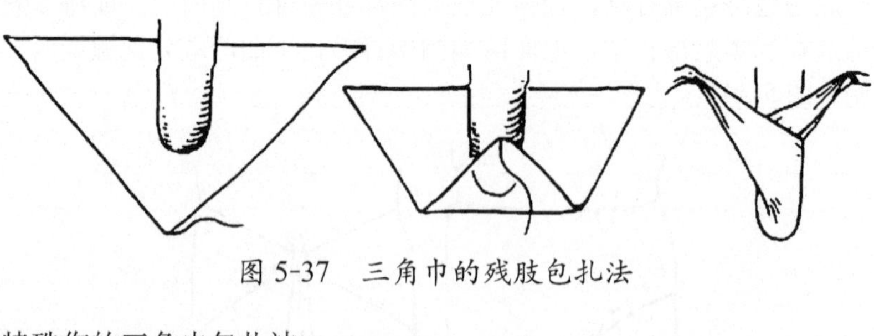

图 5-37　三角巾的残肢包扎法

9. 几种特殊伤的三角巾包扎法

（1）开放性颅脑损伤：颅脑伤有脑组织膨出时，不要随意还纳，用等渗盐水浸湿了的大块无菌敷料覆盖后，再扣以无菌换药碗，阻止脑组织进一步脱出，然后再进行包扎固定（图 5-38）。同时使伤员取侧卧位，并清除其口腔内的分泌物、黏液或血块，保持呼吸道通畅。

(2) 开放性气胸：在胸部贯通伤、开放性气胸时，应立即用大块无菌敷料堵塞封闭伤口，既帮助止血，更重要的是可将开放性气胸变成封闭性气胸，防止纵隔扑动和血流动力学的严重改变，危及生命。在转送医院的途中，伤员最好取半卧位。

(3) 腹部内脏脱出：腹部外伤有内脏脱出时，不要还纳，用等渗盐水浸湿了的大块无菌敷料覆盖后，再扣以无菌换药碗或无菌的盛物盆等，阻止肠管等内脏的进一步脱出，然后再进行包扎固定（图 5-39）。如果脱出的肠管已破裂，则直接用肠钳将穿孔破裂处钳夹后一起包裹在敷料内。注意一定要将直接覆盖在内脏上的敷料用等渗盐水浸透，以免粘连，造成肠浆膜或其他内脏损伤，发生肠梗阻或其他远期并发症。

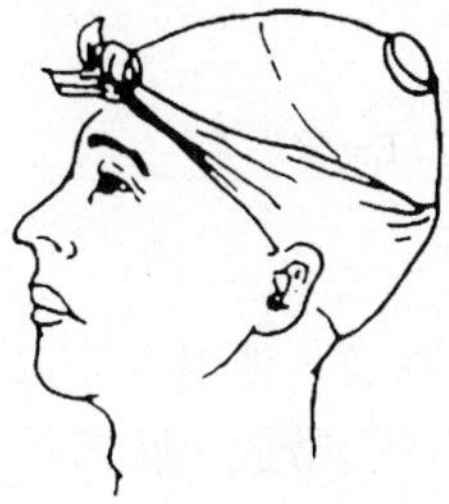

图 5-38　开放性颅脑损伤包扎法

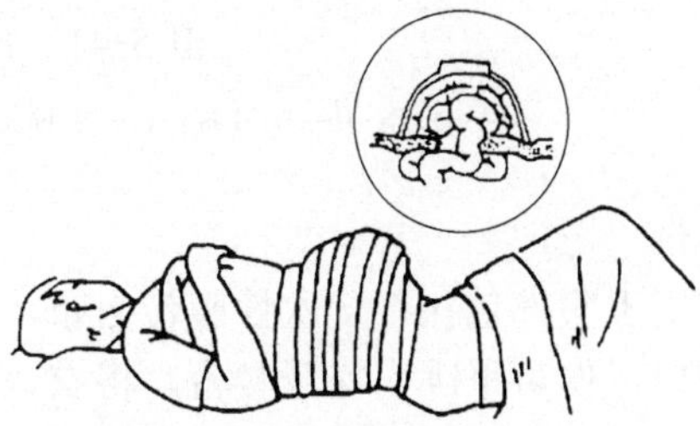

图 5-39　腹部内脏脱出包扎法

(4) 异物插入眼球：严禁将异物从眼球拔出，最好用一只干净纸杯先固定异物，然后将无菌的敷料卷围住，再用绷带包扎（图 5-40）。

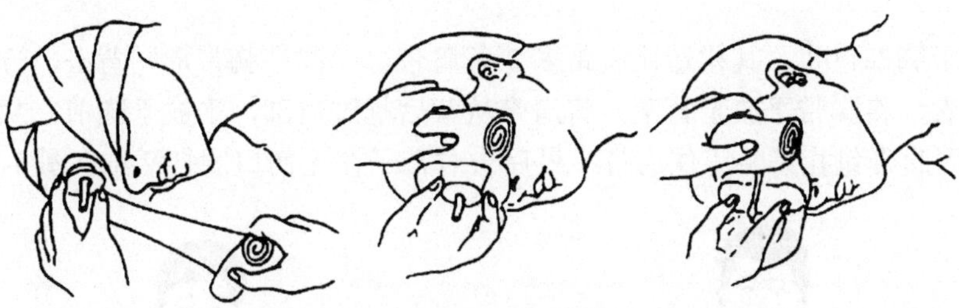

图 5-40　异物插入眼球包扎法

(5) 异物插入体内的包扎法：刺入体内的刀或其他异物，不能立即拔除，以免引起大出血。应用大块敷料支撑异物，然后用绷带固定敷料以控制出血。在转运途中需要小心保护，并避免移动。

(三) 多头带包扎法

多头带也叫多尾带，常用的有四头带、腹带、胸带、丁字带等。多头带用于不规则部位的包扎，如下颌、鼻、肘、膝、会阴、肛门、乳房、胸腹部等处。

1. 四头带

四头带是多头带中最方便的一种，制作简单，用一长方形布，剪开两端，大小按需要剪裁，四头带用于下颌、额、眼、枕、肘、膝、足跟等部位的包扎（图 5-41）。

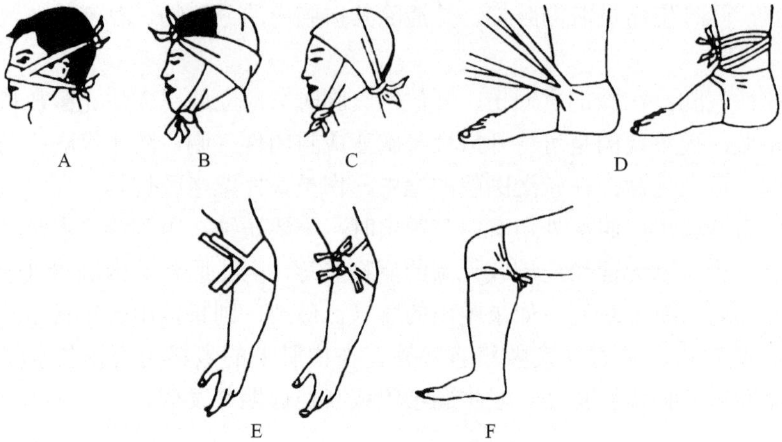

图 5-41　四头带包扎法

A—鼻部；B—头枕部；C—头顶部；D—足跟部；E—肘部；F—膝关节

2. 腹带

腹带用于腹部包扎。一次性腹带由布、松紧带及尼龙搭扣制成，使用方便，可用于各种腹部伤口。伤员平卧，松开腰带，将衣、裤解开并暴露腹部，腹带放于腰部，下缘应在髋上。将腹带右边最上边带子拉平覆盖腹部，拉至对侧中线，将该带子剩余部分反折压在左边最上边带下，注意松紧度适宜。将左边最上面带子拉平覆盖着上边带子的 1/2 ～ 2/3，并将该带子剩余部分反折。依次包扎各条带子，最后一对带子在无伤口侧打成活结。下腹部伤口应由下向上包扎（图 5-42）。

3. 胸带

胸带用于胸部包扎，其构造比腹带多 2 条肩带。一次性胸带形同背心，方便适用。平卧，脱去上衣，将胸带平放于背下；将肩带从背后越过肩部，平放于胸前；从上向下包扎每对带子（同腹带包扎）并压住肩带；最后一对带子在无伤口侧打活结（图 5-43）。

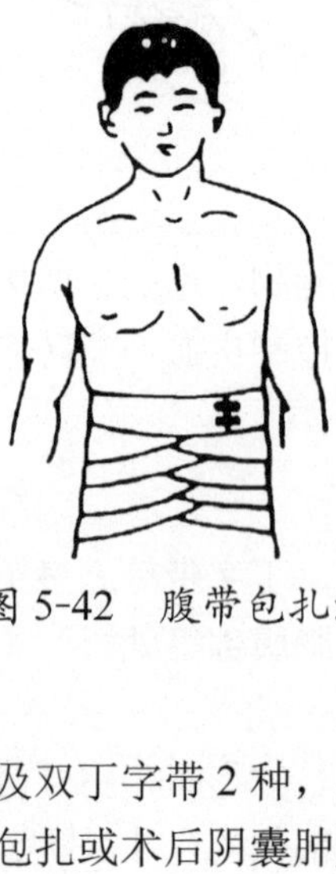

图 5-42　腹带包扎法

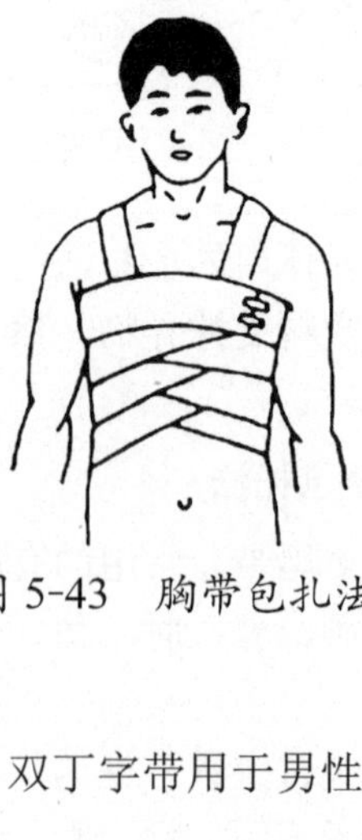

图 5-43　胸带包扎法

4. 丁字带

有单丁字带及双丁字带 2 种，单丁字带用于女性，双丁字带用于男性。丁字带用于肛门、会阴部伤口包扎或术后阴囊肿胀等（图 5-44）。

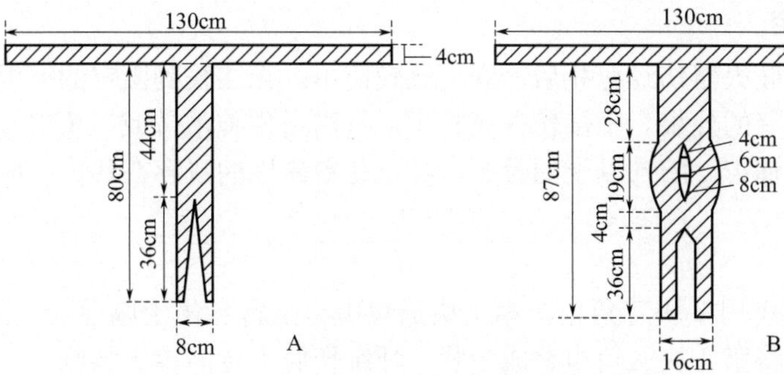

图 5-44　丁字带示意图

A—女用；B—男用

四、骨折固定

固定的目的是减少疼痛，防止再损伤。固定的适应证：①四肢骨折：四肢长骨骨折，特别是股骨、胫腓骨、肱骨、尺桡骨骨折；②脊柱骨折；③四肢广泛软组织创伤。

（一）常用的固定器材

1. 连、营急救

连队卫生员不可能随身携带足够数量的预制夹板，使每一伤员从开始就得到完善的固定，而只能在逐级后送中，加以补充、纠正，逐步完善。

战地伤肢固定多为简便材料，就地取材，例如树枝、竹板、木杆、弹药箱板、纸板等，也可以使用枪支或健肢来固定伤肢，以达到稳定四肢骨折的作用。

当伤员送到营救护所时，则要纠正和补充火线撤下伤员的包扎和固定。有更多的机会使用配备的轻便器材，如三合板、短木夹板、铁丝夹板等（部队在战时用的铁丝夹板有统一的规格，如 7cm×100cm，10cm×100cm，15cm×100cm 等数种，用时比较方便）。

目前研制的塑料夹板，可在 60℃ 热水中软化，在伤肢外塑形后包扎，冷时即有固定作用，可反复使用。充气夹板若能配备，也可应用。

2. 团、师救护所急救

尽可能使用定型（标准）的预制夹板，因为这些伤员常常在检伤或初期外科处理包扎后，还需要在短时间内继续后送，一般不作治疗性固定，其主要目的是便于输送，输送途中可减少伤员痛苦。骨折部虽不要求做到牵引复位，但应尽可能将肢体牵拉正直，固定范围应超过骨折处上下相邻的两个关节。对还没有经过清创的肢体，在包扎伤口后，将夹板加在衣裤外面。如已脱去衣裤或经过清创处理的伤肢，则应在骨隆突处垫些棉花、衣服、毛巾等，以防止夹板擦伤、压伤皮肤和压迫浅表神经。包扎的绷带或三角巾要松紧适度，伤肢末端（指尖、趾尖）要能露出，以便观察血运，同时留意有无异常感觉。输送固定都应便于随时拆开检查伤部，或借助 X 线透视查看骨折错位的情况，为了担架在上汽车、火车时不致因保持功能位姿势而占据较大空间，肢体的姿势不需要追求功能位而进行过多外展。

当伤员送达确定性治疗医院（例如骨专科医院）经处理（包括外科处理、牵引、整复等）后，才实行确定性治疗固定。

（二）上肢伤的固定

在火线上，单纯上肢火器伤经包扎后，固定比较简单。无法找到固定的夹板时，利用自体固定亦可取得相当好的效果。手部伤在包扎后，只需用颈腕吊带或三角巾即能使伤肢得到休息，减少伤员的痛苦。腕部以上的骨折，经常是粉碎性的或存在移位，应在充分固定之后，才宜后送。

1. 三角巾固定法

除一般方法外，也可用 2 块三角巾，第 1 块三角巾将上臂悬吊于胸前，于颈后打结，即可托起上肢的重量，将第 2 块三角巾叠成带状，环绕伤肢上臂固定于胸侧。

用绷带根据同样原则包扎也可取得一样效果。

在缺乏包扎材料时，也可用伤员自己穿的衣服固定包扎（图 5-45）。

2. 夹板固定法

上肢火器骨折用三合板或木板固定输送，一般效果较好。对肘上和肱骨上 1/3 骨折，最好要用直角形木制夹板，以控制骨折上下端间的互相旋转作用。

3. 铁丝夹板固定法

铁丝夹板携带较方便，又可按需要任意弯曲以适合各部体型，固定上肢腕、肘、肩部都适宜。通常上肢用 7cm×100cm 的铁丝夹板，先铺上厚约 1cm 的棉花，用绷带包好，固定可自掌指关节起，绕过肘部，使腕背伸 30°，肘屈 90°，经上臂后外侧从肩峰再折弯（约 70°）稍扭转向对侧肩背部，使整个铁丝夹板贴合身体。再于铁丝夹板末端扎上两段绷带，一段经健侧胸前，另一段从健侧肩后绕向前，前后两段绷带再相合缚于伤肢腕掌关节部的铁丝夹板下端。最后再按自体固定法用一条三角巾固定于躯干上，这样的固定效果很结实，输送时坐车也方便（图 5-46）。

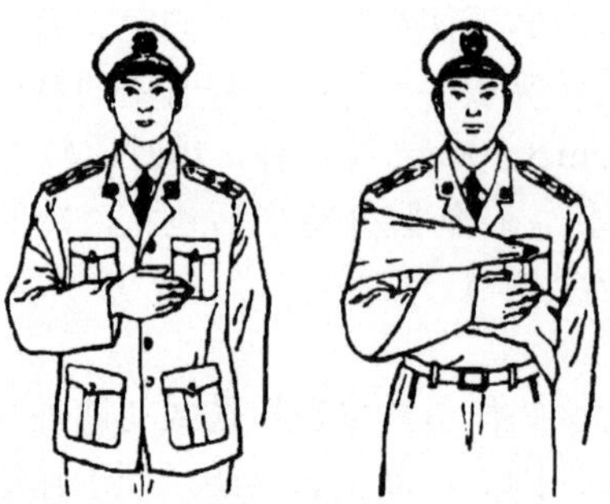

图 5-45　上肢伤用军装上衣固定法

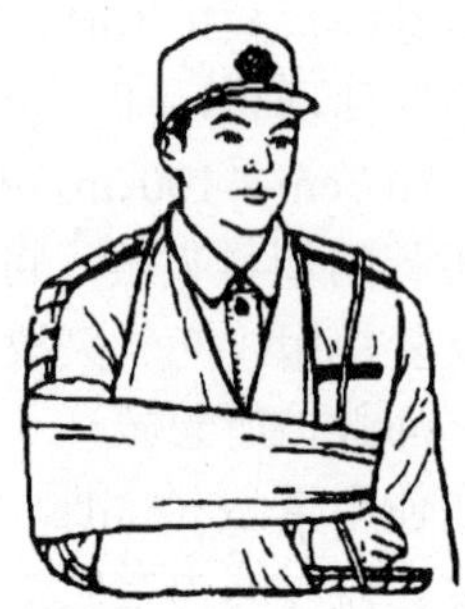

图 5-46　上肢伤用铁丝夹板固定法

4. 上肢充气夹板固定法

一般是屈肘 90° 固定，是一种用塑料薄膜制成、充气后成型制动的夹板。先将患肢伤口包扎好，套上充气夹板，用口吹气后即可，不可太紧，手背能自由运动即可。

5. 胸肱石膏固定法

清创后还要后送的伤员可以应用。其优点是冬季穿棉衣较方便，坐车也不太受限制。包扎时应注意将手指露在石膏外以便观察（图 5-47）。

（三）下肢伤的固定

下肢伤除足部伤和单纯腓骨骨折等常能自己包扎外，大多需他人救护包扎。下肢伤的固定较上肢伤更为重要，搬运伤员也更复杂困难，需用担架输送，且下肢伤休克的发生率较上肢伤高得多，输送任务更为繁重，各救治站可酌情选择以下的固定方式。

1. 自体固定法

自体固定法即将伤肢固定于健肢上，固定时先将伤肢牵拉正直，用棉垫或毛巾等将两膝及骨隆突处保护好（隔开），以免相互摩擦压迫。在阵地上抢救无须脱去鞋袜和长裤，用绷带或三角巾数条将两下肢捆扎在一起即可（图 5-48）。这种应急的急救措施，虽也有某些固定作用，但因膝关节容易弯曲，又处于不自然的姿势，伤员难以耐受较长时间。所以当送达营救护所时，最好换用其他方法固定后再继续后送。

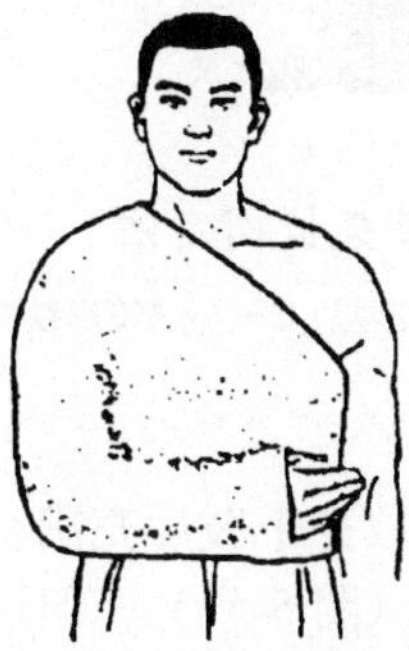

图 5-47　胸肱石膏固定法

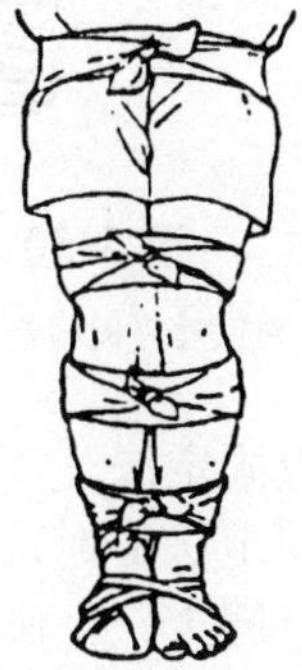

图 5-48　下肢伤自体固定法

2. 简便夹板固定法

简便夹板固定法是利用足够长度的弹药箱木板、扁担、竹板等作临时固定，因其有足够的长度，固定上下关节的能力比用几块短而小的夹板要结实些。

胫、腓骨骨折的固定范围一定要超越膝、踝关节，股骨骨折则应下达踝关节，上端要超过髂部至腰或腋部，才能真正防止因车辆颠簸所引起的疼痛和移位。同样，在固定时应先将肢体牵拉正直。因此，如果有足够的材料，最好下肢内外侧各置一块长夹板固定（图 5-49）。

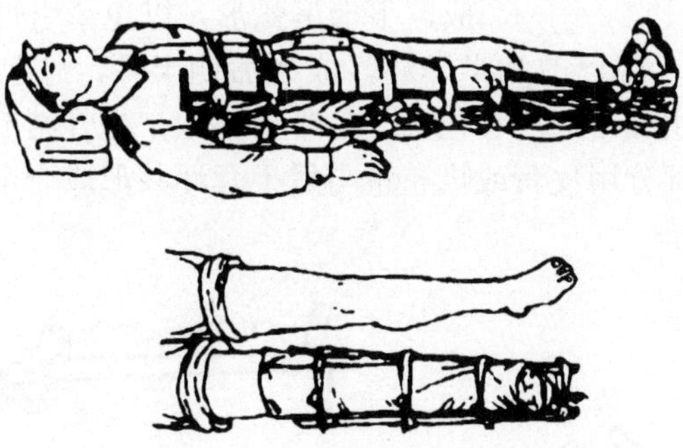

图 5-49　下肢伤简易夹板固定法

3. 铁丝夹板固定法

对小腿、大腿或髋部用铁丝夹板固定时，因下肢肌肉丰富，体积大而重，单一的铁丝夹板强度不够，应该同时用几块组合起来应用。如果铁丝夹板长度不够，可以连接起来。先用棉花、棉垫或毛巾等将夹板适当垫平，保护好髋、膝、踝、跟等骨突出部位。小腿部用铁丝夹板作输送固定，通常有以下 3 种方法：①小腿后侧单铁丝夹板固定法；②小腿双铁丝夹板固定法；③小腿箱形铁丝夹板固定法（图 5-50）。大腿一般用箱形铁丝夹板固定法，向上延长到腰部。

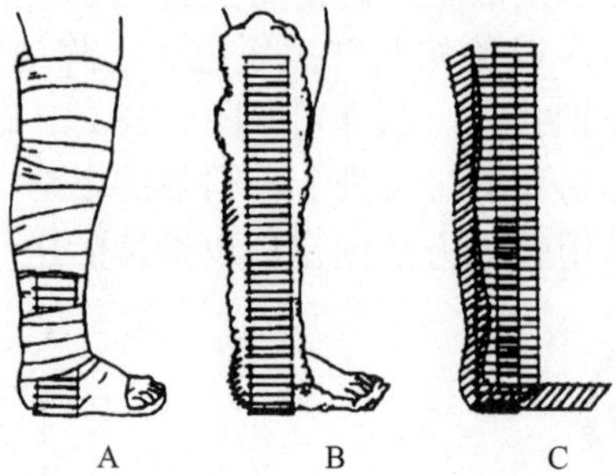

图 5-50　下肢（小腿部）铁丝夹板固定法

A—小腿后侧单铁丝夹板固定法；B—小腿双铁丝夹板固定法；C—小腿箱形铁丝夹板固定法

4. 下肢充气夹板固定法

下肢充气夹板固定法是制式的塑料薄膜夹板，安放在下肢后充满空气，可以对下肢形成贴合支撑，不但有固定、止血作用，而且操作快速（图 5-51）。但近来有报道，由于压迫体积过大，在固定时间稍久后，突然放去空气，大量组织在缺血期间产生的代谢物质被吸收，形成止血带休克，故不能太紧，应使脚趾自始至终能自由活动。

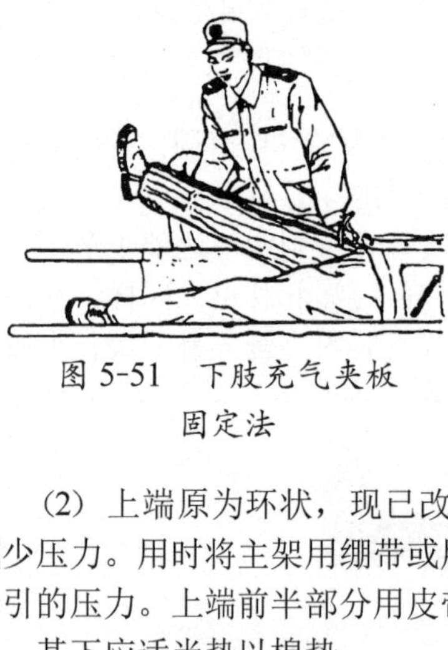

图 5-51　下肢充气夹板固定法

5. 托马（Thomas）夹板固定法

这是经过长期大量实践，结构较简单的一种定型下肢伤牵引固定输送工具，适用于下肢长管状骨骨折（图 5-52）。托马夹板的结构和用法如下。

(1) 主架由一根长约 1.2m、直径 1cm 的钢条弯成，下端呈弧形，以免牵引带滑脱。

(2) 上端原为环状，现已改为半套环，成为后侧半环，外包软皮套或泡沫海绵，以减少压力。用时将主架用绷带或用布包好，将半套环顶在坐骨结节和会阴部，以分散对抗牵引的压力。上端前半部分用皮带或帆布带与后半套环共形成一个套环，用时扎在大腿根上，其下应适当垫以棉垫。

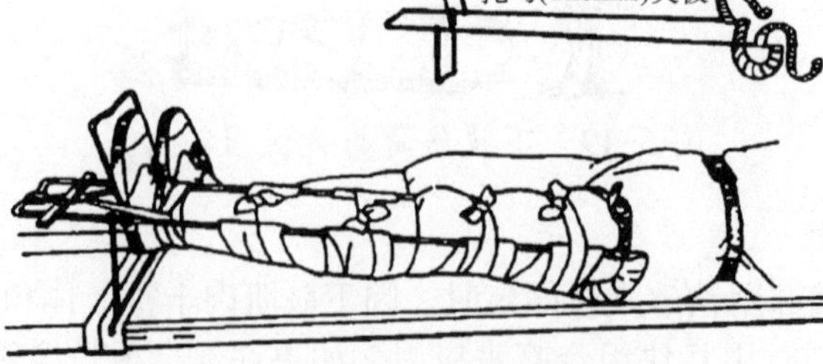

图 5-52　下肢伤托马夹板固定法

(3) 足托铁条架，共 2 个，一作足托，一作支架。用时先将铁丝架与足部和踝部用绷带固定于足托，或于踝部、足背上垫棉垫，用绷带缚好，然后牵引，如穿皮鞋时可用钳形牵引钩勾住鞋跟部进行牵引，其远端用绳子或绷带牵引固定。但此牵引法不能使用过久，牵引力不能太大，以免压迫足背或踝部，引起坏死。到一线医院后可换成小腿胶布牵引或跟骨史氏钉牵引。

托马夹板和伤肢可以一起用几层石膏绷带加固，输送下肢伤伤员时最为稳妥。

(四) 头颈部伤的固定

头部伤不一定都需外固定，如有些伤员需要输送固定时，可用铁丝夹板固定，方法如下：用 2 块铁丝夹板，第 1 块弯成环状，稍大于头部作为颈部的支持，在第 2 块长度 1/3 处与第 1 块交叉成“十”字形，第 2 块包在胸部作为在脊柱与头部的固定，这两块铁丝夹板上都要垫上 1 ～ 2cm 厚的棉花或棉垫，用绷带缠绕固定后将第 1 块套在头部，第 2 块中段要弯曲，以契合颈和脊柱的自然姿势，并用绷带将伤员的颈及肩部分别固定在铁丝夹板上，头部仍容许在铁丝夹板环中做适当转动，以防呕吐、误吸或窒息（图 5-53）。

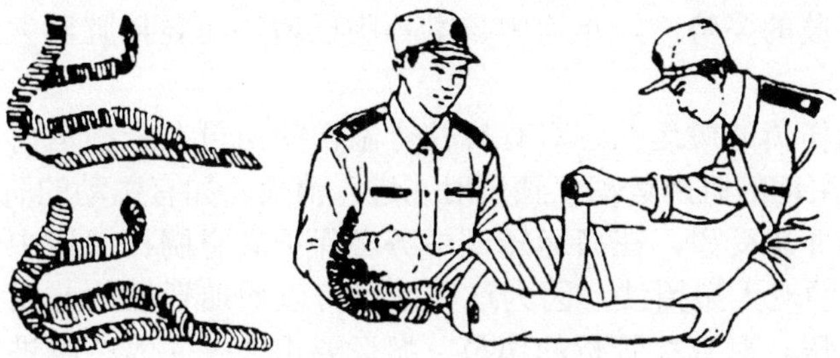

图 5-53 头颈部骨折固定法

五、搬运和后送

搬运和后送是火线抢救中的重要步骤。搬运是将伤员从负伤阵地搬至隐蔽地，避免再次受伤；后送是将伤员从连队送至各级救护所和医院。

(一) 搬运

火线搬运方法主要为徒手搬运，并根据不同的伤情，采用不同的方法。

1. 单人搬运法

(1) 侧身匍匐搬运法：根据伤员受伤的部位，应用左侧或右侧的匍匐法。搬运伤员时，使伤部向上，将伤员的腰部放在搬运者的大腿上，并将伤员的躯干紧靠在胸前，使伤员的头部和上肢不与地面接触。

(2) 牵拖法：将伤员放在油布或雨衣上，将两个对角或双袖结扎，以固定伤员的身体，然后用绳索与近侧的一角连接，搬运者肩负绳索匍匐前进。

(3) 单人背、抱法：背伤员时，应将其上肢放在搬运者的胸前；抱伤员时，搬运者一手抱扶腰部，一手托扶大腿中部。头部伤伤员神志清楚，可采用这些方法。山地作战此种方式最适宜，但应根据伤情应用。

2. 双人搬运法

坐椅式或双手交叉式搬运法：多用于头部伤而无颅脑损伤的伤员，后种方法不能持久，只作为暂时撤离火线时采用的方式（图 5-54）。

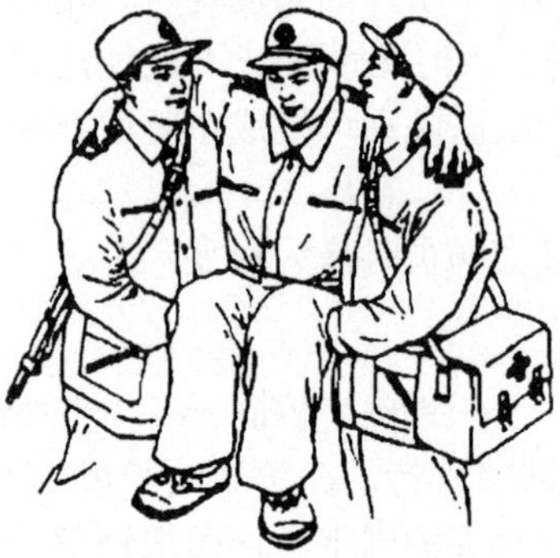

图 5-54　坐椅式搬运法

3. 不同部位战创伤的搬运法

在高原火线抢救伤员时，要密切注意伤员受伤的部位及伤情，以便在搬运时将伤员置于适当的体位，避免加重伤情或发生危险。

（1）颅脑伤员的搬运法：使伤员在半俯卧位或侧卧位，易于保持呼吸道的通畅。将暴露的脑组织加以保护，并用衣物将伤员头部垫好，防止震动。

（2）开放气胸伤员的搬运法：搬运已封闭的气胸伤员时，需使伤员采取半坐位，以坐椅式双人搬运法，或单人抱扶搬运法、平卧，伤侧向下搬运法为宜。

（3）搬抬式搬运法：对脊柱伤或腹部伤员不宜采用。

（4）腹部伤员的搬运法：严重的腹部损伤，腹腔脏器可从伤口中脱出，应用腰带做成略大于脱出脏器的围环，保护脏器，或用大小合适的军用碗加以保护。在搬运时，需使伤员取仰卧屈曲下肢的姿势，防止途中咳嗽等腹压增加而导致脏器大量脱出，并用木板抬运。

（5）脊柱脊髓伤员的搬运法：对有脊柱脊髓伤的伤员在未搬运前要做一次简易的体检，包括下肢有无主动的肌肉运动，膝反射亢进、消失。如有主动的肌肉运动和膝反射正常者，则证明脊髓并未受累，在搬运转送中务必保护其脊髓在搬运中不得受损。禁止一人抱胸、一人搬腿的双人搬抬法，因为这样搬运可以增加脊柱的前屈，使脊柱骨进一步压缩而加重脊髓受压。对脊柱骨折的伤员，搬运要由 2 ～ 4 人一组进行工作，将伤员的身体放在平直位置，用均衡的力量抬起、滚动或放下伤员（图 5-55）。如只有一人搬运，则应将伤员的躯干部同时滚动，俯卧在担架上进行输送，以利于呼吸，呕吐后不致误吸。如仰卧在担架上，则应在脊柱骨折部位加一小枕垫，以减少前屈位置，使脊柱呈过度后伸位（图 5-56）。

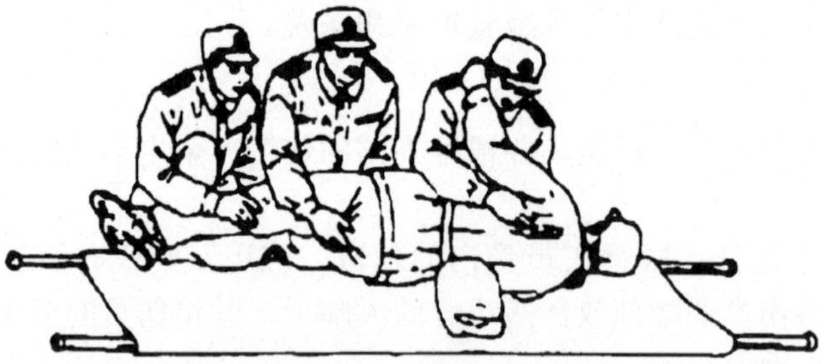

图 5-55　脊柱伤的搬运法

① 颈部脊柱脊髓伤的搬运法和固定法。应由 2 ～ 4 人同时搬运，有一人稳定头部并加以牵引，而其他助手协调将伤员平直抬到担架上或“滚”到担架上（图 5-57），颈下应放置小枕，头部左右两侧用软枕或沙枕固定，要避免做摇头动作。

② 胸、腰部脊柱伤的搬运法和固定法。应由 3 ～ 4 人搬运，可蹲在伤员的一侧，或有一人在伤员的另一侧，专门保护胸、腰部的损伤部分。一人托住肩胛部，一人扶住腰部

和臀部，另一人扶住伸直而并拢的两个下肢，同时行动把伤员“滚”到（或抬到）硬质担架床上，如用仰卧位输送，则在胸、腰部垫一个高约10cm的小垫，以保持腰部的过伸位。在输送中要注明禁止扶伤员坐起或自行翻转身体，以免脊柱受伤。

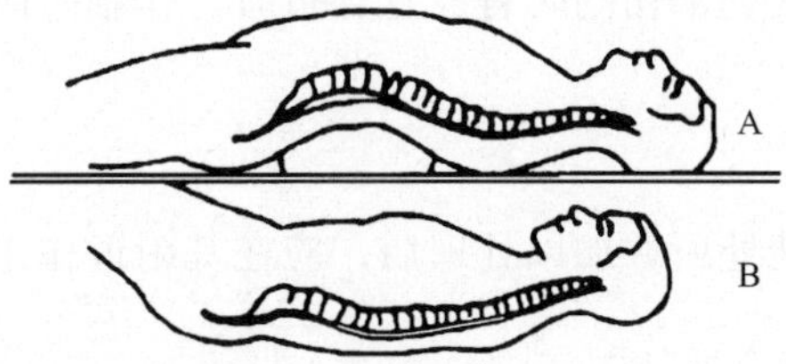

图 5-56　搬运仰卧位脊柱骨折伤员的正确方法与错误方法

A—正确方法；B—错误方法

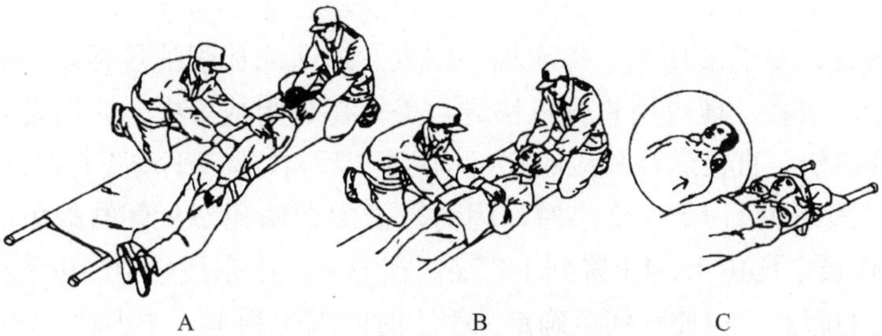

图 5-57　颈部骨折双人搬运法

A—头部施加牵引力，身体缓缓地滚到担架上；B—调整体位时，头部仍应保持牵引力；

C—头部两侧用软枕固定，不可摇动头部，颈下应放小枕

③ 铝合金制片式担架搬运法。由铝合金制成的担架，系由金属框和若干铝合金片（宽57cm）组成，可以分批运到现场，临时安装。伤员可以在受伤的原地保持原姿势不动，将担架框罩在身旁，将铝合金片沿地面插到身体之下，然后将两端钩在担架框上的小钩上，可用铝合金片上的四个孔调节松紧（图 5-58）。在各片都安插完毕后，就可以将伤员按原来卧地的位置，抬到医疗单位，通过 X 线片，证明无脊柱损伤后，即可做相应的治疗。这种担架可以免去伤员的滚动或抬到担架上去而发生的危险。

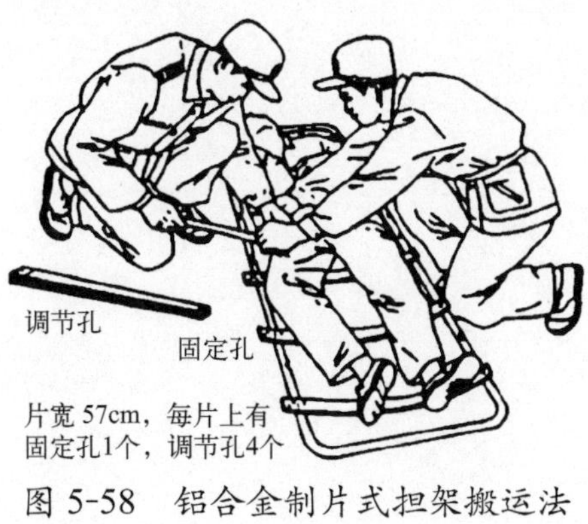

图 5-58　铝合金制片式担架搬运法

（6）骨盆伤的搬运法：使伤员仰卧在门板或担架上，双膝下垫以衣物使髋部屈曲，以减少骨盆骨折的疼痛。

（7）四肢伤的搬运法：上肢伤员多数可以步行离开火线，但下肢伤员则需背、抱或双人抬运才能离开火线。大腿部伤同时有股骨骨折时，作临时固定后，用门板或硬质担架抬送。

（二）战地前接与后送

凡重伤伤员搬运到隐蔽处所并加以处理后，应在其附近作出明显标记，以便后续救护人员容易寻找，迅速后送。

战地后送的工具，多用担架或门板。每副担架一般由 4 人抬行，在山地或丛林地带，有时需 6 ～ 8 人才能担负抬行工作。由于许多路段山高谷深，担架无法进行，有的伤员必须背行。伤员集中点如谷地多雨潮湿，有毒蛇、蚂蚁、蚊虫、蚂蟥，应防止伤员意外受伤。

在山高林密处，易遗漏伤员，每次战斗结束，连队应加强战场搜索，对高原防御战火线抢救，应快抢、快救，现可用直升机快送。美军在越南战争中，应用直升机实施阵地救护，并立即根据病情，直接送往相应医疗机构进行专科救治。平均飞行时间 35 分钟，使负伤至确定手术时间缩短到 1.5 ～ 2 小时，因而被击中者病死率从朝鲜战争的 26.3% 下降到 19.3%，阵亡与伤员之比由 1∶4.1 降到 1∶5.6。在第 4 次中东战争中，以色列军队以营或旅作为指定性后送的起点，也使负伤至确定性手术时间缩短到 1 ～ 4 小时，病死率仅为 1.3%。

第六章　危重急症的护理

第一节　颅内压增高的护理

颅内压增高是指因各种原因使颅腔的容积缩减或颅腔内容物的体积或量增加，超过颅腔可代偿的容量，导致颅内压持续超过2.0kPa，并出现头痛、呕吐、视盘水肿等临床表现的一种临床病理综合征。持续颅内压增高可导致脑血流减少，造成脑缺血甚至脑死亡，或致脑移位和脑疝，危及患者生命。

一、护理评估

（一）临床表现

颅内压增高患者最典型的临床表现是头痛、呕吐、视盘水肿，合称颅内压增高的“三主征”。颅内压增高的“三主征”各自出现的时间并不一致，可以其中一项为首发症状。

1. 头痛

头痛是最常见、最主要的症状。因增高的颅内压使脑膜血管和神经受牵拉和刺激所致。头痛时间晨晚较重，头痛部位以额颞部多见，可从颈枕部向前方放射至眼眶。头痛性质以胀痛和撕裂样痛多见。随颅内压的持续增高而进行性加重，在用力、弯腰、低头活动、咳嗽、打喷嚏时加重。

2. 呕吐

因迷走神经受刺激所致，头痛剧烈时可伴有恶心、呕吐，多呈喷射状。虽与进食无直接关系，但常见于餐后，呕吐后头痛可缓解。

3. 视盘水肿

视盘水肿是颅内压增高重要的客观体征之一。因视神经受压、眼底静脉回流受阻所致。表现为视盘充血、水肿、边缘模糊不清，中央凹变浅或消失，视盘隆起，视网膜静脉曲张，严重者视盘周围可见火焰状出血。若视盘水肿长期存在，则视盘颜色苍白，继而视力下降、视野向心缩小，出现视神经继发性萎缩。严重者视力恢复困难，甚至失明。

4. 意识障碍

急性颅内压增高患者意识障碍呈进行性发展；慢性者则表现为神志淡漠、反应迟钝或时轻时重。

5. 生命体征紊乱

早期代偿时，表现为血压增高（尤其是收缩压增高，脉压增大），脉搏慢而有力，呼吸深慢，即“二慢一高”；后期失代偿时，血压下降，脉搏细快，呼吸浅快不规则，甚至呼吸停止，终因呼吸、循环衰竭而死亡。此种生命体征的变化称为库欣反应。

6. 脑疝

脑疝是颅内压增高的严重并发症，指当颅腔某分腔有占位性病变时，脑组织从高压力区向低压力区移位，被挤压到小脑幕裂孔、大脑镰下间隙、枕骨大孔等生理性或病理性孔道或间隙中，脑组织、血管、神经等重要结构受压或移位，从而出现一系列严重临床症状和体征。

根据移位的脑组织及其通过的间隙和孔道，可将脑疝分为小脑幕切迹疝（颞叶钩回疝）枕骨大孔疝（小脑扁桃体疝）、大脑镰下疝等几种类型。

（1）小脑幕切迹疝：又称颞叶钩回疝，是幕上占位性病变引起颅内压增高，使颞叶海马回、钩回挤入小脑幕裂孔下方。主要表现如下。①颅内压增高的症状进行性加重。剧烈头痛，与进食无关的频繁呕吐，伴烦躁不安，视盘水肿可有可无。②意识改变。意识障碍进行性加重，随脑疝进展出现嗜睡、浅昏迷至深昏迷。③瞳孔变化。患侧初期动眼神经受刺激导致瞳孔缩小，对光反射迟钝，后期随病情进展动眼神经麻痹，患侧瞳孔逐渐扩大，直接或间接对光反射消失，伴有患侧上睑下垂、眼球外斜。④肢体运动障碍。病变对侧肢体肌力减弱或麻痹，随病情发展可出现双侧自主活动减少或消失，严重者可出现去大脑强直发作。⑤生命体征紊乱。心率减慢或不规则，血压忽高忽低，呼吸深慢，大汗淋漓或无汗，体温可高达41℃或体温不升，最后呼吸循环衰竭而致血压下降，呼吸心搏停止。

（2）枕骨大孔疝：是在颅内压不断增高时，小脑扁桃体及延髓经枕骨大孔向椎管内移位，故又称小脑扁桃体疝。由于颅后窝容积小，对颅内压代偿能力小，病情变化快。表现如下。①剧烈头痛和频繁呕吐。②颈项强直、强迫头位。③生命体征改变迅速，意识障碍和瞳孔改变出现较晚。由于延髓直接受压，患者可突发呼吸骤停，心搏停止而死亡。

7. 其他

小儿可有头颅增大，头皮静脉怒张、囟门饱满、颅缝增宽。成人可出现阵发性黑矇、头晕、猝倒，因一侧或双侧展神经麻痹可出现复视。

（二）辅助检查

1. 腰椎穿刺

能直接测量颅内压，并可检测脑脊液的生化指标。但对有明显颅内压增高症状和体征者应禁用，因有引起脑疝的危险。

2. 影像学检查

（1）X线检查：对颅骨骨折有重要诊断价值。小儿可见颅缝增宽等征象。

（2）CT扫描、MRI检查：CT扫描快速、准确、无创伤，是诊断颅内占位性病变的首选检查，CT扫描和MRI检查均能较准确地定位诊断并可帮助定性诊断。

（3）脑造影检查：包括数字减影血管造影、脑血管造影、脑室造影等，对于怀疑脑血管畸形或血运丰富的颅脑肿瘤，可提供定位和定性诊断。

（三）与疾病相关的健康史

1. 年龄

婴幼儿颅缝尚未闭合，颅内压增高可致颅缝增宽，可延缓病情发展。老年人因脑萎缩，使颅内可代偿空间增多，病程较长。

2. 相关疾病史

使颅内容物体积或量的增加和颅腔容量缩减的病变，如颅脑外伤、颅内感染、脑水肿、脑占位性病变、高血压、大片凹陷性颅骨骨折、颅脑畸形等疾病史，是颅内压增高的常见原因。呼吸道梗阻、咳嗽、癫痫、便秘等是重要诱发因素。

（四）心理 - 社会状况

剧烈头痛、频繁呕吐等可致患者出现烦躁不安、焦虑等心理反应。患者及家属对疾病的认识、看法以及适应水平，家庭经济状况，以及外界对患者的关心和支持程度，都会影响到患者对疾病的接受程度、治疗效果以及术后的康复。

（五）治疗原则

1. 一般治疗

对于颅内压增高的患者应留院观察，密切观察生命体征变化及意识和瞳孔变化，及时掌握病情发展，有条件可做颅内压监测。不能进食的患者应当补液，注意水、电解质和酸碱平衡。为避免患者用力排便，可用缓泻剂。对昏迷患者及咳痰困难者可行气管切开等。病情稳定后，及时查找病因，进行病因治疗。

2. 病因治疗

病因治疗是最有效的治疗方法，如手术清除颅内血肿、异物，切除颅内占位性病变，脑积水可行脑脊液分流术。颅内压增高导致脑疝，应及时手术，去除病因。

3. 降低颅内压

对病因不明或一时难以解除病因者，针对不同情况，采取不同降颅压措施。

（1）脱水治疗：选用高渗性脱水药（如 20% 甘露醇）与利尿性脱水药（如呋塞米），提高血液的渗透压，使脑组织水分向血液循环内转移，缩小脑体积，起到降低颅内压的作用。

（2）糖皮质激素治疗：糖皮质激素可降低毛细血管通透性，稳定血脑屏障，预防和缓解脑水肿，并通过加速消退水肿和减少脑脊液生成，降低颅内压。

（3）给氧或过度换气：通过增加脑血管氧分压，排出 CO_2。动脉血中 CO_2 分压每下降 1mmHg，脑血流量可递减 2%，从而降低颅内压。

（4）冬眠低温治疗：应用冬眠低温药物配合物理降温方法降低患者体温，以降低脑代谢率，减少脑耗氧量，减少脑血流量，改善细胞膜通透性，增加脑对缺血缺氧的耐受力，有助于防止脑水肿的发生。

（5）脑脊液引流：可在脑脊液监测设备条件下，行脑室穿刺缓慢引流脑脊液，以缓解颅内压增高。目前，腰大池穿刺置管持续引流由于其微创、稳压、闭式、脑脊液引流充分而显示出优越效果。

4. 对症治疗

（1）疼痛者给予镇痛剂，但禁用吗啡和哌替啶，以免抑制呼吸中枢。

（2）呕吐者应禁食和维持水、电解质及酸碱平衡。

（3）高热者进行有效降温，减少脑缺氧。

二、护理诊断

（1）疼痛：与颅内压增高有关。

（2）有体液不足的危险：与频繁呕吐、不能进食和脱水治疗等有关。

（3）潜在并发症：脑疝。

三、护理措施

（一）一般护理

1. 体位

绝对卧床休息，保持病室安静。床头抬高呈 15° ～ 30° 的斜坡位，有利于头部静脉回流，降低颅内压。昏迷者头偏向一侧，以免呕吐物误吸。

2. 给氧

持续或间断给氧，降低脑血流量，降低颅内压。

3. 饮食与补液

控制液体的摄入量。神志清醒者，给予低盐饮食，不能进食者，每日遵医嘱补液量不超过 2000mL，保持 24 小时尿量不少于 600mL 即可。控制输液速度，防止过快而加重脑水肿。注意水、电解质及酸碱平衡。

4. 维持正常体温

中枢性高热以物理降温为主。

5. 其他

加强皮肤护理，预防压疮。定时翻身拍背，防止发生肺部并发症。保持二便通畅，患者有尿潴留、便秘应导尿或协助排便。

（二）病情观察

密切观察患者生命体征变化和意识及瞳孔的变化。观察患者有无肢体活动障碍和癫痫发作，有条件者可行颅内压监测。

1. 意识

意识反映大脑皮质和脑干的功能状态。意识障碍程度的评定，目前主要采用意识状态分级法（表 6-1）和格拉斯哥昏迷量表法（GCS）（表 6-2）。意识状态分级法将意识分为清醒、模糊、浅昏迷、昏迷和深昏迷。GCS 评定患者的睁眼、语言及运动反应，累计得分，最高分为 15 分，最低分为 3 分，8 分以下为昏迷，分数越低，表示意识障碍越严重。

表 6-1　意识状态分级

意识状态	语言刺激反应	痛刺激反应	生理反应	二便自理	配合检查
清醒	灵敏	灵敏	正常	能	能
模糊	迟钝	不灵敏	正常	有时不能	尚能
浅昏迷	无	迟钝	正常	不能	不能
昏迷	无	无防御	减弱	不能	不能
深昏迷	无	无	无	不能	不能

表 6-2　格拉斯哥昏迷量表

睁眼反应	计分	语言反应	计分	运动反应	计分
自动睁眼	4	回答正确	5	服从命令	6
呼唤睁眼	3	回答错误	4	痛觉定位	5
刺痛睁眼	2	含混不清	3	疼痛躲避	4

续表

睁眼反应	计分	语言反应	计分	运动反应	计分
不能睁眼	1	有声无语	2	肢体屈曲	3
		不能发音	1	肢体过伸	2
				无动作	1

2. 瞳孔

正常瞳孔等大，等圆，直径 3 ～ 4mm，直接、间接对光反射正常。颅内压增高导致脑疝，患侧初期瞳孔缩小，对光反射迟钝，后期随病情进展动眼神经麻痹，患侧瞳孔逐渐扩大，直接或间接对光反射消失。

3. 生命体征

观察呼吸的频率和深度，脉搏频率、节律及强度，以及血压和脉压的变化。

4. 肢体功能

病变对侧肢体肌力有无减弱和麻痹，是否存在双侧肢体自主活动消失，有无阳性病理征。

5. 颅内压监测

可动态观察患者颅内压的变化。

（三）避免颅内压突然增高

（1）绝对卧床休息，保持病室安静，避免情绪激动。

（2）保持呼吸道通畅，及时清除分泌物和呕吐物。对意识不清或排痰困难者，配合医师施行气管切开术。

（3）避免剧烈咳嗽和用力排便，以免胸腹压力增高导致颅内压升高。及时治疗呼吸道感染，避免剧烈咳嗽。注重饮食调整，避免便秘发生，已有便秘者，可使用开塞露，禁忌高压灌肠。

（4）及时控制癫痫发作，注意观察有无症状出现，遵医嘱定时、定量给予抗癫痫药物，防止脑缺氧、脑水肿。

（四）脑疝的急救与护理

（1）立即脱水治疗：遵医嘱快速静脉输入 20% 甘露醇和呋塞米。

（2）保持呼吸道通畅，吸氧。准备气管插管盘及呼吸机。

（3）密切观察生命体征、意识、瞳孔变化。

（4）做好紧急手术准备。

（五）脱水治疗的护理

（1）遵医嘱用高渗性和利尿性脱水药。常用 20% 甘露醇 250mL，15 ～ 30 分钟内快速滴完，每 4 ～ 6 小时可重复使用，同时静脉注射利尿剂呋塞米 20 ～ 40mg，可反复使用。

（2）在脱水期间要观察血压、脉搏、尿量变化，注意观察和记录 24 小时出入水量。给药后 1 小时内不大量喝水，记录 24 小时出入量，尤其尿量，注意用药反应及有无血容量不足、水电解质失衡等副作用。

（3）为防止颅内压反跳现象，应遵医嘱定时、反复应用脱水药物，停药前逐渐减量或延长给药间隔。

（六）激素治疗的护理

（1）遵医嘱应用肾上腺皮质激素如地塞米松、氢化可的松等，可预防和缓解脑水肿。

（2）应加强观察和护理，减少激素引起消化道应激性溃疡的机会。

（七）冬眠低温治疗的护理

（1）环境准备：单人房间，室温 18 ～ 20℃ 。

（2）降温方法：遵医嘱给予足量冬眠药物（冬眠Ⅰ号），30 分钟后，机体进入睡眠状态，御寒反应消失后进行物理降温。降低温度以每小时下降 1℃ 为宜，以维持肛温 32 ～ 34℃ 、腋温 31 ～ 33℃ 为宜。

（3）密切观察患者生命体征、意识和瞳孔变化。如果脉搏超过 100 次 / 分，收缩压低于 70mmHg，呼吸变慢或不规则，及时通知医师处理。

（4）饮食：液体输入量不超过 1500mL，鼻饲食物温度要与体温相同。

（5）预防并发症：预防肺及泌尿系感染、低血压、冻疮、压疮、暴露性角膜炎。

（6）复温的护理：冬眠低温治疗时间一般为 3 ～ 5 日。缓慢复温，先停止物理降温，然后停用冬眠药物，注意保暖，为患者加盖被毯，使体温自然回升。必要时使用电热毯，温度应适宜，避免烫伤。

（八）脑脊液引流的护理

1. 脑室引流护理

（1）严格无菌操作，妥善固定，保持引流通畅，活动翻身时防止引流管滑脱，每日更换引流袋。搬运患者和更换引流袋时先夹闭引流管，防止脑脊液反流而引起颅内感染。

（2）维持适当引流速度和量：引流管高于脑室 10 ～ 15cm，每日引流量不超过 500mL。每日引流过多过快可引起颅内压骤然下降，造成危险。可适当抬高或降低引流袋位置，以控制速度和流量。

（3）观察并记录脑脊液性状和量：正常脑脊液无色透明，手术后 1 ～ 2 日可略呈血性，以后变淡。若为混浊毛玻璃状或有絮状物则提示感染，若脑脊液中有较多血液或血色逐渐加深，提示脑室内出血，告知医师及时处理。

（4）拔管：脑室引流时间一般不超过 5 ～ 7 日，拔管前应试行夹闭引流管或抬高引流袋 24 小时，观察有无颅内压增高现象。若患者出现头痛、呕吐等症状，应立即通知医师并打开夹闭的引流管或放低引流袋。拔管后，若切口处有脑脊液流出，应告知医师妥善处理。

2. 持续腰大池引流护理

（1）严密观察病情变化：术后平卧或侧卧，床头抬高 15° ～ 30° ，严密观察意识和生命体征的变化。

（2）妥善固定：将导管沿脊柱侧向头部方向延长固定，从肩侧伸出固定于床旁，输液架上引流管口必须高于腰椎管水平 3 ～ 4cm，引流袋则低于椎管水平。

（3）观察、记录引流液的量、颜色、性状和速度：严格控制引流量，一般 2 ～ 4 滴 / 分，每小时引流量约 12mL，每日引流量 150 ～ 320mL。当患者改变体位时，重新调节引流管口高度，使颅内压维持在正常水平。同脑室引流。

（4）有效引流和预防感染：同脑室引流。但注意保持置管部位的贴膜清洁干燥，每周更换 2 次。出汗较多时，随时更换。如有穿刺点皮肤发红、肿胀或渗漏等异常现象，及时汇报医师并协助处理。

（5）拔管护理：同脑室引流。

（九）对症护理

（1）头痛者遵医嘱使用镇痛剂，但禁用吗啡和哌替啶，以免抑制呼吸中枢。

（2）呕吐者应禁食和维持水、电解质及酸碱平衡。及时清除呕吐物，防止误吸，观察并记录呕吐物的量和性状。

（3）高热者进行有效降温，减少脑缺氧。必要时行冬眠低温治疗，做好相应护理。

（4）对躁动者寻找原因，遵医嘱给予镇静药物，切忌强行约束。

（十）心理护理

及时发现患者的行为和心理异常，查找并去除原因，帮助其消除焦虑和恐惧，鼓励患者接受疾病带来的改变，尽早生活自理。对恢复过程中可能出现的头痛、耳鸣、记忆力下降等给予适当的解释，树立患者信心，使其积极治疗和康复。

（十一）健康教育

（1）介绍疾病相关知识，指导患者及家属学习和掌握康复知识和技能，制订康复计划，循序渐进地进行多方面训练，争取最大程度地恢复生活能力。

（2）颅内压增高患者要防止剧烈咳嗽、便秘、用力等诱发颅内压骤升的因素，避免脑疝的发生。

第二节　颅脑损伤的护理

颅脑损伤多见于自然灾害、交通意外和工矿事故、爆炸、坠落、跌倒等，以及各种锐器和钝器对头颅的伤害。其发生率仅次于四肢损伤，居全身损伤第 2 位，占全身损伤的 15% ～ 20%，因常合并身体其他部位损伤，死亡率和伤残率均居首位。颅脑损伤包括头皮损伤、颅骨骨折和脑损伤，三者可单独存在亦可合并存在。其中脑损伤的程度及处理效果对预后起决定作用。

一、头皮损伤

头皮损伤是最常见的颅脑损伤，系因外力作用使头皮完整性或皮内结构发生改变，包括头皮血肿、头皮裂伤和头皮撕脱伤。单纯头皮损伤一般不难诊断，但需注意有无合并颅骨骨折和脑损伤。

（一）临床表现

（1）头皮血肿：多因钝器伤所致，按血肿的发生部位分为皮下血肿、帽状腱膜下血肿和骨膜下血肿三种类型。

① 皮下血肿。位于皮肤表层和帽状腱膜之间，常见于产伤或碰伤。因受皮下纤维隔限制，血肿体积较小，范围局限，不易扩散，局部张力高，压痛明显，边缘隆起，中央凹陷。

② 帽状腱膜下血肿。位于帽状腱膜和骨膜之间，常因切线暴力所致。帽状腱膜下组织松弛，出血易扩散，可蔓延至全头部，失血量多。头颅增大，肿胀，波动感明显。

③ 骨膜下血肿。位于骨膜和颅骨外板之间，常因颅骨骨折引起。骨膜在骨缝处紧密连接，血肿多以骨缝为界，局限于某一颅骨范围内，张力较高。

(2) 头皮裂伤边缘规则或不规则，伤口大小、深度不一，可有组织缺损，因血管丰富，出血量大，不易自止，可致失血性休克。

(3) 头皮撕脱伤是最严重的头皮损伤，头皮大块缺失，颅骨外露，出血量大，剧烈疼痛和大量失血，常导致失血性休克。

(二) 辅助检查

X 线检查、CT 扫描、MRI 等影像学检查有助于发现有无合并颅骨骨折和颅脑损伤，评估其严重程度。

(三) 与损伤相关的健康史

1. 外伤史

头皮损伤多因钝器伤所致。其中皮下血肿常见于产伤或碰伤，帽状腱膜下血肿常因切线暴力所致，骨膜下血肿常因颅骨骨折引起。锐器或钝器打击均可导致头皮裂伤。头皮撕脱伤可因发辫卷入转动的机器而致大块头皮自帽状腱膜下层连同颅骨骨膜被撕脱。

2. 现场急救情况

了解现场急救情况，用药情况及止血、止痛措施等。

(四) 心理 - 社会状况

头皮损伤患者因疼痛、出血量大，常常引起焦虑和恐惧。要及时了解患者的情绪变化及其对疾病的认知程度。

(五) 治疗原则

1. 头皮血肿

较小的头皮血肿无需特殊处理，1 ～ 2 周可自行吸收。伤后给予加压冷敷以减少出血和疼痛，24 小时后改用热敷以促进血肿吸收。切忌用力揉搓，血肿较大需在无菌操作下穿刺并加压包扎。

2. 头皮裂伤

现场加压包扎止血，及早进行清创缝合术。由于头皮血供丰富，即使伤后逾时 24 小时，只要没有明显的感染征象，仍可进行彻底清创一期缝合，同时常规使用抗生素预防感染，并注射破伤风抗毒素。

3. 头皮撕脱伤

紧急加压包扎，严格清创后尽早行头皮再植，严格无菌操作规程，常规使用抗生素预防感染，给予止痛剂镇痛。及时止血和补充血容量，防治休克。

(六) 护理诊断

(1) 焦虑 / 恐惧：与头皮损伤及出血有关。

(2) 皮肤完整性受损：与头皮损伤有关。

(3) 潜在并发症：感染。

(七) 护理措施

1. 病情观察

(1) 密切观察患者生命体征、瞳孔和神志变化及尿量情况。

（2）注意有无休克和颅骨损伤及脑损伤的发生。

2. 伤口护理

（1）保持敷料整洁和干燥，保持引流通畅。

（2）注意创面有无渗血以及皮瓣坏死和感染情况。

3. 预防感染

（1）严格无菌操作规程，密切观察有无全身和局部感染表现。

（2）遵医嘱应用抗生素和破伤风抗毒素。

4. 心理护理

给予精神和心理上的支持，鼓励患者，消除患者紧张、恐惧的心理，必要时给予镇静剂和镇痛剂。对合并脑损伤者禁用吗啡类药物。

二、颅骨骨折

颅骨是类似球形的骨壳，容纳和保护颅腔内容物。颅骨可分为颅盖和颅底两部分。颅骨骨折是指颅骨受暴力作用致其结构破坏，常合并脑损伤。按骨折部位分为颅盖骨折和颅底骨折两种；按骨折与外界是否相通分为开放性骨折和闭合性骨折两种；按骨折形态分为线性骨折和凹陷性骨折两种。颅骨损伤是直接暴力或间接暴力作用于颅骨所致。暴力作用的方向、速度和着力面积等致伤因素对颅骨骨折影响较大。

（一）临床表现

1. 颅盖骨折

（1）线性骨折：局部压痛、肿胀，可伴有头皮损伤等。确诊主要依靠 X 线检查和 CT 扫描，应警惕合并脑损伤和颅内血肿。

（2）凹陷性骨折：局部可扪及颅骨凹陷，若骨折位于脑重要功能区，可出现偏瘫、失语、癫痫等神经系统定位病症。

2. 颅底骨折

常为线性骨折，多因间接暴力作用于颅底所致。颅底硬脑膜与颅骨贴合紧密，颅底骨折易撕裂硬脑膜，出现脑脊液外漏，成为开放性骨折。依骨折部位分为颅前窝、颅中窝和颅后窝骨折三种。骨折部位不同，临床表现各异（表 6-3），主要表现为脑脊液漏、皮下或黏膜下瘀斑和脑神经损伤。

表 6-3　颅底骨折的临床表现

骨折部位	脑脊液漏	瘀斑位置	可能累及的脑神经及相应症状
颅前窝	鼻漏	眶周（眶周色素沉着）、球结膜下（眼睑闭合不全）	嗅神经 - 嗅觉障碍 视神经 - 视觉减退或失明
颅中窝	鼻漏和耳漏	乳突区	面神经 - 周围性面瘫 听神经 - 耳鸣，听力障碍
颅后窝	无	乳突区、咽后壁、枕下部	偶有第Ⅸ、第Ⅹ、第Ⅺ、第Ⅻ对脑神经损伤 - 味觉及感觉功能障碍

（二）辅助检查

1. X 线检查

颅盖骨折时，X 线检查可帮助了解有无骨折碎片陷入及陷入的深度和有无合并脑损伤。对颅底骨折的诊断意义不大。

2. CT 扫描

可确定有无骨折，并有助于脑损伤的诊断。

（三）与损伤相关的健康史

1. 外伤史

暴力作用的方向、速度和着力面积等致伤因素对颅骨骨折影响较大。一般说来，打击面积小，颅骨多以局部形变为主，如果受力面积大，则会引起颅骨整体变形，常伴发广泛脑损伤。若暴力作用点面积较小而速度较缓，多引起通过着力点的线状骨折；若作用面积小而速度快，常形成洞形骨折，骨片陷入颅腔；若作用点面积大而速度较缓，可致粉碎性骨折或多发线性骨折；若打击面积大而速度快，多引起局部粉碎凹陷性骨折。

2. 现场急救情况

了解现场急救情况、用药情况及止血、止痛措施。需注意有无脑损伤和其他合并伤的存在。

（四）心理 - 社会状况

颅骨骨折患者往往是遭受暴力后骨折，部分患者还可并发脑神经损伤、脑脊液漏等，因此常担心损伤会影响脑部功能，或骨折后头颅外形改变无法恢复等。

（五）治疗原则

1. 颅盖骨折

（1）单纯线性骨折：一般不需特殊处理，卧床休息，行止痛、镇静等对症治疗，注意观察有无继发性病变的发生。

（2）凹陷性骨折：凹陷不深、范围不大者可观察。若凹陷骨折位于脑重要功能区，有脑受压症状或颅内压增高表现，凹陷深度＞ 1cm，直径＞ 5cm，应手术复位或摘除碎骨片。

2. 颅底骨折

重点是注意有无脑损伤和处理脑脊液漏及脑神经等合并伤。出现脑脊液漏应使用破伤风抗毒素（TAT）和抗生素预防感染。脑脊液漏多在 1 ～ 2 周内自行愈合，超过 1 个月应手术修补硬脑膜，若骨折片或血肿压迫脑神经应尽早手术减压。

（六）护理诊断

（1）疼痛：与损伤和颅内压增高有关。

（2）焦虑 / 恐惧：与颅脑损伤的诊断和担心预后有关。

（3）有感染的危险：与脑脊液外漏有关。

（4）潜在并发症：颅内压增高，颅内出血等。

（七）护理措施

1. 病情观察

（1）密切观察患者生命体征、意识和瞳孔变化，颅内压增高症状和肢体活动等情况，有无体温升高、脑膜刺激征等颅内感染征象，及时发现和处理。

(2) 明确有无脑脊液漏。患者鼻腔、耳道流出淡红色液体，可疑为脑脊液漏。为鉴别脑脊液漏和血性渗液，可将血性液滴在滤纸上，若血迹周围有淡红色月晕样浸渍圈，则为脑脊液漏。脑脊液中含糖，而鼻腔分泌物中不含糖，用尿糖试纸测定可区别脑脊液和鼻腔分泌物。观察和记录脑脊液量。

2. 脑脊液漏的护理

(1) 绝对卧床休息，取头高位，头部抬高 15°～30°，以利漏口封闭。

(2) 保持外耳道、鼻腔和口腔清洁。及时清除外耳道、鼻腔的血迹和污垢，以防逆行感染。

(3) 严禁从鼻腔吸痰和放置胃管。禁止严堵深塞鼻腔和外耳道，禁止耳鼻滴药和冲洗，禁忌腰穿。

(4) 避免用力咳嗽、打喷嚏、擤鼻涕，避免用力排便，以免颅内压的骤然变化导致脑脊液逆流。

3. 疼痛护理

遵医嘱使用镇静剂和止痛剂，减轻疼痛和不适。

4. 预防感染

遵医嘱预防性应用抗生素防止感染，并注射破伤风抗毒素。

5. 心理护理

向患者介绍病情、治疗手段和注意事项，指导患者正确面对损伤，以取得配合，消除紧张情绪。

三、脑损伤

脑损伤是指暴力作用导致脑膜、脑组织、脑血管及脑神经的损伤。主要是由暴力直接或间接传导到头部所引起。根据伤后脑组织是否与外界相通分为开放性和闭合性脑损伤两种。前者多由锐器和火器直接造成，伴有头皮损伤、颅骨骨折和硬脑膜破裂，有脑脊液漏；后者多由间接暴力所致，脑膜完整，无脑脊液漏。根据损伤病理改变发生先后分原发性和继发性脑损伤两种，前者指暴力作用于头部后立即发生的脑损伤，包括脑震荡和脑挫裂伤；后者是指受伤一段时间后出现的脑受损病变，主要有脑水肿和颅内血肿等。

(一) 临床表现

1. 脑震荡

脑震荡为一过性脑功能障碍，无肉眼可见的神经病理改变。

(1) 伤后立即出现短暂的意识障碍，持续几秒钟或几分钟，一般不超过 30 分钟。同时出现皮肤苍白、冷汗、血压下降、脉搏缓慢、各种生理反射迟钝。

(2) 逆行性遗忘，患者清醒后不能回忆伤前及受伤当时情况。

(3) 常伴有头痛、头晕、恶心、呕吐、失眠等症状。

(4) 神经系统检查无阳性体征，脑脊液无明显改变，CT 扫描无阳性发现。

2. 脑挫裂伤

脑挫裂伤为脑实质的损伤，包括脑挫伤和脑裂伤，两者常并存。前者脑组织损伤稍轻，软脑膜完整。后者软脑膜、血管、脑组织同时破裂，伤后易出现蛛网膜下腔出血、脑水肿、颅内压增高甚至脑疝。

（1）意识障碍：是脑挫裂伤最突出的临床表现。伤后立即出现，意识障碍的程度和持续时间与脑损伤的严重程度和范围有关。多超过 30 分钟，严重者可长期昏迷。

（2）局灶症状和体征：若伤及脑功能区，可立即出现与受损功能区相关的功能障碍或体征，如偏瘫、失语等。

（3）颅内压增高与脑疝：脑挫裂伤可致蛛网膜下腔出血，若继发颅内血肿或脑水肿，可致颅内压增高甚至脑疝。出现头痛、呕吐、生命体征紊乱、意识障碍和瞳孔改变等。

（4）脑膜刺激征：合并蛛网膜下腔出血时，患者有剧烈头痛、颈项强直。可引起病理反射，脑脊液检查有红细胞。

3. 颅内血肿

颅内血肿是颅脑损伤中最常见、最危险的继发性病变。如不及时处理，血肿压迫脑组织，引起颅内压增高、脑疝，可危及患者生命。颅内血肿按照发病时间可分为急性（＜ 3 日）、亚急性（3 日～ 3 周）和慢性（＞ 3 周）三型。按照血肿的来源和部位分为硬膜外血肿、硬膜下血肿和脑内血肿三型。

（1）硬膜外血肿：出血积聚于颅骨与硬脑膜之间，与颅骨骨折有密切关系。其典型表现是在原发性意识障碍后有一中间清醒期，然后再度出现意识障碍，并渐加重，即昏迷 - 清醒 - 昏迷。两次意识障碍的发生机制不同，前者是由原发性脑损伤引起，后者为继发性血肿及颅内压增高所致。如果原发性脑损伤较重或血肿形成迅速，则可能不出现中间清醒期。病变发展可出现颅内压增高，甚至脑疝。

（2）硬膜下血肿：出血积聚于硬膜下腔，为最常见的颅内血肿，包括急性和亚急性与慢性硬膜下血肿。

① 急性和亚急性硬膜下血肿。多因脑挫裂伤导致脑实质内血管破裂所致。症状类似于硬膜外血肿，因脑实质损伤重，原发性意识障碍时间长，中间清醒期不明显。颅内压增高征象在 1 ～ 3 日内进行性加重。

② 慢性硬膜下血肿。较少见，多见于老年人。多数致伤外力小，出血缓慢，患者可有慢性颅内压增高、间歇性神经定位体征，有时可有智力障碍、精神失常、记忆力减退等表现。

（3）脑内血肿：发生在脑内，常与硬膜下血肿共存。以进行性加重的意识障碍为主，当血肿累及重要功能区时，可出现偏瘫、失语、局灶性癫痫等定位体征。

（二）辅助检查

1. 脑脊液检查

脑挫裂伤时，脑脊液常有红细胞。

2. 影像学检查

X 线检查可了解颅骨骨折情况。CT 扫描作为首选项目可显示脑挫裂伤的部位、范围，脑水肿程度，还可了解脑室受压及中线移位情况，对颅内血肿可明确定位。CT 扫描脑震荡患者常无阳性发现，硬膜外血肿有双凸透镜影或弓形密度增高影，硬膜下血肿多见新月形或半月形影。

（三）治疗原则

1. 脑震荡

一般无需特殊处理，卧床休息 1 ～ 2 周，可完全恢复。适当给予镇静、镇痛等对症治疗。

2. 脑挫裂伤

一般以非手术治疗为主。卧床休息，保持呼吸道通畅。给予营养支持，维持水、电解质及酸碱平衡。其中防治脑水肿是治疗脑挫裂伤的关键。镇痛、抗癫痫，注意禁用吗啡和哌替啶。对开放性脑损伤要及早清创。重度脑挫裂伤出现脑疝迹象时，应行减压术。

3. 颅内血肿

急性颅内血肿一经确诊应立即手术清除血肿；慢性硬膜下血肿多采用颅骨钻孔引流术。

（四）护理诊断

（1）意识障碍：与脑损伤、颅内压增高有关。

（2）清理呼吸道无效：与意识障碍或气道内分泌物增多不能有效排痰有关。

（3）营养失调（低于机体需要量）：与伤后进食障碍及呕吐等有关。

（4）潜在并发症：颅内压增高、脑疝、感染、压疮、癫痫、消化道出血等。

（5）焦虑 / 恐惧；与脑损伤的诊断和担心预后有关。

（五）护理措施

1. 现场急救

（1）保持呼吸道畅通：将患者置于侧卧位，尽快清除口咽部血块、呕吐物和分泌物，以免误吸。为昏迷者置口咽通气管，必要时行气管切开或进行人工辅助呼吸。

（2）妥善处理伤口，防止感染：单纯头皮裂伤清创后予以加压包扎。开放性颅脑损伤需剪短伤口周围头发，并消毒，伤口局部不冲洗、不用药。以无菌纱布保护外露脑组织，避免受压。遵医嘱使用抗生素和破伤风抗毒素。

（3）防治休克：患者有休克征象出现时，应及时查明有无多发性骨折、内脏破裂等颅外损伤，积极补充血容量，并作好术前准备。

（4）做好护理记录：准确记录受伤经过、初期检查发现、急救处理经过。观察并记录生命体征、意识、瞳孔、肢体活动等病情变化，为后续诊疗、护理提供依据。

2. 病情观察

动态病情观察可鉴别原发性与继发性脑损伤，每 15 ～ 30 分钟观察记录 1 次，及时发现和处理继发病变，观察治疗效果。稳定后可适当延长。

（1）意识状态：意识障碍是脑损伤患者最常见的变化之一。意识障碍的程度可反映脑损伤的轻重。意识障碍出现的早晚和有无加重，是区别原发性和继发性脑损伤的重要依据。

（2）生命体征：患者伤后可出现持续的生命体征紊乱。

① 体温。伤后早期，常因组织创伤反应，出现中等程度发热，若伤后昏迷，体温持续超过 40℃，为中枢性高热，提示下丘脑或脑干损伤，若伤后数日体温升高，常提示有感染性并发症。

② 呼吸、脉搏、血压。三者呈综合性改变。为避免患者躁动影响检查准确性，应先测呼吸，再测脉搏，后测血压。注意呼吸节律和深度、脉搏快慢和强弱以及血压和脉压变化。若伤后出现血压升高、脉搏减慢、呼吸深慢，则提示颅内压增高。

（3）瞳孔变化：可因动眼神经、视神经、脑干损伤引起。观察两侧眼裂大小是否相等，有无上睑下垂，注意对比双侧瞳孔的形状、大小及对光反射。

（4）肢体活动：注意观察有无自主运动，是否对称，有无瘫痪及瘫痪的程度等。

3. 昏迷护理

（1）体位：昏迷患者采取侧卧位，以利于口腔分泌物排出和防止误吸。清醒患者，头部抬高 15° ～ 30° ，以利于静脉回流，减轻脑水肿。

（2）营养：对于无法进食的患者及时给予肠外营养。尽早恢复肠内营养有利于患者的康复，待肠蠕动恢复后，可采用鼻胃管补充营养。

（3）做好基础护理

① 对长期卧床患者加强皮肤护理、定时翻身，预防压疮、肺部感染等并发症。

② 去除口、鼻腔分泌物和血痂，用消毒棉球清洁。

③ 定期清除眼分泌物，并滴抗生素眼药水，眼睑闭合不全者，给予眼药膏保护，预防暴露性角膜炎和角膜溃疡。

④ 加强呼吸道管理，定期翻身拍背，保持呼吸道畅通，防止呕吐物误吸引起窒息和呼吸道感染

⑤ 每日做 2 ～ 3 次四肢关节被动活动和肌肉按摩，保持四肢关节功能位，预防关节痉挛、肌萎缩。

⑥ 留置导尿，每日做好尿道外口护理。

4. 防治颅内压增高

（1）减轻脑水肿、降低颅内压：遵医嘱应用脱水剂、糖皮质激素、冬眠低温疗法等措施降低颅内压。

（2）对便秘患者适当给予缓泻剂，禁忌高压灌肠，以免诱发颅内压增高。

5. 预防感染和体温过高

（1）应用抗生素，防治颅内感染。

（2）中枢性高热常用物理降温，必要时可遵医嘱应用冬眠低温疗法。可选用物理降温，物理降温无效时，选用药物降温。

6. 并发症护理

（1）外伤性癫痫：对癫痫患者应掌握其先兆，做好预防措施。发作时应有专人护理，用牙垫防止舌咬伤，及时吸出呼吸道分泌物，保持呼吸通畅。外伤性癫痫可用苯妥英钠预防，发作时可用地西泮制止抽搐。癫痫完全控制后，继续用药1～2年，逐渐减量后停药，以防突然停药所致复发。

（2）消化道出血：应激性溃疡及激素可诱发急性胃肠黏膜病变，引起消化道出血。遵医嘱补充血容量，停用激素，使用胃酸分泌抑制剂如西咪替丁等。

7. 心理护理

对于病情较轻者，鼓励其尽早自理活动。对在恢复过程中出现的症状给予适当解释和安慰，使其树立战胜疾病的信心。

8. 健康教育

（1）加强安全意识教育：对于外伤性癫痫患者，应按时服药，注意防止意外伤害。

（2）康复训练：脑外伤遗留的智力、语言和运动障碍，在伤后 1 ～ 2 年内有部分恢复的可能，应提高患者信心。协助患者制订康复计划，尽可能提升生活自理能力，提高社会适应能力。

第三节 心力衰竭的护理

心力衰竭简称心衰，是一种由于各种心脏疾病引起的心肌收缩力下降，心排血量不能满足机体代谢需要，器官、组织血液灌注不足，出现以肺循环和（或）体循环淤血为主要特征的临床综合征，故心力衰竭又称充血性心力衰竭。由于各种原因引起的左心室充盈压增高，致肺静脉血液回流受阻出现肺循环淤血，称为舒张性心力衰竭。临床上以充血性心力衰竭常见。按心力衰竭发展速度可分为急性和慢性两种，以慢性居多；按其发生部位可分为左心衰竭、右心衰竭和全心衰竭三种；按舒张、收缩功能障碍可分为收缩性心力衰竭和舒张性心力衰竭两种。

一、慢性心力衰竭

慢性心力衰竭是大多数心血管疾病的终末阶段，也是心血管疾病最主要的死亡原因。引起心力衰竭的基础心脏病以高血压、冠心病、风湿性心脏病为主。

（一）病因与发病机制

1. 基本病因

基本病因包括原发性心肌损害和心脏负荷过重。

（1）原发性心肌损害：冠心病引起的缺血性心肌损害；各种类型的心肌病，其中以病毒性心肌炎及原发性扩张型心肌病最为常见；心肌代谢障碍性疾病，以糖尿病心肌病最为常见，其他如继发于甲状腺功能亢进症或甲状腺功能减退症的心肌病、心肌淀粉样变性等。以上病变均可引起心肌收缩力减退。

（2）心脏负荷过重：①容量负荷（前负荷）过重，见于主动脉瓣关闭不全、二尖瓣关闭不全、房（室）间隔缺损、动脉导管未闭、慢性贫血、甲状腺功能亢进症等。②压力负荷（后负荷）过重，见于高血压、主动脉瓣狭窄、肺动脉高压、肺动脉瓣狭窄等。

2. 诱因

有基础心脏病的患者，心力衰竭症状往往可由增加心脏负荷的因素所诱发。

（1）感染：最常见的诱因，以呼吸道感染最多见。

（2）心律失常：以心房颤动最常见，亦见于其他各种类型的快速性心律失常以及严重的缓慢性心律失常。

（3）血容量增加：钠盐摄入过多，静脉输液（输血）量过多、速度过快等。

（4）生理或心理压力过大：劳累过度、情绪激动、精神过度紧张、妊娠后期与分娩等。

（5）治疗不当：洋地黄药物不足或过量，不恰当地应用某些抑制心肌收缩力的药物等。

（6）原有心脏病变加重或并发其他疾病：冠心病发生心肌梗死、风湿活动、合并甲状腺功能亢进症或贫血等。

3. 发病机制

慢性心力衰竭的发病机制十分复杂，是一个逐渐发展的过程。可能与多种代偿机制有关，如Frank-Starling 机制、心肌肥厚与心室重塑、神经内分泌的激活等。

（二）身体状况

1. 左心衰竭

主要为肺淤血和心排血量下降的表现。

（1）呼吸困难：左心衰竭最重要和最常见的症状。劳力性呼吸困难为早期表现，夜间阵发性呼吸困难是左心衰竭的典型表现，严重时出现端坐呼吸。

（2）咳嗽、咳痰、咯血：多发生在夜间，坐位或立位咳嗽可减轻或消失，以白色浆液性泡沫样痰为其特点。如发生急性肺水肿，则咳大量粉红色泡沫样痰。

（3）低排血量症状：可出现乏力、头昏、嗜睡或失眠、心悸、发绀、尿少等，因心排血量下降，组织、器官血液灌注不足所致。

（4）体征：除基础心脏病的体征外，心率增快，第一心音减弱，可闻及舒张期奔马律，心脏检查可见左心室增大，交替脉是左心衰竭特征性体征；两肺底可闻及湿啰音，并可随体位改变而移动，有时伴有哮鸣音等。

2. 右心衰竭

主要为体循环静脉淤血表现。

（1）胃肠道及肝淤血：可出现腹胀、食欲不振、恶心、呕吐等症状。

（2）肾淤血：肾血流量减少，出现尿少、夜尿增加等。

（3）体征：①水肿，首先出现在身体低垂部位，常为对称性、凹陷性水肿。卧位患者常见于骶尾部。严重者出现全身水肿，可伴胸腔积液、腹水和阴囊水肿。②颈静脉征，颈静脉搏动增强，颈静脉怒张是右心衰竭的主要体征；肝颈静脉回流征阳性为特征性体征。③肝肿大，持续慢性右心衰竭可致心源性肝硬化。④心脏杂音，可因右心室显著扩大而出现三尖瓣关闭不全的反流性杂音。

3. 全心衰竭

左心衰竭和右心衰竭表现并存。继发于左心衰竭的右心衰竭，常因右心排血量减少、肺淤血症状缓解而使呼吸困难减轻。

（三）心功能分级

通常沿用1928年美国纽约心脏病协会（NYHA）提出的分级方案（1994年重新修订），根据患者临床表现及自觉活动能力将心功能划分为四级。

Ⅰ级：患者患有心脏病，但日常活动不受限制，平时一般活动不引起疲乏、心悸、气急。

Ⅱ级：体力活动轻度受限，休息时无自觉症状，但日常活动可引起气急、心悸。

Ⅲ级：体力活动明显受限，稍事活动即引起气急、心悸。

Ⅳ级：体力活动重度受限，休息状态下也出现气急、心悸等症状。

（四）心理 - 社会状况

心力衰竭往往是心血管疾病发展至晚期的表现，患者体力活动受到限制，生活上需他人照顾。长期的疾病折磨和反复出现的心力衰竭使患者常常出现焦虑、恐惧、内疚、绝望。家属和亲友可因患者久病而疏忽患者的心理感受。

（五）辅助检查

1. X线检查

早期肺静脉压增高主要表现为肺门血管影增强、肺小叶间隔内积液，可表现为Kerley B

线，是在肺野外侧清晰可见的水平线状影，是慢性肺淤血的特征性表现。

2. 心电图

能反映左、右心室肥大及心脏缺血表现。

3. 超声心动图

显示心腔大小变化及心瓣膜结构情况。利用多普勒超声技术测量计算左心室射血分数（LVEF），正常射血分数＞50%，能反映左心室功能。

4. 放射性核素

放射性核素心血池显影，有助于判断心室腔大小，计算左、右心室收缩末期、舒张末期容积和射血分数。

5. 血流动力学检查

目前多采用漂浮导管，经静脉插管直至肺小动脉，测定各部位的压力及血液含氧量，计算心脏指数（CI）及肺小动脉楔压（PAWP），直接反映左心功能。

（六）诊断要点

原有心脏病体征；呼吸困难与体力活动有明显关系；出现发绀、肺部湿啰音；右上腹胀痛、肝肿大、腹水、肝颈静脉回流征阳性，下肢水肿；超声心动图可发现某些病因及病理；心脏表现可发现慢性心力衰竭的病因和左心衰竭特点。

（七）治疗要点

1. 病因治疗

对所有可能导致心脏功能受损的常见疾病如高血压、冠心病、糖尿病、代谢综合征等，在尚未造成心脏器质性改变前应早期进行有效治疗，并积极预防和治疗诱因，如感染、心律失常等。

2. 一般治疗

控制体力活动，避免精神刺激，减少钠盐摄入，降低心脏负荷。

3. 药物治疗

常用的控制心力衰竭的药物有以下几种。

（1）利尿剂：最常用药物。可通过排钠、排水减轻心脏容量负荷，对缓解淤血症状、减轻水肿效果显著。常用药物有氢氯噻嗪（双氢克尿塞）及呋塞米、螺内酯（安体舒通）、氨苯蝶啶等。

（2）洋地黄类药物：可增加心肌收缩力，抑制心脏传导系统。常用洋地黄制剂为地高辛、洋地黄毒苷、毛花苷丙、毒毛花苷 K 等。

（3）血管紧张素转换酶抑制剂（ACEI）：近年来国外临床试验均证明，即使是重度心力衰竭，ACEI 药物治疗亦可明显改善远期预后，降低死亡率。常用药物有卡托普利、贝那普利、培哚普利等。

（4）血管紧张素受体阻滞剂（ARB）：常用药物为坎地沙坦、氯沙坦、缬沙坦等。

（5）β 受体阻滞剂：目前认为所有心功能不全且病情稳定患者均应使用 β 受体阻滞剂，除非禁忌或不能耐受。在心力衰竭情况稳定、无体液潴留后开始应用，小剂量开始。美托洛尔 12.5mg/d、比索洛尔 1.25mg/d，逐渐增加剂量，适量长期维持。

（6）其他：如多巴胺、多巴酚丁胺、氨力农等。

（八）护理诊断

（1）气体交换受损：与左心衰竭致肺淤血有关。

（2）体液过多：与右心衰竭致体循环淤血有关。

（3）活动无耐力：与心排血量下降有关。

（4）有皮肤完整性受损的危险：与水肿有关。

（5）潜在并发症：洋地黄中毒、电解质紊乱等。

（九）护理目标

（1）呼吸困难改善，发绀消失，肺部湿啰音减少或消失，血气分析结果正常。

（2）能合理安排饮食，控制钠、水的摄入，水肿减轻或消退，不发生压疮。

（3）避免洋地黄中毒或能及时发现洋地黄中毒并妥当处理。

（4）防止发生水、电解质紊乱。

（十）护理措施

1. 一般护理

（1）休息与活动：适当的身心休息，有利于心功能恢复。心功能Ⅰ级患者，宜积极参加体育锻炼，但避免剧烈运动和重体力劳动，注意适当休息；心功能Ⅱ级患者，应适当限制体力活动，增加休息时间，特别是午睡时间及夜间睡眠时间；心功能Ⅲ级患者，严格限制一般体力活动，以卧床休息为主，日常生活可以自理或需他人帮助完成；心功能Ⅳ级患者，绝对卧床休息，日常活动由他人协助，当病情好转后起床活动，逐渐增加活动量，以不出现症状为限。长期卧床休息的患者，应帮助进行四肢被动活动，协助变换体位，鼓励深呼吸和咳嗽，以预防形成下肢静脉血栓、压疮、肺部感染、肌肉萎缩等并发症。

（2）饮食护理：给予低热量、低钠、高蛋白质、高维生素、清淡、易消化食物，多食蔬菜和水果。少食多餐、不宜过饱，以减轻心脏负担；避免豆类等产气食物，限制钠盐摄入，轻度者钠盐摄入量在5g/d以下，中度者摄入量为3g/d，重度者控制在1g/d以下，同时限制含钠量高的食物，如发酵面食、腌腊制品、海产品、罐头、碳酸饮料等，但应注意，应用强效排钠利尿剂时，过分严格的限盐可导致低钠血症。

（3）排便护理：由于肠道淤血、进食减少、长期卧床等因素，患者肠蠕动减慢，加之排便方式的改变，患者常有便秘，而用力排便可增加心脏负荷，加重心力衰竭和诱发心律失常。应向患者解释便秘形成的原因、对机体的影响和预防方法，指导并训练患者床上排便，若病情允许尽可能使用床边便椅；指导患者经常变换体位及按摩腹部，增加粗纤维食物的摄入，如粗粮、芹菜、水果等，防止便秘发生。必要时遵医嘱给予缓泻剂，如开塞露、麻仁丸等。

2. 病情观察

监测呼吸频率、节律和深浅度的变化，观察呼吸困难和发绀的程度及肺部啰音；观察水肿出现的时间、部位、性质、程度等，每日测量体重和腹围，准确记录24小时出入液量；观察局部皮肤有无感染、压疮的发生。监测血气分析结果和血氧饱和度，观察有无洋地黄中毒表现。

3. 用药护理

（1）洋地黄类药物

用药注意事项：①其药物治疗量与中毒量很接近，易发生过量而中毒，应按时、按医嘱剂量给药。②洋地黄用量个体差异很大，如老年人，心肌缺血缺氧如冠心病、低钾血症、高钙血症、肝肾功能不全等患者对洋地黄较敏感，用药后应加强观察。③注意不要与奎尼丁、普罗帕酮、维拉帕米、胺碘酮、钙剂等药物合用，以免增加药物毒性。④静脉给药时，用葡萄糖溶液稀释后缓慢静脉注射。⑤给药前后询问有无恶心、呕吐、乏力、色视等，听心率、心律，测脉搏。如脉搏＜ 60 次 / 分或节律不规则等，应暂时停药并报告医师。

密切观察药物毒性反应：①心脏毒性反应，常表现为各类心律失常，以室性期前收缩最常见，多呈现二联律或三联律。②胃肠道反应，如恶心、呕吐等。③中枢神经系统症状，如视物模糊、黄视、倦怠等。

药物毒性反应处理：①立即停药，这是首要处理措施。②补充钾盐，口服或静脉补充氯化钾，停用排钾利尿剂。③纠正心律失常，快速性心律失常首选苯妥英钠或利多卡因，一般禁用电复律；缓慢性心律失常用阿托品，完全性房室传导阻滞出现心源性晕厥时，宜安置临时心脏起搏器。

(2) 利尿剂：①噻嗪类利尿剂，主要不良反应为低钾血症，表现为腹胀、肠鸣音减弱、乏力等，并可诱发心律失常或洋地黄中毒。应用过程中宜同时补充含钾丰富的食物，必要时遵医嘱补钾。②氨苯蝶啶，不良反应有嗜睡、乏力、皮疹、胃肠道反应，长期用药可产生高钾血症；肾功能减退、少尿或无尿者慎用。③螺内酯，毒性小，可出现嗜睡、运动失调、男性乳房发育、面部多毛等；肾功能不全、高钾血症者禁用。

(3) 血管紧张素转换酶抑制剂：①从小剂量开始，逐渐递增。②遵守个体化的用药原则，因人而异。③通常与利尿剂合用，亦可与 β 受体阻滞剂合用。④副作用有低血压、肾功能一过性恶化、高血钾及干咳，应用时注意监测血压、血钾和肾功能情况。⑤临床上无尿性肾功能衰竭者、妊娠哺乳期妇女及对血管紧张素转换酶（ACEI）抑制药物过敏者禁用该类药物；双侧肾动脉狭窄、血肌酐水平明显升高（＞ 225μmol/L）、高钾血症（＞ 5.5mmol/L）及低血压者亦不宜应用 ACEI。

(4) β 受体阻滞剂：① β 受体阻滞剂不能作为单一药物治疗心力衰竭。②必须从很小剂量开始，逐渐加量。③早期使用，遵循个体化原则。④减量过程应缓慢，避免突然停用。⑤注意观察低血压、心动过缓和房室传导阻滞及心力衰竭的变化。⑥支气管痉挛性疾病、心动过缓、二度及二度以上房室传导阻滞为禁忌证，严重心力衰竭患者亦禁用。

4. 对症护理

(1) 呼吸困难：观察呼吸困难出现的时间、与体位的关系、诱因和缓解方式，尤其应加强夜间巡视。根据呼吸困难的类型和程度采取适当体位，轻者取头高位，严重者取半卧位、坐位或两腿下垂，以减少回心血量，减轻肺淤血，缓解呼吸困难。根据动脉血氧分压确定给氧浓度，给氧期间观察氧疗效果。避免输液过多、过快，心力衰竭患者输液速度一般不超过 30 滴 / 分。

(2) 水肿：注意休息，限制钠盐摄入，严重水肿且利尿效果差时，应严格限制液体入量，液体入量为前一日尿量加 500mL。注意保护皮肤，避免皮肤受刺激，防止压疮发生。

5. 心理护理

不良情绪可使心率增快，心脏负荷加重。良好的心理疏导和心理护理能减轻患者的焦虑情绪，利于机体的康复。护士要给予患者更多的关心，和他们建立良好的关系，为他们提供安静舒适、利于休息的环境，必要时遵医嘱给予小剂量镇静剂，使患者能有效地缓解紧张、焦虑情绪。

6. 健康指导

（1）知识指导：告知患者及其家属心力衰竭的防治知识，指导患者积极控制高血压、冠心病、甲亢等；有手术适应证者，如风湿性心瓣膜病、冠心病、先天性心脏病等，尽早择期手术。积极预防呼吸道感染，保持心情舒畅，情绪稳定。

（2）活动指导：指导患者及家属合理安排活动与休息，保持心脏代偿功能。避免重体力劳动和剧烈运动，活动量以不出现心悸、气急为原则。在心功能恢复后可从事轻体力劳动或工作，并循序渐进地进行运动锻炼，如打太极、散步等，以提高活动耐力。避免耗氧量大的活动，如擦地、登梯、快走等。保障夜间睡眠充足，白天可适当午睡。

（3）饮食指导：少量多餐，避免刺激性食物，戒烟酒，防便秘。排便时不可用力，以免增加心脏负荷而诱发心律失常。

（4）用药指导：严格遵医嘱用药，不得随意增减或撤换药物。告诉患者药物的名称、作用、剂量、用法、疗效和不良反应等。服用洋地黄者，教会患者测量脉率、心率，识别洋地黄中毒反应，服药前后注意观察，如出现异常及时就诊。服用血管扩张剂者，起床动作缓慢，防止发生体位性低血压。

（5）监测指导：嘱患者定期随访，及时发现病情变化。①注意足踝部有无水肿，足踝部是水肿最早出现的部位。②若体重增加，即使尚未出现水肿，也应警惕。如气急加重、夜尿增多、有厌食饱胀感，提示心力衰竭复发的可能。③夜间平卧时出现咳嗽、气急加重，是左心衰竭的表现，应立即就诊。

二、急性心力衰竭

急性心力衰竭是指由于急性心脏病变引起的心排血量在短时间内急骤降低，导致组织器官灌注不足和急性淤血综合征。临床上以急性左心衰竭为常见，表现为急性肺水肿、心源性休克或心搏骤停，是常见的危重急症。

（一）病因与发病机制

1. 病因

心脏解剖或功能的突发异常，使心排血量急剧降低和肺静脉压突然升高均可发生急性左心衰竭。

（1）急性弥漫性心肌损害：如急性广泛性心肌梗死、急性心肌炎等。

（2）急性而严重的心脏负荷增加：急性压力负荷增加，如血压急剧升高或高血压危象、严重二尖瓣狭窄或主动脉瓣狭窄者突然过度体力活动；急性容量负荷增加，如过多、过快的静脉输液，急性心肌梗死，感染性心内膜炎或外伤引起乳头肌断裂或功能不全、腱索断裂、瓣膜穿孔等，导致急性瓣膜反流。

（3）严重心律失常：持续发作的快速性心律失常最常见，亦可见于重度缓慢性心律失常。

2. 诱因

劳累、过饱、用力大便、严重感染、肺栓塞、输血输液过快过多、不恰当使用药物、心律失常、妊娠分娩等均可诱发本病。

（二）身体状况

1. 症状

患者突发极度呼吸困难，呼吸频率可达 30 ～ 40 次 / 分，常被迫采取端坐位，表情恐惧，面色青灰，唇指发绀，大汗淋漓，烦躁不安，可有窒息感、濒死感。同时频繁咳嗽、咳粉红色泡沫样痰，严重时可有大量泡沫样液体由口、鼻涌出，甚至咯血。

2. 体征

两肺满布湿啰音和哮鸣音，原心脏杂音常被肺内啰音掩盖而不易听出；左心室增大，心率增快，心尖区可闻及舒张期奔马律，肺动脉瓣区第二心音亢进；皮肤湿冷；早期患者血压可一过性升高，后期常持续下降甚至休克；脉搏增快，可呈交替脉；严重者可因严重缺氧发生意识障碍、心排血量剧降而休克或猝死。

（三）辅助检查

1. 胸部 X 线

肺水肿典型者双侧肺门可见蝶形片状云雾阴影，重度肺水肿可见大片绒毛状阴影。

2. 动脉血气分析

病情越严重，动脉血氧分压（PaO_2）降低越明显。

3. 血流动力学监护

肺毛细血管楔压（PCWP）增高，合并休克时心排血量降低。

（四）治疗要点

发生急性心力衰竭时，应迅速采取坐位，双腿下垂；乙醇湿化给氧；镇静、强心、利尿、平喘；扩张血管；糖皮质激素治疗；治疗原发病、消除诱因；机械辅助呼吸等措施。

（五）护理诊断

（1）气体交换受损：与急性肺水肿有关。

（2）恐惧：与病情突然加重、产生窒息感和担心预后有关。

（3）潜在并发症：心源性休克。

（六）护理措施

1. 急救配合

急性左心衰竭为内科急症，必须迅速抢救。具体措施如下。

（1）体位：采用坐位，双腿下垂，必要时四肢轮流绑扎，减少静脉回流，减轻心脏负担。坐位时注意保护患者，防止坠床。

（2）吸氧：保持气道通畅，给予高流量（6 ～ 8L/min）吸氧，20% ～ 30% 乙醇湿化。

（3）镇静：吗啡 3 ～ 5mg 皮下注射或静脉注射，必要时可重复一次。吗啡是抢救急性左心衰竭极为有效的药物，镇静，扩张小动脉和静脉，从而减轻心脏负荷。

（4）快速利尿剂：呋塞米 20 ～ 40mg 静脉注射，缓解肺水肿。注意记录尿量、出入液量，监测电解质及血压变化。

（5）洋地黄制剂：可用毛花苷丙（西地兰）0.4mg 或毒毛花苷 K 0.25mg 稀释后缓慢静脉注射，注意观察心率、心律的变化。

（6）氨茶碱：氨茶碱具有强心、利尿、平喘及降低肺动脉压等作用，是早期肺水肿患者有效的辅助治疗药物。一般用氨茶碱 0.25g 加入 5% 葡萄糖溶液 20mL 内缓慢静脉推注。用药过程中注意观察有无心律失常、血压下降、肌肉震颤等异常表现。

（7）血管扩张剂：可选用硝普钠、硝酸甘油、酚妥拉明等静脉滴注。在用药过程中，注意严密监测血压，并根据血压调整滴数，以防低血压发生；硝普钠含氰化物，连续用药时间不超过24小时。且要现配现用，避光保存。

（8）皮质激素：氢化可的松100～200mg或地塞米松10mg加入葡萄糖溶液中静脉滴注，可降低周围血管阻力、减少回心血量和解痉平喘，有助于肺水肿的控制。

（9）病因治疗：对急性肺水肿患者，在进行紧急对症处理的同时，对原发病因和诱因进行治疗。

2. 病情监测

严密监测呼吸、血压、血氧饱和度、心率、心电图，监测血电解质、血气分析等，对安置漂浮导管者应监测血流动力学指标的变化，记录出入液量。观察意识、精神状态、皮肤颜色及温度、肺部啰音的变化。

3. 心理护理

患者常因恐惧和焦虑，使呼吸困难进一步加重。护理人员在抢救时必须保持镇静、忙而不乱、操作熟练，使患者产生安全感和信任感。尽可能守护在患者身边，安慰患者，消除患者紧张恐惧心理。避免在患者面前讨论病情，以免引起患者紧张或误会。

4. 健康指导

（1）知识指导：患者病情稳定后，向患者及其家属介绍急性心力衰竭的病因和诱因。指导患者积极针对诱因和病因进行治疗，如积极控制高血压、治疗各种心律失常等。

（2）生活指导：给予低盐低脂膳食，多食蔬菜、水果，少量多餐，戒除烟酒；注意保暖，预防感冒，积极控制各种感染；注意休息。

（3）用药指导：告知患者治疗药物的名称、剂量、用法、不良反应，指导患者遵医嘱服药，不可随意增减，教会患者测量脉搏、心率。

（4）定期复查：指导患者出院后自我监测病情变化，定期监测各项心肺功能指标，如果突然呼吸困难、咳粉红色泡沫样痰，应及时入院就诊。

第四节　休克的护理

休克是一个由多种病因引起的以循环障碍为主要特征的急性循环衰竭。在休克时，由于组织的灌注不良，而引起组织血、氧及营养物质供应不充足，并产生代谢方面的异常。细胞代谢异常将导致细胞的功能异常、炎性递质释放和细胞损伤。如果组织的灌注能得以迅速恢复，细胞的损伤将可得到控制；如果细胞的损伤和代谢功能方面的异常严重或广泛，则休克就不可逆转。因此，对于休克的现代解释为持续的、血液灌注不足的多器官功能障碍综合征（MODS）的亚临床病变。休克典型的临床表现是意识障碍、皮肤苍白、全身湿冷、血压下降、脉压减小、脉搏细速、发绀及尿少等。

一、病因

（一）血容量不足

由于大量出血（内出血或外出血）、失水（呕吐、腹泻、大量排尿等）、失血浆（烧伤、腹膜炎、创伤、炎症）等原因，血容量突然减少。

（二）创伤

多因撕裂伤、挤压伤、爆炸伤、冲击波伤引起内脏、肌肉和中枢神经系统损伤。此外骨折和手术亦可引起创伤性休克，属神经源性休克。

（三）感染

细菌、真菌、病毒、立克次体、衣原体、原虫等感染，亦称中毒性休克。

（四）过敏

某些药物或生物制品使机体发生过敏反应，尤其是青霉素过敏，常引起血压下降、喉头水肿、支气管痉挛、呼吸极度困难甚至死亡。

（五）心源性因素

常继发于急性心肌梗死、心脏压塞、心瓣膜口堵塞、心肌炎、心肌病变和严重心律失常等。

（六）神经源性因素

剧痛、麻醉意外、脑脊髓损伤等刺激，致使反射性周围血管扩张，有效血容量相对减少。

二、分类

休克分类方法很多，目前尚无一致的意见。传统的休克分类法主要按病因及病理生理学分类。

（一）按病因分类

（1）失血性休克（低血容量性休克）。
（2）感染性休克。
（3）心源性休克。
（4）过敏性休克。
（5）神经源性休克。
（6）内分泌性休克（黏液性水肿、嗜铬细胞瘤和肾上腺皮质功能不全等）。
（7）伴血流阻塞的休克（肺栓塞、夹层动脉瘤）。

（二）按病理生理学分类

按病理生理学分类，休克类型如表 6-4 所示。

表 6-4　休克分类

休克类型	病理生理学特点
低血容量性休克	出血；血浆容量丢失
心源性休克	本身因素；外来因素
神经源性休克	—
血管源性休克	全身性炎症反应综合征：感染（脓毒血症）、非感染；过敏；肾上腺皮质功能不全；创伤

三、休克的分期

不同原因造成的休克过程是十分复杂的，不论什么原因造成的心功能不全及外周组织器官的灌注差，均可产生一系列组织低灌注的临床症状。休克的发生是有一定阶段性的，了解其各个阶段的特点和临床表现对于指导抢救治疗是非常有益的。一般情况下，休克时微循环的变化分为 3 个阶段。

（一）缺血缺氧期

由于组织的低灌注，使氧供明显减少。此期心输出量明显下降，临床表现为血压下降、脉压小、脉搏频速、尿量减少、心烦气躁、皮肤苍白、出冷汗、四肢发凉、四肢末梢出现轻度缺氧性发绀等。参与此期机体代偿的病理生理机制有如下 4 个方面。

1. 交感 - 肾上腺髓质系统兴奋

由于该系统的激活，使内源性儿茶酚胺类物质的释放增加，以利增加心肌收缩力、增快心率、收缩外周血管使血压回升。

2. 肾素 - 血管紧张素系统的作用

该系统兴奋后肾素的释放增多，在血管紧张素转化酶的作用下，肾素增多，激活血液中的血管紧张素原，生成血管紧张素Ⅰ，后者相继转化为血管紧张素Ⅱ和血管紧张素Ⅲ，在精氨酸加压素（AVP）和肾上腺释放的醛固酮协同作用下，腹腔脏器和外周大血管的阻力增加，使血压回升。

3. 血管活性脂的作用

细胞膜磷脂在磷脂酶 A_2 作用下生成的几种具有广泛生物活性的物质：血小板激活因子（PAF）、花生四烯酸环氧合代谢产物中的血栓素（TXA_2）、脂氧合代谢产物白三烯（LTC_4、LTD_4、LTE_4、LTB_4），可使全身的微血管收缩，但同时也有抑制心肌的作用。

4. 溶酶体水解酶心肌抑制因子系统

在该系统的作用下，溶酶体膜不稳定以致肠、肝、胰释放溶酶体酶类。胰腺则产生心肌抑制因子（MDF）并可使腹腔脏器小血管收缩。该系统的激活也可以代偿性地使回心血量增加以达到回升血压的目的。

此阶段系休克的早期代偿阶段，如果病变不十分严重，或其他因素干扰较小及原有的病因解除得好，那么患者的情况经紧急处理与对症对因治疗后可较快好转。例如，患者是因为外伤后所造成的大失血等原因而致休克，在此休克的代偿期给予补充血容量和有效的伤部处理止痛等，患者的休克状态可以很快恢复到正常循环功能。但如果是严重感染后的细菌内外毒素所造成的休克，由于病因不可能马上解除，因此有可能休克的治疗效果就不那么明显或迅速。此期的正确判定与治疗是十分重要的，如果不能很好地控制病情，而使之进入淤血缺氧期（即失代偿期），则治疗的难度更大。

（二）淤血缺氧期

此期是指休克进入失代偿期，由于缺氧情况的进一步加重，组织的灌注状态更加不好，出现明显的缺氧代谢，致组织器官产生酸中毒现象，各器官的功能进一步减退，机体的代偿功能也明显转向失代偿，其临床表现为血压下降、脉搏细速、四肢末梢表现为严重的发绀及皮肤花斑、全身湿冷，尿量减少等。参与此期的病理生理机制有如下 4 个方面。

1. 氢离子的作用

由于组织的供氧不足，造成严重的酸性代谢产物增加，同时也由于血供不足而造成酸性代谢产物不能及时排出，血液中缓冲物质减少、肾功能不全和肺功能不全等，氢离子大量蓄积，致使体内的各种酶类的功能下降、器官功能不全，此时机体的心血管系统对于各种药物的敏感性明显下降而疗效不佳，休克的程度逐渐加重。

2. 血管活性物质的作用

由于各种致病因子的作用，血压降低和炎性物质的进一步刺激，前列腺素的释放增加，组胺、缓激肽、腺苷、PAF 等逐渐增多，而且代偿期的几个加压系统功能不全，升血压物质出现异常，心血管系统对于血管活性物质的反应减弱致使全身的血管扩张、血小板趋于聚集而使微循环状态更差甚至造成微循环衰竭。

3. 自由基的作用

由于组织的严重缺氧和酸中毒，会产生大量的氧自由基和羟自由基，促使脂质过氧化加剧，对组织细胞造成严重的损伤，进而加重器官的功能不全或衰竭。

4. 其他

血管内皮细胞的损伤，使白细胞易于附壁黏着，造成血管功能的改变，使毛细血管后阻力增加，加重微循环的障碍。

淤血缺氧期是休克的严重病变期，此期内如果不能除去病因和进行有效的对症治疗，将不可避免地使休克进入终末期，即 DIC 期。因此，在此期的救治过程中，要确实地除去病因，纠正缺氧与酸中毒，使病情向好的方面转化，而不使之进入下一期。

（三）微循环凝血期（DIC 期）

微循环凝血期是休克的终末期，微血管内广泛血栓形成，使组织已经无法得到充分的血供氧供，也不能排出体内或组织器官的酸性代谢产物，各器官的功能已基本走向衰竭。临床表现为患者严重的烦躁不安，有的患者表现为意识不清或出现昏迷等，血压显著下降甚至测不到、肺出血或消化道出血、皮肤出现出血点或者瘀斑、无尿。患者于此期已处于濒死状态。化验室检查示凝血因子减少、血小板减少、3P 试验阳性等。

四、临床表现

按照休克的发病过程可分为休克代偿期、休克抑制期和休克失代偿期三个阶段，或称休克早期、休克期和休克晚期。

（一）休克代偿期

当血容量丧失未超过总血容量的 20% 时，机体处于代偿阶段，患者的中枢神经系统兴奋性提高，交感神经的活动增强，患者表现为精神紧张、兴奋、烦躁不安，面色苍白、四肢湿冷、脉搏细速、呼吸增快、血压正常或稍高，但脉压缩小，肾血管收缩，尿量减少，每小时尿量少于 30mL，在此期间如能及时正确处理，补足血容量，休克可迅速纠正，反之，如处理不当导致病情发展，将进入休克抑制期。

（二）休克抑制期

当血容量丧失达到总血容量的 20% ～ 40% 时，患者由兴奋转为抑制，表现为神志淡漠、反应迟钝，口唇和肢端发绀。皮肤出现花斑纹，四肢厥冷，出冷汗，脉搏细速，血压下降，收缩压下降至10.7kPa（80mmHg）以下，病情严重时，全身皮肤黏膜明显发绀，脉搏摸不清，无创血压测不到，体内组织严重缺氧，大量乳酸及有机酸增加，出现代谢性酸中毒。若抢救及时仍可好转，若处理不当，病情迅速恶化，出现进行性呼吸困难。脉速或咳出粉红色痰，动脉血氧分压降至8kPa（60mmHg）以下，即使大量给氧也不能改善呼吸困难症状，提示已发生呼吸窘迫综合征，如皮肤、黏膜出现瘀斑或发生消化道出血，则表示病情已发展至弥散性血管内凝血阶段，常继发有心、脑、肾等器官的功能衰竭而死亡。

（三）休克失代偿期

当血容量丧失超过总血容量的40%，由于组织缺少血液灌注，细胞因严重缺氧而发生变性坏死；加之严重的酸中毒又可使细胞内的溶酶体膜破裂，释放出的溶酶体酶（如蛋白水解酶等）和某些休克动因（如脂多糖等）都可使细胞发生严重的乃至不可逆的损害，从而使包括脑、心在内的各重要器官的功能代谢障碍也更加严重，这样就给治疗造成极大的困难，故本期又称休克难治期。

五、治疗

尽管引起休克的原因不同，但都有共同的病理生理变化，即存在有效循环血量不足，微循环障碍和程度不同的体液代谢变化，故治疗的原则是针对引起休克的原因和休克不同发展阶段的生理紊乱，争取相应的治疗。

（一）一般措施

一般措施包括积极处理引起休克的原发伤、病。适当应用镇痛剂。采取头和躯干抬高20°～30°，下肢抬高15°～20°体位，以增加回心血量，减轻呼吸负荷。及早建立静脉通路，并注意保温。病情危重者，可考虑作气管内插管或气管切开。休克患者气管内插管和机械通气的指征如下。

（1）每分通气量＜9～12L/min或＞18L/min。

（2）潮气量＜4～5mL/kg。

（3）肺活量＜10～12mL/kg。

（4）$PaCO_2$＞45mmHg，合并代谢性酸中毒；或$PaCO_2$＞50～55mmHg，碳酸氢盐正常。

（5）吸入氧浓度为40%时，PaO_2＜60mmHg；或吸入氧浓度为100%时，PaO_2＜200mmHg，呼吸频率＞30～35次/分。

（6）呼吸困难。

（二）补充血容量

纠正休克引起的组织低灌注及缺氧的关键，应在连续监测动脉血压、尿量和CVP的基础上，结合患者皮肤温度、末梢循环、脉搏幅度及毛细血管充盈时间等微循环情况，观察补充血容量的效果。通常首先采用晶体液，但由于其维持扩容作用的时间仅1小时左右，故还应准备全血、血浆、压缩红细胞、清蛋白或血浆增量剂等胶体液输注。也有用3%～7.5%高渗溶液进行休克复苏治疗。通过高渗液的渗透压作用，吸出组织间隙和肿胀细胞内的水分，从而起到扩容的效果；高钠还可增加碱储备及纠正酸中毒。

（三）积极处理原发病

外科疾病引起的休克，如内脏大出血的控制、坏死肠袢切除、消化道穿孔修补和脓液引流等，多存在需手术处理的原发病变。应在尽快恢复有效循环血量后，及时施行手术处理原发病变，才能有效地治疗休克。紧急情况下，应在积极抗休克的同时施行手术，以保障抢救时机。

（四）纠正酸碱平衡失调

由于休克患者组织灌注不足和细胞缺氧，常伴有不同程度的酸中毒，会抑制心肌、血管平滑肌和肾功能。在休克早期，又可能因过度通气，引起低碳酸血症、呼吸性碱中毒。根据血红蛋白氧解离曲线的规律，碱中毒使血红蛋白氧解离曲线左移，氧不易从血红蛋白中释出，可使组织缺氧加重。故不主张早期使用碱性药物。而酸性环境有利于氧与血红蛋白解离，从而增加组织供氧。机体在获得充足血容量和微循环改善后，轻度酸中毒得到缓解而不需再用碱性药。但重度休克合并酸中毒经扩容治疗不满意时，仍需使用碱性药物。用药前需保证呼吸功能正常，以免引起 CO_2 潴留和继发呼吸性酸中毒。给药后应按血气分析的结果调整剂量。

（五）血管活性药物的应用

严重休克时，单靠扩容治疗不易迅速改善循环和升高血压。若血容量已基本补足，但循环状态仍未好转，表现为发绀、皮肤湿冷时，则应选用下列血管活性药物。

1. 血管收缩剂

血管收缩剂包括去甲肾上腺素、间羟胺和多巴胺等。

去甲肾上腺素是以兴奋 α 受体为主，轻度兴奋 β 受体的血管收缩剂，能兴奋心肌，收缩血管，升高血压及增加冠状动脉血流量，作用时间短。常用量为 0.5 ～ 2mg，加入 5% 葡萄糖溶液 100mL 静脉滴注。

间羟胺（阿拉明）间接兴奋 α 受体、β 受体，对心脏和血管的作用同去甲肾上腺素，但作用弱，维持时间约 30 分钟。常用量为 2 ～ 10mg 肌内注射或 2 ～ 5mg 静脉注射；也可 10 ～ 20mg 加入 5% 葡萄糖溶液 100mL 静脉滴注。

多巴胺是最常用的血管收缩剂，具有兴奋 α 受体、β_1 受体和多巴胺受体作用，其药理作用与剂量有关。当剂量每分钟＜ 10μg/kg 时，主要作用 β_1 受体，可增强心肌收缩力和增加心输出量，并扩张肾和胃肠道等内脏器官血管；剂量每分钟＞ 15μg/kg 时则为 α 受体作用，增加外周血管阻力；抗休克时主要利用其强心和扩张内脏血管的作用，宜采取小剂量。为提升血压，可将小剂量多巴胺与其他缩血管药物合用，不增加多巴胺的剂量。

多巴酚丁胺对心肌的正性肌力作用较多巴胺强，能增加心输出量，降低肺毛细血管契压，改善心泵功能。常用量为每分钟 2.5 ～ 10g。小剂量有轻度缩血管作用。

异丙肾上腺素是能增强心肌收缩和提高心率的 β 受体兴奋剂，剂量 0.1 ～ 0.2mg 溶于 100mL 输液中。但对心肌有强大收缩作用和容易发生心律失常，不能用于心源性休克。

2. 血管扩张剂

分为 α 受体阻滞剂和抗胆碱能药两类。α 受体阻滞剂包括酚妥拉明、酚苄明等，能解除去甲肾上腺素所引起的小血管收缩和微循环淤滞并增强左室收缩力。

抗胆碱能药物包括阿托品、山莨菪碱和东莨菪碱。临床上较多用于休克治疗的是山莨菪碱（人工合成品为 654-2），可对抗乙酰胆碱所致平滑肌痉挛使血管舒张，起到改善微循环的作用。用法是每次 10mg，每 15 分钟一次，静脉注射，或者每小时 40 ～ 80mg 持续泵入，直到临床症状改善。

硝普钠也是一种血管扩张剂，作用于血管平滑肌，能同时扩张小动脉和小静脉，但对心脏无直接作用。剂量为 100mL 液体中加入 5 ～ 10mg 静脉滴注。滴速应控制在每分钟 20 ～ 100g，以防其中的高铁离子转变为亚铁离子。用药超过 3 日者应每日检测血硫氰酸盐浓度，血硫氰酸盐浓度超过 12.8% 时即应停药。

3. 强心药

强心药包括兴奋 α 和 β 肾上腺素能受体兼有强心功能的药物，如多巴胺和多巴酚丁胺等，其他还有可增强心肌收缩力，减慢心率作用的强心苷，如毛花苷丙。当在中心静脉压监测下，输液量已充分，当动脉压仍低而其中心静脉压显示已达 15cmH_2O 以上时，可经静脉注射毛花苷丙行快速洋地黄化（每日 0.8mg），首次剂量 0.4mg 缓慢静脉注射，有效时可再给维持量。

休克时应结合当时的主要病情选择血管活性药物，如休克早期主要病情与毛细血管前微血管痉挛有关；后期则与微静脉和小静脉痉挛有关。故应采用血管扩张剂配合扩容治疗。在扩容尚未完成时，如有必要，可适量使用血管收缩剂，应抓紧时间扩容，所用血管收缩剂的剂量不宜太大，时间不能太长。

为了兼顾各重要脏器的灌注水平，常将血管收缩剂与扩张剂联合应用。例如，去甲肾上腺素每分钟 0.1 ～ 0.5μg/kg 和硝普钠每分钟 1.0 ～ 10μg/kg 联合静脉滴注，可增加心脏指数 30%，减少外周阻力 45%，使血压提高到 10.7kPa（80mmHg）以上，尿量维持在每天 40mL 以上。

（六）皮质类固醇和其他药物的应用

皮质类固醇可用于感染性休克及其他较严重的休克。主要作用如下。

（1）阻断 α 受体兴奋作用，使血管扩张，降低外周血管阻力，改善微循环。

（2）保护细胞内溶酶体，防止溶酶体破裂。

（3）增强心肌收缩力，增加心输出量。

（4）增进线粒体功能和防止白细胞凝集。

（5）促进糖异生，使乳酸转化为葡萄糖，减轻酸中毒。一般主张应用大剂量，静脉滴注，一次滴完。为了防止多用皮质类固醇后可能产生的副作用，一般只用 1 ～ 2 次。

（七）治疗 DIC 改善微循环

对诊断明确的DIC，可用肝素抗凝，成人首次可用10000U（1mg相当于125U左右），一般 1.0mg/kg，6 小时一次；有时还使用抗纤溶药如氨甲苯酸、氨基己酸，抗血小板黏附和聚集的药物，如阿司匹林、双嘧达莫和小分子右旋糖酐。

（八）营养支持

休克患者行合理的营养支持有助于保护胃肠黏膜完整性、提高免疫功能、促进伤口愈合和减少脓毒血症的发生。严重创伤或感染时，机体呈高分解状态，每天所供热能应维持在 125 ～ 146kJ/kg。发生呼吸衰竭时，碳水化合物供给过多会加重二氧化碳潴留，可用长链脂肪酸来提供部分热能。增加蛋白质供应以维持正氮平衡。补充各种维生素和微量元素。维生素 C 和维生素 E 是氧自由基清除剂，可适当增加用量。

肠道淋巴组织控制病原菌的局部免疫反应。休克时，缺血、应激和应用抗生素、H_2受体阻滞剂、抗酸药和糖皮质激素治疗常破坏肠道免疫防御功能，易发生细菌易位。长期肠外营养可导致胃肠黏膜萎缩。肠道营养能刺激 IgA 和黏液分泌，保护胃肠黏膜免遭损伤，防止细菌易位和脂多糖吸收进入血液循环。只要胃肠功能允许，可开始肠道营养。

其他类药物包括：①钙通道阻断剂如维拉帕米、硝苯地平和地尔硫䓬等，具有防止钙离子内流、保护细胞结构与功能的作用；②吗啡类拮抗剂如纳洛酮，可改善组织血液灌流和防止细胞功能异常；③氧自由基清除剂如超氧化物歧化酶（SOD），能减轻缺血再灌注损伤中氧自由基对组织的破坏作用；④调节体内前列腺素（PGS），如输注依前列醇（PGI_2）以改善微循环。

六、病情监测和护理

根据病因，结合临床表现，通过监测，不但可了解患者病情变化和治疗反应，为休克的早期诊治争取有利时机，为调整治疗方案提供客观依据。

（一）病情监测

1. 一般监测

（1）精神状态：是脑组织有效血液灌流和全身循环状况的反映。例如患者意识清楚，对外界的刺激能正常反应，说明患者循环血量已基本恢复；相反，若患者表情淡漠、不安、谵妄或嗜睡、昏迷，反映大脑因循环不良而发生障碍。

（2）皮肤温度、色泽：是体现灌流情况的标志。如患者的四肢暖，皮肤干，轻压甲床或口唇时，局部暂时缺血呈苍白，松压后色泽迅速转为正常，可判断末梢循环已恢复、休克好转；反之说明休克情况仍存在。

（3）血压：维持血压稳定在休克治疗中十分重要。但是，血压并不是反映休克程度最敏感的指标。例如心输出量已有明显下降时，血压的下降常滞后约 40 分钟；当心输出量尚未完全恢复时，血压可已趋正常。因此，在判断病情时，还应兼顾其他的参数进行综合分析。在观察血压情况时，还要强调定时测量、比较血压情况。通常认为收缩压＜ 90mmHg、脉压＜ 20mmHg 是休克的表现；血压回升、脉压增大则是休克好转的征象。

（4）脉率：脉率的变化多出现在血压变化之前。脉率已恢复且肢体温暖者，虽血压还较低，但常表示休克趋向好转。常用脉率 / 收缩压（mmHg）计算休克指数，帮助判定休克的有无及轻重。指数为 0.5 多表示无休克；＞ 1.0 ～ 1.5 有休克；＞ 2.0 为严重休克。

（5）尿量：是反映肾血液灌注情况的有用指标。早期休克和休克复苏不完全的表现通常是少尿。对疑有休克或已确诊者，应观察每小时尿量，必要时留置导尿管。尿量＜ 25mL/h、比重增加者表明仍存在肾血管收缩和供血量不足；血压正常但尿量仍少且比重偏低者，提示有急性肾衰竭可能。当尿量维持在 30mL/h 以上时，则休克已得到纠正。此外，创伤危重患者复苏时使用高渗溶液者可能有明显的利尿作用；涉及垂体后叶的颅脑损伤可出现尿崩现象；尿路损伤可导致少尿与无尿。判断病情时应予注意。

2. 特殊监测

（1）中心静脉压（CVP）：中心静脉压代表右心房或者胸腔段腔静脉内压力的变化，

一般比动脉压要早，反映全身血容量及心功能状况。CVP 的正常值为 0.49 ～ 0.98kPa（5 ～ 12cmH_2O）。当 CVP ＜ 0.49kPa 时，表示血容量不足；高于 1.47kPa（15cmH_2O）时，则提示心功能不全、肺循环阻力增高或静脉血管床过度收缩；若 CVP 超过 1.96kPa（20cmH_2O），则表示存在充血性心力衰竭。临床实践中，通常进行连续测定，动态观察其变化趋势以准确反映右心前负荷的情况（表 6-5）。

表 6-5　休克时中心静脉压与血压变化的关系与产生原因及处理原则

CVP	血压	原因	处理原则
低	低	血容量相对不足	充分补液
低	正常	心收缩力良好，血容量相对不足	适当补液，注意改善心功能
高	低	心功能不全或血容量相对过多	强心剂、纠正酸中毒、扩张血管
高	正常	容量血管过度收缩，肺循环阻力增高	扩张血管
正常	低	心功能不全或血容量不足	补液试验

(2) 肺毛细血管楔压（PCWP）：应用 Swan-Ganz 漂浮导管可测得肺动脉（PAP）和肺毛细血管楔压（PCWP），可反映左心房、左心室压和肺静脉。PCWP 的正常值为 0.8 ～ 2.0kPa（6 ～ 15mmHg），与左心房内压接近；PAP 的正常值为 1.3 ～ 2.9kPa（10 ～ 22mmHg）。PCWP 增高常见于肺循环阻力增高，例如肺水肿时，PCWP 低于正常值反映血容量不足（较 CVP 敏感）。因此，临床上当发现 PCWP 增高时，即使 CVP 尚属正常，也应限制输液量以免发生或加重肺水肿。此外，还可在作 PCWP 时获得血标本进行混合静脉血气分析，了解肺内通气 / 灌流比或肺内动静脉分流的变化情况。但必须指出，肺动脉导管技术是一项有创性检查，有发生严重并发症的可能（发生率约为 3% ～ 5%），故应当严格掌握适应证。

(3) 心输出量（CO）和心脏指数（CI）：CO 是心率和每搏排出量的乘积，可经 Swan-Ganz 倒灌应用热稀释法测出。成人 CO 的正常值为每分钟 4 ～ 6L；单位体表面积上的 CO 便称作心脏指数（CI），正常值为每分钟 2.5 ～ 3.5L/m^2。此外，还可按下列公式计算出总外周血管阻力（PVR）。

$$PVR=\frac{平均动脉压-中心静脉压}{心输出量}\times 80$$

PVR 正常值为 100 ～ 130kPa/（S・L）。了解和监测上述各参数对于抢救休克时及时发现和调整异常的血流动力学有重要意义。CO 值通常在休克时较正常值有所降低；有的感染性休克时却可能高于正常值。

（二）休克护理

1. 一般护理

(1) 将患者安置在单间病房，室温 22 ～ 28℃，湿度 70% 左右，保持通风良好，空气新鲜。

(2) 设专人护理，护理人员不离开患者身边，保持病室安静，避免过多搬运患者，建立护理记录，详细记录病情变化及用药。

(3) 体位：休克患者体位很重要，最有利的体位是头和腿均适当抬高30°，松解患者紧身的领口、衣服，使患者平卧，立即测量患者的血压、脉搏、呼吸，并在以后每5～10分钟重复1次，直至平稳。

(4) 保温：大多数患者有体温下降、怕冷等表现，需要适当保暖，但不需在体表加温，不用热水袋。因体表加温可使皮肤血管扩张，减少了生命器官的血液供应，破坏了机体调节作用，对抗休克不利。但在感染性休克持续高热时，可采用降温措施，因低温能降低机体对氧的消耗。

(5) 吸氧与保持呼吸道通畅：休克患者都有不同程度缺氧症状，应给予氧气吸入。吸入氧浓度40%左右，并保持气道通畅。必要时可以建立人工气道。用鼻导管或面罩吸氧时，尤应注意某些影响气道通畅的因素，如舌后坠，有颌面、颅底骨折，咽部血肿，鼻腔出血，吸入异物及呕吐物后的患者；气道灼伤，过敏反应引起的喉头水肿的患者；颈部血肿压迫气管及严重的胸部创伤的患者，为防止出现气道梗阻，应给予必要的急救护理措施。如用舌钳将舌头拉出；清除患者口中异物、分泌物；使患者侧卧，头偏向一侧；尽可能建立人工气道，确保呼吸道通畅。

(6) 输液：开放两条及以上静脉通路，尽快进行静脉输液。必要时可采用中心静脉置管输液。深静脉适宜快速输液，浅表静脉适宜均匀而缓慢地滴入血管活性药物或其他需要控制滴速的药物。输液前要采集血标本进行有关化验，并根据病情变化随时调整药物。低血容量性休克且无心脏疾患的患者，速度可适当加快，老年人或有心肺疾病患者速度不宜过快，避免发生急性肺水肿。抗休克时，输液药物繁多，要注意药物间的配伍禁忌、药物浓度及滴速。此外，抢救过程中常有大量的临时口头医嘱，用药后及时记录，且执行前后应及时查对，避免差错。意识不清、烦躁不安患者输液时，肢体应以夹板固定。输液装置上应写出床号、姓名、药名及剂量等。

(7) 记出入液量：密切观察病情变化，准确记录24小时出入液量，以供补液计划做参考。放置导尿管，以观察和记录单位时间尿量，扩容的有效指标是每小时尿量维持在30mL以上。

2. 临床护理

(1) 判断休克的前期、加重期、好转期，护理人员通过密切观察病情，及早发现与判断休克的症状，与医师密切联系，做到及早给予治疗。

① 休克前期：护理人员要及早判断患者病情，在休克症状未充分表现之前，就给予治疗，往往可以使病情向有利方面转化，避免因治疗不及时而导致病情恶化。患者意识清醒，烦躁不安，恶心、呕吐，略有发绀或面色苍白，肢体湿冷，出冷汗，心搏加快，但脉搏尚有力，收缩压可接近正常，但不稳定，遇到这些情况，应考虑到休克有早期表现，及时采取措施，使患者病情向好的方面发展。

② 休克加重期：表现为烦躁不安，表情淡漠，意识模糊甚至昏迷，皮肤发紫，冷汗，或出现出血点，瞳孔反射迟钝，脉搏细弱，血压下降，脉压变小，尿少或无尿。此时医护人员必须密切合作，采取各种措施，想方设法挽救患者生命。

③ 休克好转期：表现为神志逐渐转清，表情安静，皮肤转为红润，出冷汗停止，脉搏有力且变慢，呼吸平稳而规则，脉压增大，血压回升，尿量增多且每小时多于30mL，皮肤及肢体变暖。

(2) 迅速除去病因，还应积极采取相应措施。临床上多种多样的原因可导致休克，积极而又迅速除去病因占重要地位。如立即对开放伤口进行包扎、止血、固定伤肢，抗过敏、抗感染治疗，给予镇静、镇痛药物，使患者能安静接受治疗等。如过敏性休克，在医师未到之前，应立即给予皮下或肌内注射 0.1% 肾上腺素 1mL，并且给予氧气吸入及建立输液通道。如外科疾病，内脏出血、肠坏死、急性化脓性胆管炎等及妇产科前置胎盘、宫外孕大出血等，应一方面及时地恢复有效循环血量，另一方面要积极地除去休克的病因，立即施行手术才能挽救患者生命。护理人员在抗休克治疗的同时，必须迅速做好术前准备，立即将患者送至手术室进行手术。

(3) 输液的合理安排。护理人员在执行医嘱时，要注意输液速度及量与质的合理安排，开始输液时决定量和速度比决定补什么溶液更为重要。在紧急情况下，血源困难抢救休克时，可立即大量迅速输入 0.9% 氯化钠溶液。输入单纯的晶体液虽然能补充血容量，但晶体液很快转移到血管外，不能有效地维持血管内的血容量。应将该晶体液与胶体液交替输入，以便保持血管胶体渗透压来维持血容量。在输入血管收缩剂或血管扩张剂时，如去甲肾上腺素、多巴胺等，因这些药物刺激性强，对注射局部容易产生坏死，而休克患者反应迟钝，故护理患者要特别谨慎，经常观察输液局部变化，发现异常要及时处理和更换部位。

(4) 仔细观察病情变化。休克是一个严重的变化多端的动态过程，要取得最好的治疗效果，必须注意加强临床护理中的动态观察。护理人员在精心护理的过程中，从病床边可以随时获得可靠的病情进展的重要指标。关键是对任何细微的变化都不能放过，同时，要做出科学的判断。其观察与判断的内容如下。

① 意识表情：患者的意识表情的变化能反映中枢神经系统血液灌流情况。脑组织灌注不足、缺氧，表现为烦躁、神志淡漠、意识模糊或昏迷等。严重休克时细胞反应降低，患者由兴奋转为抑制，表示脑缺氧加重病情恶化。患者经治疗后意识转清楚，反应良好，提示循环改善。早期休克患者有时需要心理护理，耐心劝慰患者，使之配合治疗与护理。另外对谵妄、烦躁、意识障碍者，应给予适当约束并加用床档，以防坠床发生意外。

② 末梢循环：患者皮肤色泽、温度、湿度能反映体表的血液灌注情况。正常人轻压指甲或唇部时，局部因暂时缺血而呈苍白色，松压后迅速转为红润。轻压口唇、甲床苍白色区消失时间超过 1 秒，为微循环灌注不足或有疲滞现象。休克时患者面色苍白、皮肤湿冷表明病情较重，患者皮色从苍白转为发绀，则提示进入严重休克，由发绀又出现皮下瘀点、瘀斑，注射部位渗血，则提示有 DIC 的可能，应立即与医师联系。如果患者四肢温暖，皮肤干燥，压口唇或指甲后苍白消失快（< 1 秒），迅速转为红润，表明血液灌注良好，休克好转。

③ 颈静脉和周围静脉：颈静脉和周围静脉充盈常提示高血容量的情况。休克时，由于血容量锐减，静脉瘪陷，当休克得到纠正时，颈静脉和周围静脉充盈，若静脉怒张则提示补液量过多或心功能不全。

④ 体温：休克患者体温常低于正常水平，但感染性休克有高热。护理时应注意保暖，如盖被、低温电热毯或空气调温等，但不宜用热水袋加温，以免烫伤和使皮肤血管扩张，加重休克。高热患者可以采用冰袋、冰帽或低温等渗盐水灌肠等方法进行物理降温，也可配合室内通风或药物降温法。

⑤ 脉搏：休克时脉率增快，常出现于血压下降之前。随着病情恶化，脉率加速，脉搏变细弱甚至摸不到。若脉搏逐渐增强，脉率转为正常，脉压由小变大，提示病情好转。为准确起见，有时需结合心脏听诊和心电图监测。若心率超过每分钟 150 次或高度房室传导阻滞等可降低心输出量，值得注意。

⑥ 呼吸：注意呼吸次数，有无节律变化，呼吸增速、变浅、不规则，说明病情恶化；反之，呼吸频率、节律及深浅度逐渐恢复正常，提示病情好转。呼吸增至每分钟 30 次以上或降至每分钟 8 次以下，表示病情危重。应保持呼吸道通畅，有分泌物应及时吸出，鼻导管给氧时用每分钟 6 ～ 8L 的高流量（氧浓度 40% ～ 50%），输入氧气应通过湿化器或在患者口罩处盖上湿纱布，以保持呼吸道湿润，防止黏膜干燥。每 2 ～ 4 小时检查鼻导管是否通畅。行气管插管或切开、人工辅助通气的患者，更应注意全面观察机器工作状态和患者反应两方面的变化。每 4 ～ 6 小时测量全套血流动力学指标、呼吸功能及血气分析 1 次。高流量用氧者停用前应先降低流量，逐渐停用，使呼吸中枢逐渐兴奋，不能骤停吸氧。

⑦ 瞳孔：正常瞳孔两侧等大、圆形。双侧瞳孔不等大应警惕脑疝的发生。如双侧瞳孔散大，对光反射减弱或消失，说明脑组织缺氧，病情危重。

⑧ 血压与脉压：观察血压的动态变化对判断休克有重要作用。脉压越低，说明血管痉挛程度越重。而脉压增大，则说明血管痉挛开始解除，微循环趋向好转。此外，在补充血容量后，血流改善，血压也必然上升。通常认为上肢收缩压低于 12kPa（90mmHg）、脉压＜ 2.7kPa（20mmHg），且伴有毛细血管灌流量减少症状，如肢端厥冷、皮肤苍白等，是休克存在的证据。休克过程中，血流和血压是成正比的。因此，对休克患者的血压观察不能忽视。但治疗休克的目的在于改善全身组织血液灌注，恢复机体的正常代谢。不能单纯以血压高低来判断休克的治疗效果。在休克早期或代偿期，由于交感神经兴奋，儿茶酚胺释放舒张压升高，而收缩压则无明显改变，故应注意脉压下降和交感兴奋的征象。相反，如使用血管扩张剂或硬膜外麻醉时，收缩压 12kPa 左右而脉压正常（4 ～ 5.3kPa），且无其他循环障碍表现，则为非休克状态。此外，平时高血压的患者，发生休克后收缩压仍可能＞ 16kPa（120mmHg），但组织灌注已不足。因此，应了解患者基础血压。致休克因素使收缩压降低 20% 以上时考虑休克。重度休克患者，袖带测压往往不准确，可用桡动脉穿刺直接测压。休克治疗过程，定时测压，对判断病情、指导治疗很有价值。若血压逐渐下降甚至不能测知，且脉压减小，则说明病情加重。血压回升到正常值，或血压虽低，但脉搏有力，手足转暖，则休克趋于好转。

⑨ 尿量：观察尿量就是观察肾功能的变化，也是护理人员对休克患者重点观察的内容之一。尿量和尿比重是反映肾毛细血管的灌流量，也是内脏血液流量的一个重要指标。在休克过程，长时间的低血容量和低血压，或使用了大量血管收缩剂后，可使肾灌流量不足，肾缺血，从而影响肾功能。此时，患者肾小球滤过率严重下降，临床出现少尿或无尿。如经扩容治疗后，尿量仍每小时少于 25 ～ 30mL，应与医师联系，在医师协助下进行利尿试验。用 20% 甘露醇溶液 100 ～ 200mL 于 15 ～ 30 分钟内静脉滴注，或用呋塞米 20 ～ 40mg 于 1 ～ 2 分钟内静脉注入，如不能使尿量改善，则表示已发生肾衰竭。此时应立即控制入量，补液应十分慎重。急性肾衰竭时，肾小管分泌钾的功能下降，同时大量组织破坏，蛋白质分解代谢亢进，钾从细胞内大量溢出进入细胞外液，故急性肾衰竭少尿

期，血钾必然升高。当血钾升高超过 7mmol/L 时，如不积极治疗，可发生各种心室颤动和心搏停止，因此要限制钾的摄入。反复测定血钾、钠、氯，根据化验报告和尿量的情况来考虑钾的应用。可给予碳酸氢钠纠正酸中毒，使钾离子再进入细胞内，或给予葡萄糖加胰岛素静脉滴入，可使血清钾离子暂时降低。如果经过治疗尿量稳定在每小时 30mL 以上时，提示休克好转。因此，严格、认真记录尿量极为重要。

除此之外，还应注意并发症的观察，休克肺、心力衰竭、肾衰竭及 DIC 是休克死亡的常见并发症。①成人呼吸窘迫综合征（ARDS，又称休克肺）。应注意观察有无进行性呼吸困难、呼吸频率加快（每分钟＞ 35 次）；有无进行性严重缺氧，经一般氧疗不能纠正，PaO_2 ＜ 70mmHg（9.33kPa）并有进行性下降的趋势。特别常见于原有心、肾功能不全的患者，过度输入非胶体溶液更易发生。如有上述表现立即报告医师，及时处理。②急性肾衰竭。如血容量已基本补足，血压已回升至接近正常或已达正常，而尿量仍＜ 20mL/h，并对利尿剂无反应者，应考虑急性肾衰竭的可能。③心功能不全。如血容量已补足，中心静脉压达 12cmH_2O（1.18kPa），又无酸中毒存在，而患者血压仍未回升，则提示心功能不全，尤其老年人或原有慢性心脏病的患者有发生急性肺水肿的可能，应立即减慢输液速度或暂停输液。④ DIC。如休克时间较长的患者，应注意观察皮肤有无瘀点、瘀斑或血尿、便血等，如有以上出血表现，则需考虑并发 DIC，应立即取血作血小板、凝血酶原时间、纤维蛋白原等检查，并进行抗凝治疗。

（5）应用血管活性药物的护理。

① 开始用升压药或更换升压药时血压常不稳定，应每 5 ～ 10 分钟测量血压 1 次，有条件的患者连续监测动脉压。随血压的高低调节药物浓度。对升压药较敏感的患者，收缩压可由测不到而突然升高甚至可达 26.7kPa（200mmHg）。在患者感到头痛、头晕、烦躁不安时应立即停药，并报告医师。用升压药必须从最低浓度且慢速开始，每 5 分钟测血压 1 次，待血压平稳及全身情况改善后，改为 30 分钟 / 次，并按药物浓度及剂量计算输入量。

② 静脉滴注升压药时，切忌使药物外渗，以免导致局部组织坏死。

③ 长期输液的患者，应每 24 小时更换一次输液管，并注意保护血管及穿刺点。选择血管时先难后易，先下后上，输液肢体应适当制动，但必须松紧合适，以免回流不畅。

（6）预防肺部感染：病房内定期空气消毒并控制探视，定期湿化消毒。避免交叉感染，进行治疗操作时，注意遮挡，适当暴露以免受凉。如有人工气道，注意口腔护理，鼓励患者有效咳痰。痰不易咳出时，行雾化吸入。不能咳痰者及时吸痰，保证呼吸道通畅，以防止肺部并发症。

（7）心理护理：经历休克繁多而紧急的抢救后，患者受强烈刺激，易使患者倍感自己病情危重、与死亡面临而产生恐惧、焦虑、紧张、烦躁不安。这时亲属的承受能力、应变能力也随之下降，则将严重影响与医护人员的配合。因此，护士应积极主动配合医疗，认真、准确无误地执行医嘱；紧急情况下医护人员也要保持镇静，快而有序、忙而不乱地进行抢救工作，以稳定患者及其家属的情绪，并取得他们的信赖感和主动配合；待患者病情稳定后，及时做好安慰和解释工作，使患者积极配合治疗及护理，树立战胜疾病的信心；保持安静、整洁舒适的环境，减少噪声，让患者充分休息；应将患者病情的危险性和治疗、护理方案及期望治疗前途告诉患者家属，在让他们心中有数的同时，协助医护人员做好患者的心理支持，以利于早日康复。

第五节 急性中毒的护理

一、急性中毒概述

（一）概述

急性中毒是指有毒的化学物质短时间内或一次超量进入人体而造成组织、器官器质性或功能性损害。急性中毒发病急骤、症状凶险、变化迅速，如不及时救治，会危及生命。

（二）护理

1. 护理评估

（1）病史：毒物接触史。

（2）生命体征及临床表现：瞳孔、皮肤、黏膜、神志情况等。

（3）辅助检查：肝、肾功能，血清胆碱酯酶，血气分析，尿液检查，毒物检测，心电图，脑电图等。

（4）心理 - 社会评估：患者及其家属的情绪及心理反应。

2. 护理措施

（1）急救处理：①立即终止接触毒物，对有害气体吸入性中毒者立即离开现场；对皮肤、黏膜沾染接触性中毒者，马上离开毒源，脱去污染衣物，用清水冲洗体表、毛发、甲缝等。②促进毒物的排除，常用催吐、洗胃、导泻、灌肠、使用吸附剂等方法清除胃肠道尚未吸收的毒物；通过利尿、血液净化等方法排出已吸收的毒物。③保持呼吸道通畅，及时清除呼吸道分泌物，根据病情给予心电监护、氧气吸入，必要时气管插管。④建立静脉通道，遵医嘱给予特效解毒剂及其他抢救药物。⑤血液透析或血液灌流。⑥高压氧治疗：主要用于急性一氧化碳中毒、急性硫化氢、氰化物中毒、急性中毒性脑病等。

（2）一般护理：①病情观察，严密观察生命体征及神志、瞳孔的变化，记录 24 小时液体出入量等。②药物护理，观察特效解毒剂的效果及不良反应。③对症护理，昏迷者尤其需注意使其呼吸道保持通畅，维持其呼吸循环功能，做好皮肤护理，定时翻身，防止压疮发生。惊厥时应避免患者受伤，应用抗惊厥药物；高热者给予降温；尿潴留者给予导尿等。④基础护理，保证充足的睡眠，合理饮食，做好口腔护理。⑤心理护理，细致评估患者的心理状况，尤其对服毒自杀者，应尊重其隐私，要做好患者的心理护理，注意引导他们正确对待人生，做好家属的思想工作，正确引导，防范患者再次自杀。

3. 健康指导

（1）加强宣传：在厂矿、农村、城市居民中结合实际情况，普及植物、药物等相关防毒知识，向群众介绍有关中毒的预防和急救知识。

（2）不吃有毒或变质的食品：如无法辨别有无毒性的蕈类、怀疑为有机磷杀虫药毒死的家禽、河豚、棉籽油、新鲜腌制咸菜或变质韭菜、变质菠菜等，均不可食用。

（3）加强毒物管理：严格遵守有关毒物的防护和管理制度，加强毒物保管。厂矿中有毒物质的生产设备应密闭化，防止化学物质跑、冒、滴、漏。生产车间和岗位应加强通风，防止毒物聚积导致中毒。农药中杀虫剂和杀鼠剂毒性很大，要加强保管，标记清楚，防止误食。

4. 护理评价

经过治疗和护理，评价患者是否达到：①生命体征平稳；②安全意识增强；③能运用有效的应对技巧，情绪稳定，有战胜疾病的信心。

二、有机磷农药中毒

（一）概述

有机磷农药中毒：有机磷农药是胆碱酯酶抑制剂，与人体内的胆碱酯酶有很强的亲和力，抑制了胆碱酯酶的活性，导致乙酰胆碱在体内大量蓄积，从而发生一系列临床中毒症状，如多汗、流涎、流涕、肌肉纤颤及头昏、头痛、烦躁不安，甚至惊厥或昏迷。

（二）护理

1. 护理评估

（1）病史：有无口服、喷洒或其他方式的有机磷杀虫药接触史。

（2）生命体征及临床表现：毒蕈碱样症状、烟碱样症状和中枢神经系统症状。

（3）辅助检查：全血胆碱酯酶活力（ChE）测定和尿中有机磷杀虫药分解产物测定。

（4）心理 - 社会评估：患者及其家属的情绪及心理反应。

2. 护理措施

（1）急救处理：①立即脱离现场，脱去污染的衣服，用肥皂水彻底清洗污染的皮肤、毛发和指甲等，减少毒物吸收。②经口服中毒 6 小时内者，应用清水、氯化钠溶液、2% 碳酸氢钠溶液［如为美曲膦酯（敌百虫）中毒，忌用碳酸氢钠溶液，因碱性溶液能使其转化成毒性更强的敌敌畏（DDV）］或 1 ∶ 5000 高锰酸钾溶液（硫代磷酸中毒忌用 1 ∶ 5000 高锰酸钾溶液）反复洗胃，直至洗出液清亮无气味为止。洗胃结束，予以 50% 的硫酸镁 50 ～ 100mL 导泻。③保持呼吸道通畅，及时清除呼吸道分泌物，根据病情给予心电监护、氧气吸入，必要时应用机械通气。心搏骤停时，立即行心肺脑复苏等抢救措施。④建立静脉通道，遵医嘱给予特效解毒剂及其他抢救药物。

（2）一般护理：①病情观察，严密观察生命体征、神志及瞳孔的变化，以及有无中毒后“反跳”现象等。②药物护理，观察解毒剂的疗效及不良反应。③对症护理，重度中毒出现呼吸抑制者应迅速进行气管内插管，清除气道内分泌物，保持气道通畅，给氧；呼吸衰竭者，应用机械通气支持；发生休克、急性脑水肿及心搏骤停的患者给予相应的急救处理。④基础护理，保证充足的睡眠，合理饮食，做好口腔护理。⑤心理护理，了解患者服毒或染毒的原因，根据不同的心理特点予以心理疏导，以诚恳的态度为患者提供情感上的支持，并认真做好家属的思想工作。

3. 健康指导

（1）健康教育，普及宣传有机磷杀虫药急性中毒防治知识。

（2）严格执行有机磷杀虫药管理制度，加强生产、运输、保管和使用的安全常识和劳动保护措施教育。

（3）因自杀而中毒者出院后，患者应学会如何应对应激原的方法，树立生活的信心，并应争取获得社会多方面的情感支持。

4. 护理评价

经过治疗和护理，评价患者是否达到：①生命体征平稳；②安全意识增强；③能运用有效的应对技巧，情绪稳定，有战胜疾病的信心。

三、百草枯中毒

（一）概述

百草枯是目前最常用的除草剂之一，又名克芜踪、对草快，接触土壤后迅速失活，对人、畜有很强的毒性作用。大多数中毒者是由于误服或自杀口服引起中毒，但也可经皮肤和呼吸道吸收中毒致死。

（二）护理

1. 护理评估

（1）病史：毒物接触史。

（2）生命体征及临床表现：是否出现肝大、黄疸和肝功能异常甚至肝衰竭等。

（3）辅助检查：肝、肾功能，肌钙蛋白，尿液检查，毒物检测，胸部 X 线检查等。

（4）心理 - 社会评估：患者及其家属的情绪及心理反应。

2. 护理措施

（1）急救处理：①现场急救，一经发现，立即给予催吐并口服白陶土悬液，或者就地取材用泥浆水 100 ～ 200mL 口服。②减少毒物吸收，尽快脱去污染的衣物，用肥皂水彻底清洗被污染的皮肤、毛发。若眼部受污染，立即用流动清水冲洗，时间＞ 15 分钟。用白陶土洗胃后口服吸附剂（药用炭或 15% 的漂白土）以减少毒物的吸收。③建立静脉通道，遵医嘱应用抢救药物及其他药物。④保持呼吸道通畅，慎用氧疗。轻、中度中毒者禁止吸氧；重度缺氧者当 PaO_2 ＜ 40mmHg 时，可给予短时间、低流量、低浓度氧气吸入，当 PaO_2 ≥ 70mmHg 时，即可停止氧疗，以防加重中毒。若出现严重低氧血症，发生呼吸衰竭、ARDS 时，应尽早实施人工通气，改善氧合功能，减轻肺损伤。⑤促进毒物排泄，除常规输液、应用利尿剂外，最好在患者服毒后 6 ～ 12 小时内进行血液灌流或血液透析。⑥防治肺损伤和肺纤维化，及早按医嘱给予自由基清除剂，如维生素 C、维生素 E、还原型谷胱甘肽、茶多酚等，以防止氧自由基形成过多过快，减轻其对细胞膜结构的破坏。早期大剂量应用肾上腺糖皮质激素，可延缓肺纤维化的发生，降低百草枯中毒的死亡率。

（2）一般护理：①病情观察，严密观察生命体征及神志瞳孔的变化等。②药物护理，观察药物的效果及不良反应。③对症护理，加强对口腔溃疡、炎症的护理；呼吸衰竭者，应用机械通气支持。④基础护理，保证充足的睡眠，合理饮食，做好口腔护理。⑤心理护理，细致评估患者的心理状况，尤其对服毒自杀者，要做好患者的心理护理，防范患者再次自杀。

3. 健康指导

（1）严格执行农药管理的有关规定，实行生产许可和销售专营制度，避免农药扩散和随意购买。

（2）开展安全使用农药教育，加强对购买使用百草枯药物人群的教育，告知其药物对人体损伤的不可逆性。

（3）因自杀而中毒者出院后，患者应学会如何应对应激原的方法，树立生活的信心，并应争取获得社会多方面的情感支持。

4. 护理评价

经过治疗和护理，评价患者是否达到：①生命体征平稳；②安全意识增强；③能运用有效的应对技巧，情绪稳定，有战胜疾病的信心。

四、一氧化碳中毒

（一）概述

一氧化碳中毒俗称煤气中毒。一氧化碳与血红蛋白的亲和力是氧与血红蛋白亲和力的240倍，一旦一氧化碳吸入体内后，85%与血液中的血红蛋白结合，形成稳定的、不具备携氧能力的碳氧血红蛋白（HbCO），从而使血红蛋白携氧力降低，导致组织缺氧。临床表现为头痛、头晕、乏力、胸闷、恶心、耳鸣、心率加速、嗜睡、意识模糊、口唇黏膜呈樱桃红色，严重者可出现呼吸、血压、脉搏的改变，甚至发生深昏迷、呼吸和循环衰竭。

（二）护理

1. 护理评估

（1）病史：一氧化碳接触史、中毒时所处的环境、停留时间及突发昏迷情况等。

（2）生命体征及临床表现：轻者有头晕、头重感，头痛，四肢无力、视物不清、感觉迟钝、恶心、呕吐、心悸等。重者可出现脑水肿、肺水肿、心律失常、休克等。

（3）辅助检查：血液HbCO测定、脑电图检查、头部CT扫描等。

（4）心理-社会评估：患者及其家属的情绪及心理反应。

2. 护理措施

（1）急救处理：①脱离中毒环境，迅速将患者移至空气新鲜处，保持呼吸道通畅，注意保暖。如发生心搏、呼吸骤停，应立即进行心肺脑复苏。②纠正缺氧，立即给予高浓度氧气吸入，8～10L/min，以后根据具体病情采用持续低浓度氧气吸入，有条件者应尽早行高压氧舱治疗，最佳时间为4小时内。高压氧舱治疗能增加血液中的溶解氧，提高动脉血氧分压，使毛细血管内的氧容易向细胞内弥散，迅速纠正组织缺氧。必要时使用呼吸兴奋剂、建立人工气道。③开放静脉通路，按医嘱给予输液和药物治疗。④防治脑水肿，严重中毒时，应在积极纠正缺氧同时给予脱水疗法。⑤对症支持治疗，频繁抽搐者，可应用地西泮、苯妥英钠等药物，积极防治继发感染，纠正休克，维持水、电解质及酸碱代谢平衡，应用促进脑细胞代谢药物，防止神经系统和心脏并发症的发生。⑥监测HbCO的变化。

（2）一般护理：①病情观察，严密观察生命体征及神志、瞳孔的变化等，准确记录24小时内液体出入量，合理控制输液的量及速度，防止脑水肿、肺水肿及电解质紊乱的发生。②药物护理，观察药物的疗效及不良反应。③预防护理，昏迷患者加强基础护理，预防坠积性肺炎、泌尿系统感染和压疮发生；做好安全防护，防止自伤和坠伤。④心理护理，给予积极的心理支持护理，增强患者康复信心并做好健康指导。

3. 健康指导

（1）加强预防一氧化碳中毒的宣传，家庭用火炉要安装烟囱，确保烟囱严密不可漏气，保持室内通风。

（2）厂矿使用煤气或产生煤气的车间、厂房要加强通风，配备一氧化碳浓度监测、报警设施。

(3) 进入高浓度一氧化碳的环境执行紧急任务时，要戴好特制的一氧化碳防毒面具，系好安全带，两人同时工作，以便彼此监护和互救。

(4) 出院时留有后遗症的患者，应鼓励其继续治疗，并教会家属功能锻炼的方法。

4. 护理评价

经过治疗和护理，评价患者是否达到：①生命体征平稳；②安全意识增强；③能运用有效的应对技巧，情绪稳定，有战胜疾病的信心。

五、急性酒精中毒

(一) 概述

急性酒精中毒是指因饮酒过量引起的以神经精神症状为主的中毒性疾病，严重者可累及呼吸、循环系统，导致意识障碍、呼吸和循环衰竭，甚至危及生命。饮入的乙醇可经胃和小肠完全吸收，1 小时内血液中含量较高，以后很快降低。中毒时乙醇对中枢神经系统具有先兴奋后抑制作用，大剂量可致中枢麻醉和心脏抑制。临床上分为三期：兴奋期、共济失调期、昏迷期。

(二) 护理

1. 护理评估

(1) 病史：饮酒量及个人耐受性。

(2) 生命体征及临床表现：确认临床分期。

(3) 辅助检查：肝、肾功能，血液电解质浓度，血中乙醇浓度，心电图，颅脑 CT 扫描等。

(4) 心理 - 社会评估：患者及其家属的情绪及心理反应。

2. 护理措施

(1) 急救处理：①保持呼吸道通畅，立即使患者取平卧位，头偏向一侧，及时清除口鼻腔呕吐物及分泌物，给予氧气吸入。必要时予气管插管进行机械通气及心电监护。②催吐及洗胃，轻度中毒者可用催吐法；重度中毒者中毒在 2 小时内予胃管，接洗胃机进行自动洗胃。③建立静脉通道，遵医嘱使用催醒药物及其他药物，尽量使用静脉留置针。

(2) 一般护理：①病情观察，严密观察生命体征及神志、瞳孔的变化，观察呕吐物及洗出液体的颜色、性质及量。②药物护理，观察药物的效果及不良反应。③安全防护，患者多数表现为烦躁、兴奋多语、四肢躁动，应加强巡视，使用床栏，必要时给予适当的保护性约束，防止意外发生；除做好患者的安全防护外，还要防止其伤害他人（包括医务人员)。④注意保暖，急性酒精中毒患者全身血管扩张，散发大量热量，有些甚至寒战。此时应适当提高室温，加盖棉被等保暖措施，并补充能量。⑤基础护理，为患者做好口腔护理、饮食护理等。⑥心理护理，给予患者及家属积极的心理支持。

3. 健康指导

(1) 宣传大量饮酒的危害，帮助患者认识过量饮酒时对身体的危害，以及长期酗酒对家庭社会的不良影响。

(2) 创造替代条件，加强文娱体育活动，帮助患者建立健康的生活方式，减少酒精中毒的发生。

4. 护理评价

经过治疗和护理，评价患者是否达到：①生命体征平稳；②知晓过量饮酒的危害；③能运用有效的应对技巧，情绪稳定，生活态度积极健康。

六、急性安眠药中毒

（一）概述

急性安眠药中毒是由于服用过量的安眠药而导致的一系列中枢神经系统过度抑制的病症。安眠药是中枢神经系统抑制药，具有镇静、催眠作用，小剂量时可使人处于安静或嗜睡状态，大剂量可麻醉全身，包括延髓中枢。一次大剂量服用可引起急性安眠药中毒，其主要临床表现为嗜睡、情绪不稳定、注意力不集中、记忆力减退、发音含糊不清、步态不稳、眼球震颤、共济失调、明显的呼吸抑制等。

（二）护理

1. 护理评估

（1）病史：服药的原因。

（2）生命体征及临床表现：表现为头晕、记忆力减退、嗜睡、共济失调、知觉消失、睫反应消失，严重者昏迷、抽搐、瞳孔扩大、对光反射消失。

（3）辅助检查：尿或胃内容物的血药浓度、血常规、尿常规等。

（4）心理 - 社会评估：患者及其家属的情绪及心理反应。

2. 护理措施

（1）急救处理：①保持呼吸道通畅，吸氧 3 ～ 4L/min，深昏迷患者应酌情予气管插管，呼吸机辅助通气；心电监护，监测心率、注意有无心律失常、观察血压及血氧饱和度。②立即洗胃及导泻，用1∶5000 高锰酸钾或温水洗胃，给予硫酸钠导泻。③建立静脉通道，遵医嘱运用解毒剂及其他药物。贝美格 50mg 稀释于 10% 葡萄糖溶液 10mL 中静脉注射或以 200 ～ 300mg 稀释于 10% 葡萄糖溶液中缓慢静脉滴注；静脉滴注适量甘露醇或呋塞米以降低颅内压。④血液灌流，血浆置换，促进毒物排泄。

（2）一般护理：①病情观察，严密观察意识状态、生命体征及瞳孔的变化。②药物护理，观察药物的疗效及不良反应。③基础护理，意识不清者注意体位，仰卧位时头偏向一侧，或侧卧位，防止舌后坠，做好口腔护理及皮肤护理，防止压疮和感染。④饮食护理，昏迷时间超过 3 ～ 5 日，营养不易维持的患者，可由鼻饲补充营养及水分。应给予高热量、高蛋白、易消化的流质饮食。⑤心理护理，若是自杀患者，待其清醒后，要有的放矢地做好心理护理，尽可能地解决患者的思想问题，从根本上消除患者的自杀念头，应密切观察患者，避免患者独处，防止患者自杀。

3. 健康指导

（1）向失眠者普及睡眠紊乱的原因及避免方法等相关知识。

（2）长期服用大量安眠药的患者，不能突然停药，应逐渐减量后停药。

（3）加强药物管理：药房医护人员对安眠药的保管、处方、使用管理要严格，家庭中有情绪不稳定或精神不正常者，家属对该类药物一定要妥善保管，以免发生意外。

4. 护理评价

经过治疗和护理，评价患者是否达到：①生命体征平稳；②生活态度积极；③能运用有效的应对技巧，情绪稳定，有战胜疾病的信心。

七、新型毒品中毒

（一）概述

新型毒品是相对鸦片、大麻、可卡因这些传统毒品而言，主要是指人工化学合成的精神类毒品，如冰毒、摇头丸等。这类毒品直接作用于人的精神系统，使精神兴奋或抑制，连续使用能使人产生依赖性，滥用后导致中毒，表现为出现幻觉、精神分裂症状，如讲话含糊不清，头昏，精神错乱，过度兴奋，出现幻觉、幻视、幻听、运动障碍等，使用过量甚至可导致死亡。

（二）护理

1. 护理评估

（1）一般情况：性别、职业、既往史、服毒原因等。

（2）生命体征及临床表现：出现恶心、厌食、食欲下降、体重减轻、失眠，部分男性患者会出现阳痿、早泄等性功能障碍。

（3）辅助检查：尿或胃内容物的毒品浓度，血、尿常规，肝、肾功能等。

（4）心理 - 社会评估：患者及其家属的情绪及心理反应。

2. 护理措施

（1）急救处理：①保持呼吸道通畅，吸氧，深昏迷患者应酌情予气管插管，呼吸机辅助通气心电监护。②立即洗胃，应用 1 ∶ 5000 高锰酸钾溶液或温水洗胃。③建立静脉通道，遵医嘱运用镇静及其他对症支持药物。④促进毒物排泄，应用呋塞米、甘露醇，保证输液量。部分服药超过 5 小时的患者，给 20% 甘露醇加药用炭 30mg 制成混悬液口服，每日 2 次，以减少毒物吸收，促进排泄。⑤血液净化。

（2）一般护理：①病情观察，严密观察意识状态、生命体征及瞳孔的变化。②药物护理，观察药物的效果及不良反应。③基础护理，为患者做好口腔护理、皮肤护理、饮食护理等。④对症护理，体温过高者给予冰帽、冰毯、擦浴等降温措施。⑤心理护理，给予患者及其家属积极的心理支持。

3. 健康指导

（1）向患者及家属宣教吸毒的危害，包括对生理与心理等个体身心健康的损害，以及对家庭、社会、国家的危害。

（2）建议患者远离有不良行为习惯的玩伴。

（3）建议家长关心孩子成长期的喜怒哀乐。

4. 护理评价

经过治疗和护理，评价患者是否达到：①生命体征平稳；②生活态度积极、生活习惯健康；③能运用有效的应对技巧，情绪稳定，有战胜疾病的信心。

参考文献

[1] 李奇林，蔡学全 . 现代危重病急症救治进展 [M]. 北京：军事医学科学出版社，2001.
[2] 侯希炎，朱翔，余长智，等 . 急危重症救治精要 [M]. 福州：福建科学技术出版社，2019.
[3] 刁井地 . 临床急重症救治实践 [M]. 武汉：湖北科学技术出版社，2018.
[4] 姜淑君，宋秀远，沈艳丽 . 常见急症的急救与护理 [M]. 上海：第二军医大学出版社，2007.
[5] 冯步山，刘大林，张祖彦 . 临床急症诊断与治疗实践 [M]. 汕头：汕头大学出版社，2022.
[6] 刘环芹 . 实用临床急症与危重症处理 [M]. 哈尔滨：黑龙江科学技术出版社，2021.
[7] 徐晓伟，房晓勇，王琢 . 临床急症诊疗技术 [M]. 北京：中国医药科技出版社，2017.
[8] 高志方 . 临床急症诊疗学 [M]. 北京：科学技术文献出版社，2018.
[9] 马丽萍，徐海洲，王光毅 . 战创伤自救与互救 [M]. 上海：上海科学技术出版社，2023.
[10] 王仙园，田晓丽，李亚洁 . 现代战创伤护理 [M]. 北京：人民军医出版社，2005.
[11] 冯明臣 . 临床重症与危重症急救 [M]. 上海：上海交通大学出版社，2021.
[12] 韩成龙 . 临床重症医学综合救护 [M]. 北京：中国纺织出版社，2022.
[13] 李琳 . 临床重症医学技术 [M]. 沈阳：沈阳出版社，2019.
[14] 张雷 . 现代临床重症医学 [M]. 长春：吉林科学技术出版社，2019.
[15] 孔杰 . 临床重症医学 [M]. 长春：吉林科学技术出版社，2019.